"十二五"职业教育国家规划教材
经全国职业教育教材审定委员会审定

HULI LUNLIXUE

护理伦理学

（第3版）

何宪平 主编
王晓平 单增春 王冬杰 副主编

编　者（以姓氏汉语拼音为序）

陈　刚（蚌埠医学院）
何宪平（襄阳职业技术学院）
罗清霞（南阳医学高等专科学校）
单增春（天津医学高等专科学校）
沈传华（襄阳职业技术学院）
王冬杰（廊坊卫生职业学院）
王　磊（四川大学华西护理学院）
王卫红（湖南师范大学医学院）
王晓平（新疆医科大学高等职业技术学院）
万文伯（武汉大学医学职业技术学院）
翁霞惠（武汉市第八人民医院）
肖圣龙（安徽医科大学护理学院）

高等教育出版社·北京

内容简介

本书为“十二五”职业教育国家规划教材。本书是在第2版基础上修订的，新增了部分案例、新的政策法规，体现了近年来的新观念。

本书重点讲述了护理伦理学的形成与发展，系统地阐述了护理道德的基本原则、规范和范畴，结合实际分析了临床护理工作中的护理道德，尤其是对护患和护医关系道德等内容进行了深刻的剖析。提出了现代医学发展中的护理伦理难题，对进一步探讨生命价值观、人工生殖技术、人类干细胞研究等相关问题中的护理道德问题，具有一定的指导意义。

本书为高职高专护理、助产专业的教学用书，也可作为临床医务工作者的参考用书。

图书在版编目（CIP）数据

护理伦理学 / 何宪平主编 .--3 版 .-- 北京：高等教育出版社，2014.8（2022.9 重印）
ISBN 978-7-04-039716-1

Ⅰ.①护… Ⅱ.①何… Ⅲ.①护理伦理学－高等职业教育－教材 Ⅳ.①R47

中国版本图书馆 CIP 数据核字（2014）第 083950 号

策划编辑 肖 娴　　责任编辑 肖 娴　　封面设计 李小璐　　版式设计 于 婕
责任校对 殷 然　　责任印制 刘思涵

出版发行 高等教育出版社
社　　址 北京市西城区德外大街4号
邮政编码 100120
印　　刷 佳兴达印刷（天津）有限公司
开　　本 787mm×1092mm 1/16
印　　张 15.75
字　　数 370千字
购书热线 010-58581118
咨询电话 400-810-0598
网　　址 http://www.hep.edu.cn
　　　　 http://www.hep.com.cn
网上订购 http://www.landraco.com
　　　　 http://www.landraco.com.cn
版　　次 2003年12月第1版
　　　　 2014年8月第3版
印　　次 2022年9月第8次印刷
定　　价 27.00 元

物 料 号 39716-00

出版说明

教材是教学过程的重要载体，加强教材建设是深化职业教育教学改革的有效途径，推进人才培养模式改革的重要条件，也是推动中高职协调发展的基础性工程，对促进现代职业教育体系建设，切实提高职业教育人才培养质量具有十分重要的作用。

为了认真贯彻《教育部关于“十二五”职业教育教材建设的若干意见》（教职成〔2012〕9号），2012年12月，教育部职业教育与成人教育司启动了“十二五”职业教育国家规划教材（高等职业教育部分）的选题立项工作。作为全国最大的职业教育教材出版基地，我社按照“统筹规划，优化结构，锤炼精品，鼓励创新”的原则，完成了立项选题的论证遴选与申报工作。在教育部职业教育与成人教育司随后组织的选题评审中，由我社申报的1338种选题被确定为“十二五”职业教育国家规划教材立项选题。现在，这批选题相继完成了编写工作，并由全国职业教育教材审定委员会审定通过后，陆续出版。

这批规划教材中，部分为修订版，其前身多为普通高等教育“十一五”国家级规划教材（高职高专）或普通高等教育“十五”国家级规划教材（高职高专），在高等职业教育教学改革进程中不断吐故纳新，在长期的教学实践中接受检验并修改完善，是“锤炼精品”的基础与传承创新的硕果；部分为新编教材，反映了近年来高职院校教学内容与课程体系改革的成果，并对接新的职业标准和新的产业需求，反映新知识、新技术、新工艺和新方法，具有鲜明的时代特色和职教特色。无论是修订版，还是新编版，我社都将发挥自身在数字化教学资源建设方面的优势，为规划教材开发配备数字化教学资源，实现教材的一体化服务。

这批规划教材立项之时，也是国家职业教育专业教学资源库建设项目及国家精品资源共享课建设项目深入开展之际，而专业、课程、教材之间的紧密联系，无疑为融通教改项目、整合优质资源、打造精品力作奠定了基础。我社作为国家专业教学资源库平台建设和资源运营机构及国家精品开放课程项目组织实施单位，将建设成果以系列教材的形式成功申报立项，并在审定通过后陆续推出。这两个系列的规划教材，具有作者队伍强大、教改基础深厚、示范效应显著、配套资源丰富、纸质教材与在线资源一体化设计的鲜明特点，将是职业教育信息化条件下，扩展教学手段和范围，推动教学方式方法变革的重要媒介与典型代表。

教学改革无止境，精品教材永追求。我社将在今后一到两年内，集中优势力量，全力以赴，出版好、推广好这批规划教材，力促优质教材进校园、精品资源进课堂，从而更好地服务于高等职业教育教学改革，更好地服务于现代职教体系建设，更好地服务于青年成才。

高等教育出版社

2014年7月

第3版前言

21世纪是一个催人奋进的时代。随着科学技术的不断发展和生活水平的不断提高，人们的健康意识和法制观念越来越强，患者在就医治病期间的维权意识更是不断增强。这些人类进步的现象，促使医疗卫生行业不得不重新审视自我。

护理伦理学是研究护理道德的应用学科，是运用一般伦理学原理和道德原则来解决和调整护理实践中人与人之间相互关系的一门科学，是随着人类社会的不断进步和发展，由护理学与伦理学相结合而逐渐自成体系的一门边缘科学。

本教材是“十二五”职业教育国家规划教材，适用于高职高专护理、助产专业。书中重点介绍了护理伦理学的发展、形成及在护理实践和工作中的指导意义；阐述了护理道德的基本原则、规范和范畴；结合实际分析了临床护理工作中的护理道德，尤其是护患关系和护医关系的各种问题成因及对策；随着科学技术的发展和医学模式的转变，强调了医学科学研究中的护理道德；在医学相关法规逐步完善的今天，提出了现代医学发展中的护理难题：如现代医学发展中的生命价值观、人工生殖技术、人类干细胞研究、器官移植、安乐死和基因诊断与治疗等相关问题中的护理道德问题。这些问题的探讨，对未来的护理工作有着指导意义。

本教材在第2版的基础上作了适当的取舍，新增了一些新观点，如人口老龄化问题，生育观念及其相关政策的问题等；在每章节后新增了一些鲜活的案例，通过对案例的学习和剖析，有利于学生和读者们学习兴趣的提高和相关知识的快速掌握。另外，新增了一些新的政策和法规内容，如《中华人民共和国护士管理办法》《护士条例》等。

尽管本教材是专为高职高专护理专业编写的，但所涉及的医学伦理和现代医学伦理中的相关问题较多，对于医务人员甚至对于患者和普通人群都具有很好的参考价值。

本教材用于护理教学工作，总学时控制在40学时左右为宜。

本教材在编写过程中得到了全体编委及其所在单位领导和专家们的大力支持和斧正，在此一并表示感谢。

护理伦理学作为一门新兴科学，正处在发展阶段，加之编写人员水平有限，教材中难免出现不妥之处，恳望广大师生不吝赐教，以使本教材的内容日臻完善。

何宪平

2014年4月

第1版前言

在湖北省卫生厅领导下，由省医学职业技术教育研究室组织，并在湖北试验版全国高职高专医学规划教材（护理专业）建设委员会指导下，我们编写了这本“湖北试验版全国高职高专医学规划教材（护理专业）”——《护理伦理学》教材。本教材的编写根据教育部、卫生部关于高职高专人才培养目标，力求做到科学性、先进性、启发性、创新性和适用性相结合。考虑到医学专业基础学科的相通性，本书也适用于医学类高职高专其他专业。

护理伦理学是研究护理道德的科学，是运用一般伦理学原理和道德原则来解决和调整护理实践中人与人之间相互关系的一门科学，是随着人类社会的不断进步和发展，由护理学与伦理学相结合而逐渐自成体系的一门边缘科学。

本教材根据高等教育出版社的有关要求，由湖北省卫生厅医学职业技术教育研究室统一组织编写的实用于护理高职高专的全国规划教材。全书共分九个章节（不含绪论和附录），即：第一章护理伦理学及其道德；第二章护理道德的基本原则、规范和范畴；第三章护患和护医关系道德；第四章临床护理工作中的护理道德；第五章人口控制与生育的护理道德；第六章预防保健与康复医学的护理道德；第七章医学科研中的护理道德；第八章现代医学发展中的护理伦理难题；第九章护理道德的教育与评价。全书重点介绍了护理伦理学的发展、形成以及在护理实践和工作中的指导意义；阐述了护理道德的基本原则、规范和范畴；结合实际分析了临床护理工作中的护理道德，尤其是护患关系和护医关系的各种成因及其对策；随着科学技术的发展和医学模式的转变，强调了医学科学研究中的护理道德；在医学相关法规逐步完善的今天，提出了现代医学发展中的护理难题：如现代医学发展中的生命价值观、人工生殖技术、器官移植、安乐死和基因诊断与治疗等相关问题中的护理道德问题。这些，无疑对未来的护理工作有着很好的指导意义。

全书约20万字，适用于高职高专护理专业，中专护理专业亦可参考使用，对临床护理人员和医务工作者同样有着可贵的参考价值。作为护理教学工作，总学时控制在40学时左右为宜。

护理伦理学作为一门自成体系的边缘科学，还很年轻，本书作为高职高专护理专业规划教材尚属首次。与相同的大、中专教材相比，有如下特点：

1. 实用性

高职高专培养目标中最具特色的特征就是技术应用型人才的培养，本教材具有很强的实用性，对应用型人才的培养非常合适。例如，临床护理工作中经常会遇到护患关系中的一些问题，甚至于闹到“法庭上见”的田地。如何处理好护患关系，此书一读便明。

2. 系统性

本门课程尚属年轻，但系统性完整。前部有绪论，全面介绍了伦理学的概况，逐步过渡到护理伦理学的形成及其意义;中部大量系统地介绍了护理伦理学的原则、规范和范畴,临床护理工作中的护理道德,护患、护医关系道德,护理道德的教育与评价等;后部有附录,全面介绍了国内外医学道德和近年来新出台的关于医学道德法规等相关资料。与相关教材相比,章节进行了合并归纳,如将护理伦理学的原则、规范和范畴合并为一章,将基础护理道德、门急诊护理道德、整体护理道德、特殊护理道德和临终护理道德等合并为一章。

3. 新颖性

全书字数不多,但给人以新颖之感。与传统伦理学相比,本教材新增了预防保健与康复医学的护理道德,医学科研中的护理道德,现代医学发展中的护理道德难题和国内外医学道德资料(附录)等内容,大量介绍了现代医学发展中护理道德的相关问题,尤其是随着人类社会的不断进步和发展,人们的法制观念越来越强,以人为本的观念日趋成熟,作为护理工作,亦应增强法制观念(伦理观念),本书这些新的知识的介绍,显然意义重大,可读性强。

4. 科学性

作为教材,本书体现出很强的科学性。护理伦理本身就是一种道德的规范化的总和,即讲求实事求是,讲究其科学性。本书贯穿着一种思想,即科学的伦理道德思想,如孙思邈的《大医精诚》,《重大医疗过失行为和医疗事故报告制度的规定》,《医务人员医德规范及实施办法》,《希波克拉底誓言》。从内容上看,护理临床工作的护理道德、护患护医关系道德以及现代护理道德难题等,无不体现出科学严谨性。

5. 指导性

多年来的临床实践告诫我们,医务人员的道德教育十分重要,医德医风的建设是医院管理之必备。临床上大多医疗事故和纠纷的出现,无不与医疗道德有关,尤其是随着当今社会的发展,患者在医疗关系中已不再被动。所以,提高医护人员的伦理道德观已日显突出和重要,本教材具有很好的指导作用,有些内容甚至可作为医疗伦理道德的"工具书"使用。

6. 参考性

尽管本书是专为高职高专护理专业使用的教材,但所涉及的医学伦理和现代医学伦理中的相关问题较多。如人工生殖技术、基因诊断与治疗、临终关怀与安乐死等,对于医务人员甚至于患者和普通人群都具有很好的参考价值。此外,全书最后的附录收录了古今中外的一些相关的法规,对现代医疗管理和医疗事故的认定与处理均有参考意义。

本教材得到了湖北省卫生厅、湖北省医学职业技术教育研究室、武汉大学医学院第二临床医学院、荆门职业技术学院、襄樊职业技术学院等单位、领导和专家们的大力支持和斧正,在此一并表示感谢。

护理伦理学作为一门新兴科学,正处在起始和发展阶段,加之编写人员水平有限,教材中难免出现不妥之处甚至差错,恳望各位同仁不吝赐教,以便在实践中使之日臻完善。

何宪平

目　录

绪论 …… 1

第一节　伦理学概述 …… 1

第二节　护理伦理学与相关理论的研究 …… 7

第三节　学习和研究护理伦理学的意义和原则 …… 11

第一章　护理伦理学及护理道德 …… 14

第一节　护理伦理学研究的对象和内容 …… 14

第二节　我国护理道德概况 …… 16

第三节　国外护理道德概况 …… 21

第四节　护理道德的形成与特征 …… 24

第二章　护理道德的基本原则、规范和范畴 …… 28

第一节　护理道德的基本原则 …… 28

第二节　护理道德的基本规范 …… 31

第三节　护理道德的基本范畴 …… 34

第三章　护患与护医关系道德 …… 47

第一节　护患关系道德 …… 47

第二节　护士与医院内部人员之间关系的道德规范 …… 53

第三节　护理人员与社会公共关系伦理 …… 57

第四章　临床护理工作中的护理道德 …… 62

第一节　基础护理道德 …… 62

第二节　门急诊护理道德 …… 65

第三节　心理护理道德 …… 70

第四节　整体护理道德 …… 74

第五节　特殊护理道德 …… 77

第六节　临终护理道德 …… 89

第五章　社区卫生服务中的护理道德 …… 96

第一节　社区卫生服务的概念及护理特点 …… 96

第二节　社区卫生服务中护理人员的角色 …… 101

第三节　社区卫生服务中的护理道德要求 …… 104

第六章　人口控制与生育的护理道德 …… 115

第一节　人口控制伦理 …… 115

第二节　优生学中的护理道德 …… 125

第七章　预防保健与环境保护中的护理道德 …… 134

第一节　预防医学活动中的护理道德 …… 134

第二节　环境保护中的护理道德 …… 138

第八章　医学科研中的护理道德 …… 146

第一节　医学科研中护理道德的意义和原则 …… 146

第二节　医学人体试验中的道德原则 …… 150

第三节　克隆技术应用中的道德要求 …… 154

第四节　人类干细胞研究的伦理问题 …… 155

第九章　现代医学发展中的护理伦理难题 …… 160

第一节　生命价值观的转变 …… 160
第二节　人工生殖技术的护理道德 …… 162
第三节　器官移植的护理道德 …… 167
第四节　安乐死与死亡判定的护理道德 …… 175
第五节　基因诊断与基因治疗的护理道德 …… 180

第十章　护理道德的教育与评价 …… 187

第一节　护理道德教育 …… 187
第二节　护理道德修养 …… 193
第三节　护理道德评价 …… 197

参考文献 …… 209

附录：国内外医学道德资料选 …… 211

绪　论

［**学习要点**］

1. 护理伦理学的概念及其与伦理学、道德的关系。
2. 道德的起源、本质与特征。
3. 新的医学模式与护理道德。
4. 护理伦理学与相关理论的关系。
5. 学习和研究护理伦理学的意义和原则。

护理伦理学是伦理学的一个重要分支，是研究护理道德的应用学科，是运用一般伦理学原理和道德原则来解决和调整护理实践中人与人之间相互关系的一门科学，是随着人类社会的不断进步和发展，由护理学与伦理学相结合而逐渐自成体系的一门边缘学科。随着科学技术的不断进步和“以人为本”理念的逐步形成，护理道德在医疗工作中日显突出和重要。因此，学习护理伦理学已成为每位护理工作者之必修课。学习护理伦理学，对现代医学的发展和医疗体制的改革具有重要的现实意义。

第一节　伦理学概述

一、道德的起源、本质与特征

（一）道德的起源

在公元前 4 世纪，古希腊最伟大的思想家、哲学家、伦理学家亚里士多德（公元前 384—前 322）就明确指出：“人类所不同于其他动物的特性就在于他对善恶和是否合乎正义以及其他类似观念的辨认。”由此可见，亚里士多德十分明确地把道德看成人类与其他动物相区别的一个重要标志。从这个意义上讲，人之所以为人，就在于人具有其他动物所没有的道德。人类社会道德生活的完美程度，同样也是衡量人类文化和社会文明发展的重要尺度之一。

1. 初始的伦理学派

在伦理思想史上，关于道德的起源问题，不同的时代，有着不同的伦理学派，主要有以下几种。

一是客观唯心主义的“神启论”，认为道德是上帝意志的创造，是神对人们启示的结果。其代表人物有古希腊哲学家、客观唯心主义的创始人柏拉图（公元前 427—前 347），西方中世纪著名的神学家和经院哲学家托马斯·阿奎纳（1225—1274），德国古典哲学家、辩证法大师黑格尔(1770—1831),中国西汉哲学家董仲舒(公元前179—前104),北宋哲学家、教育家、理学创始人程颢(1032—1804)和程颐(1033—1107)等。

二是主观唯心主义的"天赋道德论",认为道德是先验的纯粹理性的产物,把道德看成是人们与生俱来,人心固有的。其代表人物有德国古典哲学的创始人、主观唯心主义哲学家康德(1724—1804),中国战国时期著名的思想家、政治家、教育家孟轲(公元前372—前289)等。

三是旧唯物主义的"感觉欲望论",认为道德的根源在于人类自身的生理欲望与心理功能,从人的自然本能、人的抽象"人性"来说明道德的起源问题。其代表人物有英国唯物主义哲学家洛克(1632—1704),法国唯心主义哲学家爱尔维修(1715—1771)和霍尔巴赫(1723—1789),德国唯物主义哲学家费尔巴哈(1804—1872)等。

四是达尔文主义的"自然起源论",他们简单地把人类社会的道德同动物的本能进行比较,认为人的道德不过是动物的本能(如"生存竞争""合群感""母爱"等)的直接延续。其主要代表人物是俄国的无政府主义者、地理学家克鲁泡特金(1842—1921)。

然而,以上这些观点都没有科学地说明人类道德的起源问题。除了阶级与历史局限性以外,很重要的一点,就是脱离了社会物质资料的生产活动,以至整个社会的实践活动。马克思主义的诞生,尤其是历史唯物主义的创立,为揭示社会道德现象的起源,提供了科学的世界观和方法论。马克思主义认识论告诉我们,人类的各种行为规范——风俗习惯、道德和法律等,其最根本的形成动因,就在于维系人类社会生存发展所必需的生产活动及其秩序的需要。只有把对道德起源的考察,同人本身、同人的活动发展过程、同人的社会属性的变化历程等联系起来考察,才能科学地揭示人类社会道德现象的起源和真谛。

2. 道德的历史类型

在中国伦理思想历史上,道德最初是作为两个概念而分别使用的。"道"与"行"在含义上相通,表示人人涉足、四通八达的街道或道路;后引申为事物运动和变化的规律,或做人的规矩、道理。"德"表示对"道"的认识、践履而后有所得。东汉时,刘熙对"德"的解释是:"德者,得也,得事宜也。"意思是说,"德"就是把人与人之间的关系,处理得合适,使自己和他人都有所得。许慎(58—147)更明确地说:"德,外得于人,内得于己也。"也就是说,"德"是一个人在处理与他人的关系时,一方面能够"以善念存诸心中,使身心互得其益",此即"内得于己";另一方面,又能够"以善德施之他人,使众人各得其益",此即"外得于人"。由此说明,人与人之间道德关系的发生,必须是对人、对己双方都有所"得"的时候。

道德二字连用,成为一个概念,始于春秋战国时的《管子》《庄子》《荀子》诸书。荀子在《劝学》中指出:"礼者,法之大分,类之纲纪也,故学至乎礼而止矣,夫是之谓道德之极。"他把"礼"看做是道德的最高原则和境界。荀子不但将道和德连用,而且赋予了它较为确定的意义,即指人们在社会生活中所形成的道德品质、道德境界和调整人与人之间关系的道德原则和规范。在西方文化史上,"道德"一词源于拉丁语,表示风尚、习俗之意,后演化为"特点""内在本性""规律""规定""性格""本质"等意思。

伦理学以道德为研究对象,在西方亦称道德哲学。伦理和道德的词源含义虽然不尽相同,但大体上是相通的。社会道德作为社会关系特别是经济关系的反映,是随着反映对象的变化而不断发展的,永恒不变的道德是不存在的。根据社会经济结构的变革,人类社会可区分为5种社会形态,与之相适应,社会道德发展也可区分为5种历史类型。

第一，原始社会的道德。原始社会是人类历史上第一个独立的社会形态，原始社会的道德是人类道德发展的第一历史类型。在原始公有制的基础上形成了维护氏族公社和部落共同利益的道德要求，即原始集体主义道德，它是原始社会道德的最突出的特征。维护氏族内的自由、平等、共同劳动、相互帮助，是原始社会最重要的道德规范。氏族部落道德还具有朴素性、狭隘性、外在性和权威性等特点。但是，由于生产力水平低下，其道德还存在着消极方面，最突出的表现为氏族复仇、食人之风和血缘群婚等落后习俗。

第二，奴隶社会的道德。奴隶社会是人类历史上第二种社会形态，也是第一个以私有制为基础的阶级社会。奴隶社会的道德是人类道德发展史上第一个具有阶级属性的道德类型。奴隶主不仅占有生产资料，而且占有奴隶。在这种生产关系的基础上，形成了奴隶主阶级道德的主要特征：一是维护奴隶对奴隶主的绝对屈从和人身依附关系，是奴隶社会道德最基本的内容；二是鄙视劳动和劳动者，是奴隶社会一条很重要的道德规范，此外，还有对奴隶主国家的绝对忠诚、男尊女卑、男主女从等道德规范；三是道德从社会风尚中分化出来，成为相对独立的社会上层建筑成分和意识形态，其调节的范围和内容日益多样化、复杂化。

在奴隶社会，与奴隶主阶级道德并存的还有奴隶阶级道德。反对奴隶主的虐杀，争取人的地位，是奴隶阶级道德的基本原则，勇敢顽强、勤俭节约、团结互助是奴隶阶级的主要道德规范。

第三，封建社会的道德。在封建社会中主要有地主阶级的道德和农民阶级的道德。地主阶级的道德有以下几条基本特征：一是维护封建的宗法等级关系，是封建社会道德最突出的特征，也是地主阶级道德的基本原则；二是“三纲”（即君为臣纲，父为子纲，夫为妻纲）是封建社会最主要的道德规范，“五常”（即仁、义、礼、智、信）则是人们必须经常奉行的道德规范；三是道德进一步政治化、宗教化、规范化、理论化。

农民阶级在长期反复的斗争实践中，形成了反对封建礼教和宗法制度、要求政治上平等和分配上平均的基本道德原则，把勤劳节俭、艰苦朴素，对阶级兄弟的同情、关心和团结互助，作为自己的主要道德规范。但农民的小生产方式也决定了其道德观念上有自私保守的一面。

第四，资本主义社会的道德。在资本主义生产关系的基础上，形成了资产阶级和无产阶级两种根本对立的道德体系。资本主义社会道德具有以下基本特征：一是利己主义是资产阶级道德的基本原则。资产阶级一切活动的基本点就是最大限度地剥削无产阶级，榨取剩余价值。这种活动反映在意识形态上，就是极端的个人主义，其表现就是利己和享乐，在实践中表现为唯利是图、尔虞我诈、损公肥私、损人利己等。二是金钱万能、唯利是图是资本主义社会占统治地位的主要道德规范。在资本主义生产方式的绝对规律（追求生产剩余价值最大化或榨取剩余劳动）支配下，人与人之间的关系变成了赤裸裸的金钱关系，变成了冷酷无情的“现金交易”。三是资产阶级提出了“自由、平等、博爱”的口号，并把它作为处理人与人之间关系的道德规范，对人们挣脱禁欲主义、蒙昧主义、等级主义的枷锁起到巨大的革命作用，但是也有其局限性和虚伪性的一面，资产阶级道德的调节功能日益衰弱，资本主义世界已陷入道德危机之中。

在资本主义社会里，与资产阶级道德同时并存且根本对立的是无产阶级道德。无产阶级在同资产阶级的斗争中，继承了一切劳动人民、革命阶级的优良道德传统，形成了大公无私、英勇斗争、不怕牺牲、遵守纪律、团结互助、公正诚实等优良道德品质，并将集体主义作为无产阶级道德的基本原则。

第五,共产主义道德。以忠于共产主义事业为特征的道德,其核心是无产阶级的集体主义,其理论基础是马克思主义。① 共产主义道德是人类历史上最进步的全新的道德类型。其基本特征:一是从无产阶级的整体利益中引申出来的;二是与公有制为基础的社会经济形态相适应的;三是以马克思主义的科学世界观为指导的;四是以无产阶级的集体主义为基本原则的。共产主义道德体系的历史发展过程,一般经历三个阶级:资本主义条件下的无产阶级道德;社会主义阶段的社会主义道德;随着社会主义向共产主义的过渡,进一步发展成为共产主义道德。

在我国改革开放和现代化建设的过程中,思想道德建设的基本任务是:坚持爱国主义、集体主义、社会主义教育,加强社会公德、职业道德、家庭美德建设,引导人们树立建设有中国特色社会主义的共同理想和正确的世界观、人生观、价值观。应当在全社会认真提倡社会主义、共产主义思想道德。社会主义道德建设要以为人民服务为核心,以集体主义为原则,以爱祖国、爱人民、爱劳动、爱科学、爱社会主义为基本要求,开展社会公德、职业道德、家庭美德教育,发扬社会主义的人道主义精神,在全社会形成团结互助、平等友爱、共同前进的人际关系。

（二）道德的本质

道德的本质是指道德区别于其他社会现象的本质属性,属于上层建筑。马克思主义伦理学认为,就道德的一般本质而言,道德是在一定的社会关系特别是经济关系上产生并受其制约的一种社会意识形态。社会关系可以分为两类:一类是物质关系,即经济关系,它是决定其他一切社会关系的基础;另一类是思想关系,如政治关系、法律关系、道德关系等,它是通过人们的意识而形成的,受着物质关系的制约。

当人们深入社会意识形态的内部,比较诸种社会意识形式的异同时,会发现道德还具有有别于其他意识形式的特殊本质,道德是一种特殊的调解规范体系。道德不仅是一种特殊的社会意识和行为规范,而且是人类的实践精神,是人类把握世界的特殊方式,是人类完善发展自身的活动。这是道德更深层次上的本质。

（三）道德的特征

道德不同于其他社会意识形式的根本特征,在于它的特殊的规范性:首先,它是一种非制度化的规范,是处于同一社会或同一生活环境的人们,在长期的共同生活过程中逐渐积累起来的某些要求、理想和秩序,具体表现在人们的视听言行之上,蕴涵于人们的品格、习性和意向之中。其次,它主要是依靠传统习俗、社会舆论和人们内心信念的力量来实现的。再次,它还是一种俗称为良心的内化性规范。内化的规范也称为良心,由此形成特定的动机、意图和目的,促进人们自觉、自愿地以此为言行的标准和尺度,并外化为一定的道德行为。

---

① 《辞海》,上海辞书出版社 2002 年版,第 548 页。

二、伦理学的形成和发展

（一）伦理学的形成

道德、伦理和伦理学三者有着密切的内在联系，近乎同一个词，但又有着各自不同的内涵。明确它们的含义就不难理解伦理学的形成。

1. 道德

依据马克思主义伦理学关于道德起源的认识，从科学意义上说，道德是人类社会生活中所特有的，由一定社会的经济关系决定的，依靠人们的内心信念、社会舆论和传统习俗维系的，用以调整人与人、人与社会、人与自然的利益关系，并以善恶标准进行评价的原则、规范、心理意识和行为活动的总和。对此定义，可以从以下几个方面来理解。

（1）道德的本质。前文所述，道德属于上层建筑，是由经济基础决定的，在阶级社会里，道德是阶级的道德。这是道德的一般本质。道德是调整利益关系的，这是道德的特殊本质。

（2）道德的评价标准。善与恶是道德的评价标准。善行，即利于他人、社会的行为，是道德的行为，是高尚的；恶行，即危害他人、社会的行为，是不道德的行为，是卑劣的。

（3）道德的评价方式。道德依靠人的内心信念、社会舆论和传统习俗的非强制性力量来维系，这体现了道德的自律性特征。

（4）道德功能。道德调整人与人、人与社会的关系，使之协调一致、共同有序地生活；道德调整人与自然的关系，使人类与生存环境处于动态平衡。

（5）道德的内部结构。道德是道德意识现象、道德规范现象和道德行为现象三个方面所构成的有机整体。

2. 伦理

在中国历史上，“伦”和“理”是分别使用的两个概念。在古汉语中，“伦”与“辈”同义，“伦，犹类也”，以“人伦”“伦常”“天伦”等概念出现，表现人的等级关系和处理这些关系的具体行为规范。将伦和理合为一个概念使用，最早见于汉之际成书的《礼记·乐记篇》“乐者，通伦理者也”，把安排部署有秩序称为伦理。引申到人类，“伦”是指处理人与人关系的道理和道德规律与原则。在西方文化史上，伦理（ethics）一词源于古希腊文（ethos），其含义为习俗、风尚、性格、思想方式。

伦理和“道德”两个概念在中国现代汉语中的词义基本相同；在西方文化史上，伦理和道德在原意上也相近。故人们常把它们作同义词使用。但在严格的科学论述中，两者应有所区别。“道德”是指道德现象，“伦理”是道德现象的理论概括。因此，人们把研究道德的哲学称之为伦理学。英文“伦理”和“伦理学”都是同一词（ethics）。

3. 伦理学

伦理学是一门古老的道德哲学。自古以来，中外历代思想家均从各自的时代要求和阶级利益出发，围绕着各种社会道德现象进行研究。在人类道德文化发展优秀成果宝库中，中国是以其丰富的伦理思想著称于世。但由于我国古代文化发展和学科分类的特殊性，其道德论述和伦理思想往往与政治、哲学、礼仪交织在一起。春秋时期著名的思想家、教育家孔丘（公元前551—前479）也是著名的政治伦理学家。他的《论语》是我国第一本规范伦理学的著作，他本人则是中国伦理思想史上第一位具有完整理论体系的伦理学家。

在古希腊，远在荷马时代的一些文献中，就有了某些伦理思想的萌芽，后来的一些哲学家如毕达哥拉斯、赫拉克里特、苏格拉底、德谟克利特和柏拉图等，都从不同的侧面对伦理道德进行了理论的思考和研究。亚里士多德对古希腊的道德思索和伦理思想的发展，作了全面的分析、概括和总结，他把人的道德品性的学问，称为"伦理学"，不仅创造了"伦理学"这个名词，而且他对这门学问的讲述被他儿子整理成书，第一次产生了具有独立体系并且论证严格的伦理学著作《尼各马可伦理学》。此书的出版，对西方伦理学的发展产生了深远的影响。自亚里士多德之后，伦理学便成为一门独立的科学并不断发展起来。

（二）伦理学的发展

伦理学是一门既古老又常新的科学。多年来，在东西方社会历史发展的不同阶段，都有各个时期的思想家们提出的与之相适应的伦理思想，并就某些观点进行了激烈的争论，形成了不同的伦理学派，给后世留下了丰富的道德遗产。在西方，自亚里士多德创立伦理学这门学科以后，伦理学逐步发展起来，并表现出不同的时代特点。欧洲中世纪的伦理思想主要是在宗教神学的形式下，围绕个人对上帝的关系问题展开的。宗教和伦理合一，是中世纪伦理思想的一个重要特征。古希腊伦理思想的重点是个人的品性方面，尤其注重行为准则的研究。从 14 世纪以后，产生了与封建伦理思想相对立的资本主义伦理思想，在资本主义社会不断发展的过程中，形成了更加系统和完整的伦理思想体系。和西方相比，中国的传统伦理思想有以下 6 个方面的特点：重人伦关系（或人伦价值）、重精神境界、重人道精神、重整体观念、重修养践履和重推己及人。这 6 个方面既相互联系又构成一个整体。人伦关系或人伦价值是中国传统伦理思想的起点，精神境界是中国传统伦理思想的支柱，人道精神是中国传统伦理思想的核心，整体观念是中国传统伦理思想的归宿，修养践履是中国传统伦理思想的根本要求，而推己及人则是中国传统伦理思想的重要方法。

19 世纪 40 年代马克思主义创立，以唯物史观为理论基础的马克思主义伦理思想的形成，是人类道德发展史上的一次深刻变革，它使人类社会伦理思想的发展和研究进入了一个崭新的阶段。

伦理学，有的也称为道德哲学，是以善恶、义务、行为准则、人生目的和价值等范畴、概念体系，反映人类社会的道德生活，改造和完善自身人格的一门科学。是人们道德观的理论化和系统化。伦理学是以全部道德现象作为自己特定和唯一的研究客体，才从别的学科中分化出来，至今未被其他学科所取代。马克思主义伦理学，是应用马克思主义的世界观和方法论，从总体上和联系上考察社会道德现象，揭示道德的本质、功能和各方面发展规律和作用的理论科学。人类的道德现象是极为广泛、复杂的社会现象。马克思主义伦理学在研究和探讨的过程中，涉及的范围很广，要解决的问题很多，但其中最基本的问题，亦即伦理学基本问题，就是道德和利益的关系问题。恩格斯指出："唯物史观是以一定历史时期的物质经济生活条件来说明一切历史事变和观念、一切政治、哲学和宗教的。""既然正确理解的利益是整个道德的基础，那就必须使个别人的私人利益符合于全人类的利益。"道德和利益的关系问题，包括两个方面的内容：一方面是经济利益与道德何者为第一性、何者为第二性、谁起决定作用、有无反作用、谁起反作用的问题。另一方面是个人利益和他人利益、社会整体利益谁服从谁的问题。之所以要把道德和利益的关系问题规定为伦理学的基本问题，是基于以下两点考虑：首先，它制约着伦理学其他一系列问题的解决。抓住道德和利益关系加以论证，既能说明社会道德生活领域的一切具体的丰富内容，也能在意识形态上构建伦理学的完整体系。其次，它是任何阶级的伦理思想家或伦理学派别都不可避免地要碰到和必须回答的问题。在中国伦理思想史上，先秦时期的"义利之辨"和宋代以后的"理欲之辨"都是道德和利益的关系之辨。在西方伦理思想史上，道德和利益的关系问题，一直是所有的伦理思想家所要解决的基本问题。

第二节　护理伦理学与相关理论的研究

一、护理伦理学与现代医学模式

（一）现代医学模式

任何一门学科，都有一套科学理论，即"科学观"。医学模式实质上就是医学的科学观，即"医学观"。所谓医学模式，是指一定时期医学对疾病和健康总的特点和本质的概括，它反映了一定时期医学研究的领域、方法和目标。

传统的医学模式称为生物医学模式，它的形成是同近代生物医学的产生和发展相联系的。生物医学模式仅以人的生物性作为基础来研究疾病与健康问题，忽视了人的整体性以及人类与社会的联系。人并非生活在真空中，人应该是"社会人"。医疗实践说明，疾病和健康问题不仅有生物学的原因，而且更重要的还有社会性因素，如心理、精神、环境、生活方式等方面。20 世纪中叶以来，分子生物学、遗传学、免疫学、流行病学等学科的发展及控制论和系统论在医学中的普遍应用，产生了身心医学、社会医学和医学心理学等边缘学科，推动了医学的快速发展。现代疾病谱和死亡谱也发生了变化，生物医学的缺陷越来越明显，这就导致了医学模式的转变，形成了现代医学模式。

现代医学模式是社会发展之必然，是以"生物－心理－社会"为主轴的医学模式。1977 年，美国生物学家恩格尔教授提出："生物医学逐步转变为生物－心理－社会医学，是医学发展的必然。"1993 年在北京举行的国际电视会上，世界卫生组织总干事中岛宏博士指出："大约在 2015 年，发达国家和发展中国家的死亡原因大致相同，即生活方式疾病将成为世界头号杀手！"这就意味着更多的死亡将源于我们生活本身，即不健康的生活方式，如不良饮食习惯、不良情绪、精神紧张、吸烟及运动减少等。新的医学模式使人们在一个更广大的时空背景下来观察研究疾病、健康问题，它适应了医学科学的发展和社会进步的要求，同时也向医学生和医务人员提出了更高、更多的素质要求，其中对护理道德方面的要求显得尤为突出。我们的护理工作不再是单一的"打针、发药"，更重要的是心理护理与人际沟通。

（二）现代医学模式与护理道德

随着医学模式的转变，护理道德问题越来越引起社会的高度重视，越来越显示出其在医疗实践中的重要性。现代医学模式为护理伦理提供了现代自然科学、社会科学和心理学的理论基础，成为诊疗护理疾病、保障人们健康的必要条件。护理人员护理道德水平的高低，不仅体现在服务态度上，而且体现在对疾病的治疗护理效果上。所以，提高护理道德水平，不只是社会伦理的道德要求，也是医学护理技术本身的要求。由生物医学模式转变为生物－心理－社会医学模式，要求医护人员拓宽视野，从单纯地注意疾病本身的生物因素，扩展到心理障碍、社会环境对疾病的影响。同时，要在护理道德规范、范畴和评价方式方面转变观念。例如，在评价治疗护理工作的效果时，不仅要衡量护理人员对疾病的护理效果如何，还要看能否消除心理因素和社会因素对患者的危害。所以，现代医学模式对护理人员的道德规范提出了更高的要求。既要对患者负责，承担道德责任；又要对社会负责，承担社会责任，并把两者有机地结合起来。同时，既要重视治疗护理，更要重视预防保健，并致力于消除各种生物的、心理的和社会的有害因素。要学会开两张护理诊断处方，特别是心理护理诊断。护理人员要关心、同情患者，要了解患者的思想情绪和心理精神状态，帮助患者分析生活习惯、居住条件、周围环境以及不良行为等社会有害因素对身心健康的影响，共同战胜疾病，恢复健康。这些，正是现代护理中提出的系统化整体护理的本质所在。从护理实践中不难看出，有些护士技术熟练，但却达不到满意的护理效果，其主要原因就在于他们只注意功能性护理，忽视了心理护理。由此可见，在医学模式转变的今天，临床护理观亦应随之转变，将护理道德渗透到医疗实践中去，通过实践不断充实护理道德理论。

二、护理伦理学与相关学科的关系

（一）护理伦理学与护理学的关系

护理学是医学的一个属支，是综合自然、社会和人文科学的一门应用科学，归属生命科学。护理伦理学是研究护理道德的科学，是运用一般伦理学原理和道德原则来解决和调整护理实践中人与人之间相互关系的一门科学，是护理学与伦理学相结合的一门边缘科学。护理伦理学与护理学有着密切的联系，两者均以维护、促进人类的健康为目的，但是两者又各有其特定的研究对象和内容，虽然彼此相互影响、相互渗透、相互补充，可是不能相互取代。护理学是以人的生命为对象，研究人类生命过程及如何抵御和防治疾病的发生。护理伦理学是在护理学基础上依据一定社会、职业道德要求建立起来的，担负着教育培养护理人员高尚的护理道德的主要任务，旨在研究护理学领域中的护理道德现象，揭示人们在探索人类生命与疾病作斗争的过程中，人们相互关系的道德准则与规范的一门应用性科学。医学的发展，护理事业的振兴，有赖于护理伦理学的支持和保证；护理学的发展，也为护理道德奠定了新的物质基础和科学技术基础，同时对护理道德提出了更高的要求，即不断地充实了护理伦理学的理论。两者彼此循环互补，相得益彰。

（二）护理伦理学与护理美学的关系

护理美学是护理实践中体现出的一种特有的“审美观”，既有身体方面的因素，也有心理方面的因素。同时，形成一种护理人员与患者和社会人群之间的审美关系。护理美学的研究对象是护理职业中的美与丑，是在为患者、为社会提供服务的过程中，护理人员、患者和社会人群三者之间的审美关系及由此产生的护理审美意识、审美实施、审美评价和审美教育等。护理伦理学是论述护理职业道德的科学，主要研究和探讨护理人员行为的善与恶。前者以美丑为评价标准,要求从美学的角度去体验和满足患者的审美需求。后者以善恶的道德观为评价标准,并依靠社会舆论、内心信念、传统习惯来维系和提高护理质量。护理道德认为是善的,护理美学通常也评价为美的;护理道德认为是恶的,护理美学一般也评价为丑的。两者对善与恶和美与丑的评价之共性大多是精神方面的,是心理方面的,彼此保持着紧密的联系,往往是共存的。

(三)护理伦理学与护理心理学的关系

护理心理学是护理学与心理学有机结合的一门应用科学,亦是一门边缘科学。在人类不断进步和发展的今天,人们更多的是渴望心理方面的护理。护理心理学主要是研究人的心理因素在人类健康与疾病转化过程中的作用和规律,进而有效地施行心理护理,使患者尽快康复,促进人类的健康。护理伦理学是对护患关系、护际关系等伦理道德的研究。尽管两者研究的侧重点不同,前者侧重研究护理活动中的各种环境因素对人们身心健康的影响,后者侧重研究护理道德规范。但是,两者的关系是密切的,是不可分离的。护理伦理学所涉及的护患关系、护际关系直接影响患者及其他社会人群的心理变化;护理心理学所提供的良好的心理状态,也是护理伦理学确定护际关系的重要依据。即:护理心理学对患者心理的了解和研究,必须以良好的护际关系为前提;而良好的护际关系的建立,又有赖于从事护理心理研究的护理人员高尚的护理道德。在长期的护理实践中,尤其是随着现代社会的快速发展,人们的健康意识在逐步增强,护理要求也在不断提高,特别是心理护理的要求更显突出。故此,护理道德和心理护理的研究意义深远。实践证明,护理心理学的研究给予了护理伦理学足够的补充和支持,而护理伦理学的研究亦推动了护理心理学的发展。两者彼此得到了很好的补充和促进。

(四)护理伦理学与医学社会学的关系

护理伦理学与医学社会学都是以医学人际关系中的某些问题为研究对象。两者的共同使命都是旨在通过对医学人际关系的研究,建立医学领域的正常秩序及其与社会之间的和谐。然而,两者又是分别以不同的理论、方法,从不同的角度去研究医学人际关系,并以各自独特的研究方法和成果来实现上述使命的。

医学社会学运用社会学的一般原理,着重探讨医学人际间的社会关系,把医务人员和患者分别作为不同的社会角色,研究其与医疗卫生保健以及其社会现象之间的关系,从总体上阐述和把握医药卫生人员与社会的关系。医学社会学还研究与健康、疾病有关的社会环境的变迁、社会结构的功能、社会对策与措施、社会控制与评价等问题。

医学社会学以社会调查法、非社会调查法和统计法等手段,揭示医务人员、患者、医疗保健机构这些社会人群、社会机构之间,以及它们与其他社会现象之间关系的特点和规律,协调它们之间的关系。

护理伦理学则以伦理学的一般原理,着重研究护理实践中的人际关系和行为规范,并以历史与逻辑、批判与继承等方法,揭示护理道德的意识现象与活动现象的特点和规律,协调各种医学护理道德关系。

随着现代医学的发展,在伦理学的研究中出现了许多具有深刻社会性的问题。如安乐死、对严重出生缺陷新生儿的处置、有限卫生资源的分配、生命质量控制、脑死亡等。在医学社会学研究中出现的医务人员的社会流动、医疗卫生活动的社会控制、妇幼保健、老年保健、预防医学的社会问题等，都具有深刻的伦理学问题。这些都需要医学社会学和护理伦理学及其他学科的协同研究。

（五）护理伦理学与卫生法学的关系

卫生法学是以法为主要研究对象的科学，是运用法学理论和原则，研究解决医学及其护理实践中涉及的一些法律问题，使医疗事故和医疗纠纷等医学和护理问题，在法律的仲裁下得以解决。护理伦理学虽然诸多的内容属于卫生法学的范畴，但其涵盖的面更为广泛，医疗护理实践中常常引发出来的一些问题，虽然未触及法律，但是却受到护理道德的谴责。卫生法学和护理伦理学都是调节人们行为的准则和规范，其目的都是为了维护社会正常秩序，保证医疗护理实践得以顺利进行。它们既有区别，又有联系，两者的内容相互渗透，甚至直接重合。如《中华人民共和国宪法》总纲的第二十四条规定："国家通过普及理想教育、道德教育、文化教育、纪律和法制教育……加强社会主义精神文明的建设。国家提倡爱祖国、爱人民、爱劳动、爱科学、爱社会主义的公德……"这同时也是社会主义道德建设的基本要求。两者的功能相互作用，相互补充。因此，凡是法律要惩罚的，都是护理道德所谴责的；凡是不符合护理道德规范的行为，也都是卫生法学所反对的。

（六）护理伦理学与经济学的关系

对于医疗机构而言，患者就是消费者，由于种种原因，这一消费群体的消费观念、经济实力和消费需求相差甚远。因而护理伦理与经济学之间便产生了复杂的关系。当代经济学是研究社会关系以及构成这种经济关系的基础，即生产力中经济规律庞大的学科体系。当代经济学可以按照研究对象在经济领域中的不同层次划分为宏观和微观经济学两大类。护理伦理学与经济学的关系主要体现在经济学、医学和伦理学等学科间形成的边缘科学关系上。这几个学科在当代科学走向融合的过程中，在内容上出现了交叉和边缘化的趋势，经济学与卫生学的结合，构成了以医学领域中的经济现象为研究对象的卫生经济学；经济学与伦理学之间交叉构成的研究经济领域道德现象的经济伦理学，同样会反映在卫生经济学和伦理学之间的关系上，卫生经济伦理学就是这个领域的代表学科，而卫生经济伦理学中的很多方面的内容是护理伦理学所关注的对象。

在人们生活水准不断提高的今天，人类对健康的需求成为社会需求中的一个热点领域和强劲市场。由此形成了以医学为主体的整个卫生领域的经济现象和以此为研究对象的卫生经济学。这种现象的突出点就是社会消费的需求主要集中在医疗卫生保健领域，宏观上涉及国家的卫生方针和政策以及有限的卫生资源的合理分配中的经济现象及其宏观调控和市场规律的探索，微观上涉及社会公众作为医疗卫生市场上的消费者与市场所构成的经济关系的若干经济学问题的研究。无论是卫生经济的宏观领域还是微观领域，因为这类经济现象与人的健康利益密切相关，因而不可避免地呈现出决策行为或者具体的医疗行为市场化带来的合理与否的问题，要保障医疗卫生经济行为的合理与公正，就必须解决好其中的若干伦理问题，通过对卫生经济领域道德现象及其规律的深入研究，在理论和实践的结合上建立卫生经济的道德原则和规范，从而保障医疗卫生领域各类经济行为既符合医疗卫生发展的客观规律，又具有一定的道德保障。护理伦理学正是要承担这样的科学使命，并通过建立卫生经济伦理学这样的若干子学科做更为深入的研究，从而使医疗卫生经济和护理道德相得益彰，不断推动人类社会的发展。

第三节　学习和研究护理伦理学的意义和原则

一、学习和研究护理伦理学的意义

（一）提高护理人员的职业素质

古今中外，大凡在护理工作中做出重大贡献，深受人民爱戴的专家和学者，都是护德护风十分高尚的人。因此，护理人员的职业素质的高低，直接影响着医疗、护理工作的质量。通过学习和研究护理伦理学，有利于提高护理人员的职业素质。

护理人员的职业素质主要包括 3 个方面：即政治思想素质、科学技术素质和伦理道德素质。其政治思想素质，集中表现为坚持四项基本原则、热爱伟大的祖国和人民，并能全心全意为人民身心健康服务的职业观；科学技术素质，主要指实事求是的科学信念和较高的专业技术水平；伦理道德素质，则是指护理人员在职业活动过程中进行护理道德修养的主动性以及所达到的程度，其中包括护理人员按照社会主义的医学道德原则和规范，在护理实践中自觉进行反省、自查和自我剖析的道德修养活动，还包括在护理实践中所形成的情操和应达到的境界。这三个方面是相互渗透、相互作用的整体，并通过具体的护理实践表现出来，凝结于护理质量和医疗效果之中。由此可见，道德素质是护理人员职业素质中举足轻重的组成部分。只有道德高尚的护理人员，才能正确地处理好护际、护患、护群关系，才能刻苦钻研专业知识而不断提高业务技能，才能抵御不正之风的侵袭，才能认真履行为患者解除疾苦的义务。作为一名投身于护理事业的人，应认真学习和研究护理伦理学，从而提高自身的职业素质。

（二）促进现代医学模式的转变和形成

在生物－心理－社会医学模式发生深刻变革的现实条件下，强调和加强护理人员的伦理道德修养，已是现代医学模式转变和形成的客观要求。作为一名合格的、造诣较高的护理人员，在护理实践中必须认真研究服务对象的社会环境和心理因素，除了对人体的机能护理外，还应重视其心理护理。护理人员应通过自身的职业行为，创造良好的医疗环境，细心观察患者的心理变化过程，努力排除患者的忧愁、疑惑、恐惧等消极心理，调动患者的主观能动性，使患者处于最佳生理和心理状态，早日康复。可见，培养良好的护理道德，已成为现代医学模式下护理人员之必备。

（三）提高临床医疗和护理质量

在整个医疗活动中，护理工作显得尤为重要，常言道："三分治疗，七分护理。"护理质量的优劣，直接关系到整个医疗质量的好坏。护理人员树立了良好的护德新风，就会以高度的社会责任感，以优质的服务，去对待各项护理工作，促进病人的康复，增进人类的健康。护理实践证明，仅有精湛的护理技艺是不够的，还应有优良的护理道德，方可真正提高医疗护理质量。护理人员的服务态度和语言，对患者疾病的发展和转归有很大的影响，既可以治病，又可以致病。良好的护理、美好的语言、和蔼可亲的态度，可以稳定患者的情绪，坚定患者治疗的信心，并能使其自觉与医护人员配合，有利于提高医疗护理质量。

现代护理中，除了专业技术上的要求外，更多的是要求护理人员必须具备良好的护理道德修养。因为，护德护风的优劣已与临床医疗和护理质量密不可分。所以，护理人员加强护理伦理学的学习，提高自身整体素质，已被各家医疗机构列入重要的议事日程。

（四）提高医疗机构的信誉、经济效益和社会效益

优良的护理道德，必将提高医疗机构的信誉，同时亦会给医疗机构带来经济效益和社会效益。因为，质量和信誉是密不可分的，好的质量，必将带来好的信誉；注重信誉，又必然更加讲究质量，从而满足社会和人民的需要。尤其在市场经济体制下，竞争愈来愈激烈，医疗机构之间竞争的焦点，除了医疗设备等因素外，很大份额上是服务的质量，即医疗护理水平和服务态度。如果一个医院医务人员的医疗护理质量高、服务态度好，就能获得社会和患者的信赖，前来就医者就会多，必将为医院带来较好的经济效益。医院有了资金，就能不断更新设备和改善医疗条件，以满足社会更多的人的医疗保健需要，社会效益自然也会得到提高。可见，良好的护理道德的建立，确实不可小视。

（五）促进社会精神文明建设

在 21 世纪，我国正处在全面建设和建成小康社会，国民经济快速增长，人民生活水平不断改善的时期。然而，任何一个国家的建设和发展都离不开精神文明建设。道德建设是社会主义精神文明建设的重要内容，而护理道德作为一种职业道德是构成整个社会道德体系的一个重要方面。搞好护理道德教育，构建良好的护德护风，是精神文明建设的必然要求。此外，医疗护理工作是一个特殊的职业，涉及千家万户，关系到每个人的生老病死和家庭的悲欢离合，与人民群众有着密切的关系，具有广泛的社会性。因此，护理人员以精湛的技术和高尚的护理道德，一丝不苟地为患者治疗护理，不仅能使患者获得安全感、安慰感，促使患者早日康复，而且患者和家属还可以从高尚的护理道德、优质的服务中得到启迪，受到感染，产生情感上的共鸣，并通过他们把这种情感传递到家庭、单位和社会，促进全社会的精神文明建设。综上所述，加强护理道德的修养和建设，实质上就是落实社会精神文明建设的具体表现，做好护理道德建设，必将促进社会精神文明建设和发展。

二、学习和研究护理伦理学的原则

（一）坚持辩证唯物主义和历史唯物主义的原则

护理道德作为上层建筑，具有较强的历史性和时代性，必将受到一定社会阶段经济关系和政治制度的制约。我们必须用辩证唯物主义的观点，即实事求是的观点去学习和研究护理伦理学所涉及的道德行为和规范。同时，现行的护理伦理理论，都是建立在以往的伦理基础之上的，是对传统的护理道德的继承和发展。这就告诉我们，在学习和研究护理伦理学时，必须坚

持历史唯物主义的原则。即必须把护理道德问题的研究与当时的历史现状联系起来,与当时的政治、经济、社会风俗和医疗护理发展水平联系起来。

(二)坚持理论联系实际的原则

学习和研究护理伦理学的根本原则就是理论联系实际。任何成形的理论,脱离了实际就失去了指导意义,只能是空洞的理论。护理道德必须与护理实践紧密地联系起来,才能互为补充,相得益彰。学习和研究护理伦理学,除了研究其基本理论外,必须与护理科学的发展动态相联系,必须与我国的卫生法学及护理道德现状相联系,必须与护理心理学和护理美学等相关科学相联系,必须与医学和护理实践中所遇到的新的道德问题相联系。理论联系实际是马克思主义的精髓,只有紧密地联系护理工作的实际,护理伦理学才能够得以充实和发展。

(三)坚持案例分析讨论的原则

法学界有句名言,即"有案则有法"。学习和研究护理伦理学,也必须结合案例,以某一案例作为切入点,然后从医学、护理、伦理、法律、政治、经济、文化等领域深入分析与讨论,做出综合评判,以此推动护理伦理学的学习和研究。例如,艾滋病是医学问题,还是社会问题?通过分析讨论,我们会学到许多医学知识、护理知识、社会知识、法学知识和伦理道德等知识。所以,只有结合案例的分析和讨论,才能更加深入具体地学习和研究护理伦理学。

思考题

1. 试述道德的概念、起源、本质和特征。
2. 道德、伦理和伦理学有何异同?
3. 护理伦理学的概念及其与现代医学模式的关系?
4. 护理伦理学与哪些相关科学联系最为紧密?
5. 学习和研究护理伦理学有何意义?
6. 学习和研究护理伦理学应坚持哪些基本原则?

第一章　护理伦理学及护理道德

［学习要点］

1. 护理伦理学研究的对象和内容。
2. 我国护理道德的优良传统。
3. 国外近代护理道德的发展。
4. 护理道德的形成和基本特征。

在伦理学和医学伦理学不断发展和完善的今天，护理伦理学亦得到了长足的发展。它作为一门新兴的边缘科学，已逐渐被社会所公认，而且在医疗护理实践中起着举足轻重的作用。医疗体制的改革，社会医疗保险的建立，卫生法学的充实，愈来愈离不开护理伦理学的支持。随着社会的发展，护理伦理学必将走向成熟。

第一节　护理伦理学研究的对象和内容

一、护理伦理学研究的对象

护理伦理学作为一门科学，同样有着特定的研究领域和对象，其研究的对象主要是护理领域中的道德现象。护理道德现象主要取决于临床医疗和护理实践中所表现出来的一系列人际关系。例如，护理人员与患者的关系，护理人员与其他医务人员的关系，护理人员与社会的关系，护理人员与医学科学研究的关系等。

（一）护理人员与患者的关系

护理人员与患者之间的关系，简称护患关系。这种关系实质上就是服务与被服务的关系。这种关系是护理伦理学的核心问题。作为临床护理工作，护患关系是最基本、最重要的关系，处理好护患关系，对提高医疗、护理质量意义重大。护患关系的和谐美满与否，直接关系到患者生命的安危、医院信誉的高低、社会秩序的稳定和精神文明的创建。社会总是在不断地进步，护患关系也将随之变化。现代护理的发展，更加注重护患关系的调节作用，对护理人员的要求也越来越高；同时随着社会的进步，人们的文化和文明程度得以大幅度的提高，对护理的期望值也随之提高。这就要求从事护理工作的人员，要不断学习，增强法制观念和道德观念，提高职业道德素质，以便更好地处理护患关系。

（二）护理人员与其他医务人员的关系

护理人员与其他医务人员之间的关系，简称护医关系。这里的医，主要是指医生、医技人员、医务管理人员以及后勤人员，这些人与护理人员共同构成医院整体，其关系自然是“网络”状的，比起护患关系，显得更加微妙和复杂，更加值得研究和探讨。从护理人员的角度来分析，这种关系是多方面的：如护士与医生之间的分工与合作的问题，护理人员在医院整体中的地位问题，在医疗纠纷和医疗事故中责任划分的问题，彼此之间的劳动成果的认定问题，彼此之间相互尊重的问题，等等。如果说护患关系是“外部关系”的话，那么，护理人员与其他医务人员的关系可谓是“内部关系”。这种内部关系处理情况，同样会影响到医疗、护理质量乃至医院整体在社会中的形象。显而易见，护医关系在医院管理中是至关重要的，更应引起高度重视，并不断加强研究。

（三）护理人员与社会的关系

常言道，社会是个大家庭，每个单位都是其中的一个组成部分，每位人员都是其中的一员。社会离不开单位和个人，单位和个人同样离不开社会，护理人员也不例外。所有的医疗、护理活动，都是在社会这个载体上进行的，护理工作是崇高而神圣的，其间的每一项工作都必须认真对待，稍有偏差，对社会就会造成不良影响。纵观历史，这种“悲剧”并不少见。因此，护理人员在为患者康复、为社会保健服务的过程中，不仅要照顾患者的局部利益，而且更要照顾到整个社会的公共利益。当患者的局部利益与社会的公共利益发生矛盾时，诸如计划生育、严重缺陷新生儿的处理、卫生资源的分配等所带来的矛盾，绝不能顺应某个人的旧观念而损害社会的公共利益，而是要从国家、社会的公共利益出发，认真研究和处理好与社会的关系。

（四）护理人员与医学科学研究的关系

现代护理认为，护理人员不再是单一的“打针发药”，除了积极承担护理本职工作，还要参与科学研究工作。在医院的整体工作中，护理承担的任务是艰巨而繁重的，同时，所遇到的医学和护理的难题，尤其是护理伦理的难题是多而直接的，如安乐死、生殖技术和人体试验等问题。如何正确处理这些难题，就需要认真研究，以求最佳解决方案。因此，实事求是的工作作风，深入实际的调查研究，对人民健康高度负责的态度，勇于为护理事业献身的精神，是护理人员在医学科学研究中所应遵循的基本道德准则。

二、护理伦理学研究的内容

护理伦理学所涉及的领域十分广泛，如政治、经济、法学、心理学、医学和社会学等领域，因而，其研究的内容也是非常之丰富的。目前，主要研究的内容包括 3 个方面：一是护理道德的基本理论，二是护理道德的基本原则、规范和范畴，三是护理道德的实践。

（一）护理道德的基本理论

（1）护理道德的产生、发展及其规律。

（2）护理道德的本质、特点及其社会作用。

(3) 护理道德的理论基础。

(二) 护理道德的基本原则、规范和范畴

(1) 社会主义护理道德的基本原则及临床诊疗活动中的护理道德原则。
(2) 护理人员与医、患、护等之间的基本道德规范。
(3) 护理人员在不同领域、不同方式和不同学科的具体道德规范。
(4) 临终护理和尸体料理中的特殊道德规范。
(5) 护理道德的基本范畴。

(三) 护理道德的实践

(1) 护理道德教育。
(2) 护理道德修养。
(3) 护理道德评价。

第二节 我国护理道德概况

护理道德是通过人类社会实践和不断积累而逐渐形成的,是社会道德的重要组成部分。在我国历史上,护理道德是随着医学的产生、发展而形成的,它与社会历史的发展相一致,伴随着人们不断对物质、精神的需要而丰富和完善。当前,护理道德已基本自成体系,随着国家的兴旺发达,必将得到更大的发展。

一、护理道德的起源和发展

(一) 护理道德的起源

马克思主义认为,人类物质生产活动是最基本的实践活动,是决定其他一切活动的基础。我国是世界文明古国,是人类文明的发祥地之一,素有礼仪之邦的美誉。在原始社会,人类过着群居的生活,生产力极度低下,人们认识自然和社会现象的能力受到极大的限制。原始人在艰苦的生活条件下,备受大自然的威胁,野兽、毒蛇、饥饿、寒暑、风雨雷电等给人类带来的伤害是可想而知的。但是,人类在同大自然的搏斗中,逐步积累和掌握了一些原始的疗伤方法与经验。例如,用土坯敷盖伤口,以救外伤;用药草熬水,以疗内疾;用树枝固定,以治骨折;用石刀切疖,以引流脓血;用枝条捆裹,以求止血,等等。随着时代的发展,这些"土方法"也相应得到了进化,如包扎伤口、按摩躯体、调节饮食、观察病情、施以看护(生活和精神方面的护理),等等。此时,人们已对"仁爱"的看护功效有了初步的认识,并从中体味到人群之间,彼此应当相互救助、相互关心、相互同情,从而增进氏族内部的"凝聚力",这些行为已经体现出原始的道德规范。

在远古时代,人们的一些原始的医疗活动大都是从自身尝试开始,对各种草药进行自尝性的人体试验。如人们所传颂的神农"尝百药之滋味,水泉之甘苦,令民知所避就",伏羲氏"……画八卦……乃尝味百药而制九针,以拯夭枉",这些都是以自体做试验的典范。《通鉴外

纪》中记载:“民有病疾,未知药石,炎帝始味草木之滋,尝一日而遇七十毒,神而化之,遂作方书,以疗民疾,而医道立矣。”它说明中医学的护理道德是与中医学的创始同时产生的,那种“人未知我先尝”的“郎中”精神,足以体现出自我牺牲的精神和“一切为病人着想”的伦理道德。可见,护理道德由此已初见端倪。

(二)护理道德的发展

春秋战国时期,护理道德思想体系已初步形成。护理道德的理论随着医疗护理的不断实践,已具备初始的护理道德轮廓。尤其是《黄帝内经》的出现,标志着中国医学护理道德体系的确立,以人的生命为最贵成为医疗和护理的基本准则。《黄帝内经》是中国医学、护理理论划时代的巨著,分《素问》和《灵枢》两大部分,书中有大量医德思想的评论。《素问·灵兰秘典论》将医学称为“精光之道,大圣之业”。选择医业者必须重视医德,“非其人勿教,得其人乃传”。《灵枢·终始》认为医生行医要举行仪式,“以血为盟,敬之者昌,慢之者亡。无道行私,必得天殃”。《素问》反复提出:“不治已病治未病”“上工治未病”的预防医学思想。《素问·征四失论》提出“精神不专,志意不理,外内相失,故时疑殆”“受师不卒,妄作杂术,谬言为道,更名自功”等见解,指责了医术浅薄,急于谋功求利的不良作风。《黄帝内经》中强调医生和病人必须具备科学精神,提出三不治,“拘于鬼神者,不可与言至德;恶于针石者,不可与言至巧;病不许治者,病必不治,治之无功。”

随着政治、经济、文化和医学科学的发展,医学道德也不断发展。汉代医学家张仲景(150—219),在东汉末年著有闻名的《伤寒杂病论》。该书序言中记述了他目睹战争动乱、疾疫流行,人民处于水深火热之中的惨状,表达了他对病人的深切同情,愤怒地指责了“不留神医药”而“竞逐荣势”的人,发表了很多关于医德的重要议论。董仲舒提倡“废黜百家,独尊儒术”,儒家哲学思想成为维护封建社会的主要指导思想。孔子提倡的“仁”影响到社会的各个领域,医学也不例外。因此,古代医家把医学称为“仁术”,医学的目的应为“救世救人”,医家被称为“仁人之士”。孟子提出“富贵不能淫,贫贱不能移,威武不能屈”①的道德修养标准,他的这一思想被古代不少正直的医家作为医德修养的标准,如名医华佗确实做到了不受皇家官禄、不怕权贵威胁、不顾家境清贫,把自己的一生献给为平民服务的医学事业。这种精神,直到现在还受到人民的称颂。

魏晋、南北朝时期,长期的社会动乱、分裂、战争、政权更迭,民不聊生,为了统治的需要,儒家及道教思想占据统治地位。这一时期,佛教在中国的影响逐渐增大。当时文人名流为逃避残酷的现实,士大夫崇尚虚无主义的“玄学”,提倡名教清谈,生活放荡不羁,追求“扪虱而谈”,饮酒无度,服食“五石散”。道教追求长生,提倡服阴丹以补脑,采玉液于长谷(御女术),从而迎合统治者的享乐欲念。但是道教倡导追求神仙必须以忠孝、和顺、仁信为本。佛教宣传“因果轮回报应”“布施得福”的思想,使信徒以医学行为作为从善的手段,对医德产生了一定的良性影响。

南梁时期,文帝《劝医论》是该时期医德的重要文献,提出:“天地之中,唯人最灵,人之所

---

① 《孟子·滕文公下》。

重，莫过于命。"要求作为普济众生的医生应该从思想品德和医药技能方面提高自己的修养，认为医生应该"硕学"，必须"研精元理，考核儒宗，尽日清谈，终夜讲习，日就月将，方称硕学"。要求医生将学到的知识不断实践达到熟能生巧，为患者治病要像对待自己的病痛一样"即为己益"，对患者"无隔贵贱，精加消息"（详细诊察），强调医生治愈一名患者的功德与放生一万条鱼是不可同日而语的。

南北朝时期，《褚氏遗书》中有"用药如用兵，用医如用将。善用兵者，徒有车之功；善用药者，姜有桂之效。知其才智以军付之，用将之道也；知其方伎以生付之，用医之道也。世无难治之病，有不善治之医；药无难代之品，有不善代之人。民中绝命，断可识矣"等有关医德的论述。

隋唐时期，中国社会趋于统一和稳定，为社会经济和科学文化的发展创造了有利的条件，医疗卫生成为发展社会生产和民族繁衍昌盛的组成部分而受到统治者的重视，对医学和方剂学进行了大规划的整理，这时期医学代表人物如巢元方、孙思邈、鉴真、王焘等对医德有大量经典的论述，他们也是身体力行的典范。隋唐时期的医德主要特点是：继承和发展了医学人道主义的传统，提倡仁爱、仁术济世，开拓了医德教育和医德评价，重视医生对患者的态度和行为，尊重妇女、儿童的医学需求，对老人生命也给予尊重，重视生命。在《千金要方》中提出"人命至重，有贵千金，一方济之，德逾于此"的生命神圣思想。孙思邈的著名医德论著《论大医精诚》主张，医家必须具备"精"和"诚"。所谓"精"，就是指作为医家必须不断学习，提高医疗技术，具有精湛的医术。所谓"诚"，就是指医生应具有高尚的医德，明确指出学医的人首先要具有仁爱的"大慈恻隐之心""好生之德"，要清廉正直，不得追求名利，对患者要"普同一等""一心赴救"，认真负责，不得浮夸自吹、诋毁别人等。只有具备"精"和"诚"的医家才是"大医"，即高尚而优秀的医家。孙思邈本人就是一位历史上有名的"精诚"大医，他不但医术高明，而且医德高尚，为历代医家所推崇。

宋元时期，虽战事频繁，疾病流行，但在人们与伤病的斗争中涌现出了许多名医，不断充实和丰富着我国的医护道德。尤为值得一提的是，为适应医学科学发展的需要，建立了许多新的医学道德观念。如人体解剖、法医检验，环境卫生建设，优生优育等道德观念。这些观念的提出和建立，不仅发展了中医学护理道德体系，也大大地促进了中医学的发展。宋代林逋所著《省心录·论医》中讲到"无恒德者，不可作医"，张杲著的《医说》，有《医药之难》《医不贪色》《隐医》《治病委之庸医比之不慈不孝》等篇章。其中《医说·医通神明》说："凡为医者，须略通古今，粗守仁义，绝驰骛利名之心，专博施救援之志，如此则心识自明，神物来相，又何戚戚沽名，龊龊求利也？"

明代，由于生产力的进一步发展，开始出现了资本主义的萌芽。特别是对外贸易的扩展，开阔了一些医学家的眼界，各种医学著作中关于医德的论述更加广泛、深入和完善。明代徐春甫《古今医统》(1556)有《慎疾慎医》《论医》《庸医速报》《医业不精反为夭折》等篇，均有关于医德的论述。其中《古今医统·名医》说，"医为司命之寄，不可权饰妄造"，而应"精心研习"，"学功精深"。李梴《医学入门·习医规格》(1557)中指出"治病既愈，亦医家分内事也。纵守清素，借此治生，亦不可过取重索，但当听其所酬。如病家赤贫，一毫不取，尤见其仁且廉也。"较有代表性的是陈实功所著的《外科正宗·医家五戒十要》，对我国当时的医德护德思想做了系统的总结，就医护人员的专业实习、思想修养、举止言行、服务态度以及护患之间的关系等，提出了十分具体的道德规范，是我国古代医德教育中即浅显易懂又实用的教材，被美国1978年出版的《生命伦理百科全书》列为世界古典医德文献之一，与《希波克拉底誓词》和《迈蒙尼提斯祷文》并列。此外，李时珍的《本草纲目》、龚廷贤的《万病回春》、李挺的《医学入门·习医规格》、李宗梓的《医宗必读》等，对我国的医护道德发展都做出了重要贡献。

清代，关于医德的论述更加丰富多彩。如喻昌(1585—1664)著的《医门法律·治病》中说："医之为道，非精不能明其理，非博不能至其约，是故前人立教，必使之先读儒书……病有六大失：失于不审，失于不信，失于过时，失于不择医，失于不知病，失于不知药。"

二、护理道德的优良传统

作为东方文明古国，我们的先辈不仅在护理道德理论方面给我们留下了宝贵的遗产，而且他们那高尚的护理道德品质也世世代代被人民群众所传颂，在中国伦理学史上留下了光辉的一页。总结这些民族珍贵的遗产，继承和发扬中医学护理道德的优良传统，其意义是深远的。

(一) 济世救人，仁爱为怀的思想境界

古代医家对医学事业和社会责任的认识以及崇高的医护思想境界，可用"济世救人"概括之，此乃护理道德修养的真谛。古代许多医治和护理者都强调医家要具有"仁爱"精神，如何来衡量医生是否具有仁爱精神呢？清代名医费伯雄在自序中说："欲救人而学医则可，欲谋利而学医则不可。我若有疾，望医之救我者何如？我之父母妻子有疾，望医之相救者何如？易地以观，则利心自淡矣。"意思是要每位医护者扪心自问，我是为什么来学医的，为救人还是为谋私利？医者有了仁爱道德，方能博施济众，把病家的疾苦当做自己的疾苦，一心赴救，成为以救人活命为乐的苍生大医，而无德之医，则是"含灵巨贼"。这种仁爱为怀的崇高思想境界，一直被医护工作者代代相传。

(二) 淡泊名利，廉洁无私的道德品质

三国时代的名医董奉，不但精于医术，而且品行高尚。他隐居庐山，专为平民治病，不取报酬。病人愈后，一定要表示谢意，董奉就让他们种杏树，病轻的人种杏树1棵，病重的人种杏树5棵，不到10年，董家周围的杏树成林。杏子成熟后，董奉又把杏子换成粮食，用来接济贫民。就这是"杏林春暖"典故的来历，至今"杏林春暖"仍成为医德高尚的美誉。明代龚信在其《明医箴》中指出："今之明医，心存仁义。不计其功，不谋其利，不论贫富，药施一例。"明代医生张大经，品德高尚，博览历代医书，医术高明，能通过摸脉望色断人生死。他对一些病可治而买不起药的病人，拿出自己的钱买药治病，救活了许多穷人，老百姓赠他两句诗："但愿世间无疾病，不患架上药生尘。"明代医生潘文元医术高超，医德高尚，每日来找他看病的病人"盈门塞巷"。潘医生一心一意为病人看病施药，一概不计报酬。他虽行医30年，但家贫得几乎没有土地，他清廉简朴的好品德，得到了平民百姓的敬佩。他故去后，不计其数的老百姓都来哀悼纪念他。古代医家这些高尚的品质值得发扬光大。

（三）稳重端庄，温雅和蔼的仪表风度

孙思邈对医者的仪表有全面深刻的论述："到病家，纵绮罗满目，勿左右顾眄；丝竹凑耳，无得似有所娱；珍馐迭荐，食如无味……不得多语调笑，谈谑喧哗，道说是非，议论人物，炫耀声名，訾毁诸医，自矜己德，偶然治瘥一病，则昂头戴面，而有自许之貌，谓天下无双，此医人之膏肓也。"意思是：到病人家中，见到琳琅满目的漂亮绸缎，切勿左顾右盼；悦耳的音乐要听而不闻；山珍海味，食而无味，各种美酒看有若无……不得随意言谈取笑，高声开玩笑，说长道短，议论贬低他人，炫耀自己，偶尔治愈一病人，则趾高气扬，自认为天下无双，这样的医家，已不可救药了。《黄帝内经》指出：医家应"入国问俗，入家问讳，上堂问礼。"意思是说，要尊重乡土风俗，尊重病家，做到彬彬有礼。清代张石顽说："学术固思精进，言行亦当注重，才能得病人之信仰。"以上论述说明，古代医家不仅医技高明，还注重具有稳重、端庄的仪表风度。大凡医德医风高尚的人，也正是医技超群且备受患者敬仰的好医生、好护士。

（四）勤奋钻研，不耻下问的治学精神

宋代医家陈自明曾指出，在医家、疾病、方药三者间，关键是医家的学术修养。他论述："世上无难治之病，有不善治之医；药无难代之品，有不善代之人。"他一生勤奋学习，曾任健康府医学教授，编成《妇人良方》和《外科精义》两书，为我国的妇科和外科的发展做出了贡献。晋代医学家范汪，因为自幼父母早逝，他住在外公家菜园的小茅屋中。为了学习医学，他没有钱买笔，将木棍点燃，用烧过的木炭当笔，写完以后又诵读多遍。和他同时代的医学家葛洪等也都是一边劳动，一边利用空闲的时间学习医学。明代医家李时珍深入研究药物的作用，为此他参考了800多种书籍，亲自到各地采访，足迹遍及湖北、江苏、安徽、河南等省，他不耻下问，向良医、药师、农民、渔民、樵夫等请教，广泛收集民间验方，历经30年之久，终于完成了集中药大成的《本草纲目》，成为世界药学宝库中的瑰宝。这些勤奋钻研、不耻下问的治学精神，为后人树立了学习的榜样。清代医家徐大椿，发愤博览医书，涉猎典籍，手批目骋，几乎寝食俱废。从他开始学习后的50年里，经他批阅的书达千卷之多，泛览的书有万余卷，并写出了十多种很有价值的医学著作。这种践履笃实、锲而不舍的学习精神，在当时医学界中确实是一个典范。

（五）谦虚谨慎，一丝不苟的服务态度

唐代医生孙思邈反复强调医治和护理病人要认真负责，不能粗心大意。他指出：看病诊疾，要谨慎专心，一丝不苟，下药扎针，不得有半点差错。来了急诊病人要抢救，但要临事不紧张，深思熟虑。不能只图表现自己快捷而草率从事。明代医生陈时荣，精于医理，经常施药以救人，仍谦虚行医，诚实待人。古代医家用药也十分谨慎，绝不用劣药或失效的药物来哄骗病人。明代医家葛可久，精通医术，名声很大，曾炒大黄过焦，便全部弃掉不用。古代医家谦虚谨慎、认真负责、一丝不苟的服务态度，构建了医疗护理道德的优良传统。清代名医徐大椿，医术高明，他成了名医之后，仍虚心向别的医家请教，并不凭借技术和地位来垄断居奇、敛财沽名。平日临诊，他总是耐心询问病情，细致分析，辨其异同，审其真伪，然后慎填处方。

第三节 国外护理道德概况

早期的医疗和护理并未截然分开,大多是医中有护,护中有医。国外护理道德的产生、形成和发展过程是与医疗行为和护理实践同步发展的。护理工作作为人们为之献身的事业和职业,应从护理科学创始人南丁格尔开办第一所护士学校(1860 年)算起。因此,护理道德的独立发展始于 19 世纪中后期。

一、古代护理道德的形成

最初的原始医治活动并未将医疗和护理分开,人们一旦受外伤,便以物敷盖,施行救治。随着社会的发展,救治护理活动也在不断地进步。到了奴隶社会,出现了职业的医护人员,当时许多医家都是由奴隶担任的。在诊治护理活动中,只要存在患者与护理人员的关系,就必然存在护患关系、护理人员之间关系、护理人员与社会集体之间的关系。为了维护共同的利益和诊治护理实践的正常进行,便产生了调节上述三者关系和行为的准则和规范,于是古代医疗护理伦理道德也就随之产生了。这一时期的护理道德,具有朴素的人道主义特点。

(一)古希腊医学护理道德

古希腊是西方最早的医学发源地,古希腊的医学是在吸收了许多民族的医药学、护理患者的经验和特点而发展起来的。据考古学表明,公元前 3000 年的米诺王朝时期,克诺索斯皇宫遗址已有卫生设备,如厕所、暗沟等。在公元前 11 至公元前 9 世纪,即荷马时期,人们把健康看得十分重要,他们在打仗中有野战护理救助,如拔除箭头,用油膏给患者敷伤镇痛,用绷带包扎伤口和骨折,使用兴奋饮料等。这些诊治救护人们被称为“大众公仆”。大约在公元前 4 世纪,古希腊有的寺院变成了治疗护理场所,同时出现了民间医学护理、医学学校和小型私人治疗护理院等医护机构。

古希腊最杰出的医生是希波克拉底(Hippocrates,公元前 460—前 377),欧洲称之为“医学之父”。他的代表作《希波克拉底誓词》集中反映了做一名医生应具备的道德,阐明了医护人员与患者之间应具有的行为准则。《希波克拉底誓词》以“为病家谋利益”为信条,强调敬重同行,“凡授我艺者敬之如父母”;一切为患者着想,“无论至于何处,遇到男的或女的,贵人或奴婢,我的唯一目的是为患者”,“无论我走进谁的家庭,均以患者之利益为前提”;要求医生必须替患者保密,“凡我所见所闻,无论有无业务关系,我认为应守秘密者,我愿保守秘密”。《希波克拉底誓词》为医护人员取信于民提供了重要的思想基础,并成为西方各国医务人员之准则。这些医护伦理道德,一直被广为传颂,流芳至今。

(二)古印度医学护理道德

古印度对医护人员的职业道德十分重视。公元前 5 世纪,印度名医妙闻著《妙闻集》中说:“医生要有一切必要的知识,要洁身自持,要使患者信仰,并尽一切力量为患者服务。”还提出:“正确的知识,广博的经验,聪敏的知觉和对患者的同情,是为医者四德。”内科名医者罗迦著《阇罗迦集》中还指出:“护士必须心灵手巧,必须有纯洁的心身,必须掌握药物配制和调剂的知识，以及对患者的忠心。”公元1世纪，印度的医书《查拉珈守则》规定医护人员应该“不分昼夜，全心全意为患者”等，这些医学人道主义精神，正是医学护理道德的前身。

（三）古罗马医学护理道德

古罗马人于公元前2世纪全面继承了古希腊医学和护理道德思想。古罗马名医盖伦（130—200）对《希波克拉底誓词》做了深入的研究，在此基础上他明确指出，“作为医生，不可能一方面赚钱，一方面从事伟大的艺术——医学”，并从护理道德角度上强调医护人员一定要做到“轻利”，即淡泊名利，作为医护工作者，要保持这一良好的职业道德。

（四）阿拉伯医学护理道德

迈蒙尼提斯（Maimonides，1135—1208）出生于伊斯兰教统治下的西班牙，是犹太族哲学家、神学家和医学家，是阿拉伯的名医，他在医疗护理道德上有很大的建树，其《迈蒙尼提斯祷文》是医学道德史上的重要文献之一，其中心思想是医生一切要为病人着想，不能有贪欲、吝念、虚荣，不为名利侵扰。他说：“愿吾视病人如受难之同胞。”“存心好名利，真理日沉沦。愿绝名利心，服务一念诚。神清求体健，尽力医病人。无分爱与憎，不问富与贫。凡诸疾病者，一视如同仁。”《迈蒙尼提斯祷文》虽然把医术看做是神授予的，将行医的成绩归功为神的功劳等，但祷文中的医学护理道德对后世医学有着重要的影响。

二、现代护理道德的发展

人类社会进入14世纪以后，通过欧洲文艺复兴运动，人类的思想也有了较大的进步。人是社会发展和经济建设的第一要素的理念已初步形成，“人道主义”的口号已被社会达成共识，护理道德的研究也转向以人为对象，人道主义成为讨论的核心内容。18世纪，欧美主要资本主义国家相继进行了产业革命，诊疗护理也同时进入了一个新的发展时期，内部分工更细致、更明确，与外界联系也增多。但是，大部分护士没有受过正规培训，有些人甚至是文盲，只能做一些简单的敷药、看护、生活照料或随医生做一些治疗工作。同时期，德国柏林大学教授、医生胡弗兰德（C. W. Hufe- land，1762—1836）提出了“救死扶伤，治病救人”的“医德十二箴”，指出医护人员活着是为了病人，医护人员应为病人负责和着想，而不应考虑病人的地位和钱财，医护人员的言行应使病人信任，及时解除病人的痛苦等。1803年，世界上第一本《医学伦理学》经帕茨瓦尔（爱丁堡医生）编著出版。这些论述，不仅使护理人员在行为上对自己有良好的道德要求，同时也对护理工作的业务技术和操作技能提出了更高的要求。因此，对护理人员的系统教育已引起了各界人士的高度重视。

（一）南丁格尔护士学校的诞生

1860年6月24日，世界上第一所护士学校在英国伦敦圣·托马斯医院正式成立——“南丁格尔护士训练学校”。这一天成为世界护理教育史上一个重大纪念日。从此，护理作为一门真正的科学被确定下来，近代护理学开始形成。学校里有严格的培训计划和管理原则，对学生操行和学业成绩都要详细评分，培训结束考试及格者，医院登记为“得证护士”，并根据考核结果由董事会发给奖金。由于佛罗伦斯·南丁格尔治学严谨，教学有方，由该校所培养出的护士深受社会欢迎。

南丁格尔（Nightingale，1820—1910）出生在意大利佛罗伦萨镇一个富裕家庭，她的全名为佛罗伦斯·南丁格尔。她受过良好的教育，学识渊博，阅历广泛，聪慧明理，性格刚毅，容貌端庄。南丁格尔少年时期常去安慰邻居家的患者。当时在英国，护理患者的工作都由社会最底层的妇女担任，而24岁的南丁格尔却敢于冲破世俗偏见，走访医院、阅读医书，积极培养自己为患者服务的实践经验和组织管理能力。1854—1856年在克里米亚战争中，南丁格尔亲自率领38名护士赴前线参加伤病员的护理工作，以她卓越的领导才能、精湛的护理技术和忘我的工作精神开创了医疗护理的新局面，使伤员死亡率从42%下降到2.2%。南丁格尔以她渊博的知识、远大的理想和无私的献身精神开创了科学护理学，在护理学和护理道德发展史上立下了不朽的功勋。在她去世后，为了纪念这位护理界的伟人，国际护士会将每年的5月12日（她的生日）确定为"国际护士节"，以示对她的纪念。

（二）近代护理道德的主要内容

南丁格尔从护理对象、护士的地位和作用强调了护理道德的重要性。她指出："护士的工作对象不是冰冷的石块、木头和纸片，而是有热血和生命的人类。护理工作是精细艺术中最精细者。其中有一个原因就是护士必须具有一颗同情心和一双愿意工作的手。"她还指出："护理要从人道主义出发，着眼于病人，既要重视病人护理的生理因素，对于病人的心理因素也要给予充分的注意。"在当时生物医学模式的影响下，南丁格尔能够提出生理与心理因素并重的护理，是具有科学的远见卓识的。南丁格尔在《护理手记》中提出了理想护士的道德标准："一个护士必须不说别人闲话，不与病人争吵。除非在特别的情况下或有医师的允许，不与病人谈论关于病况的问题。有敏锐的观察力和充分的同情心。她需要绝对尊重自己的职业，因为上帝是如此信任她，才会把一个人的生命交付在她的手上。"南丁格尔提出的这些内容，至今仍然是护理道德的重要思想内容。

（三）现代护理道德的发展

进入20世纪中叶，国际护理道德的研究和发展较快，大多通过条约、宣言、条例等形式制定了一系列医护伦理道德规范，此时便跨入现代护理道德发展的新阶段。

1948年，国际医学会全体大会在日内瓦召开，会议认为，《希波克拉底誓词》总的道德精神应该肯定，会议以该誓词为基础制定了第一个《日内瓦宣言》，以作为世界各国医务人员的共同守则。1949年，世界医学会第3届全体大会通过并颁布了《世界医学会国际医德守则》。1953年，国际护士会议拟定了《护士伦理学国际法》；1957年，美国确定了新的《医德守则》。1964年，第18届世界医学大会通过了关于生物医学实验包括人体试验道德原则的《赫尔辛基宣言》。1968年，世界医学会第22次会议通过了《悉尼宣言》，规定了医生确定死亡的道德责任和器官移植的道德原则。1971年，前苏联制定了《医师誓言》，并要求医学生毕业时必须在毕业典礼上作严肃的宣誓。进入20世纪80年代以后，世界许多国家在医护道德理论方面做了大量而深入的研究，使之更加完善。我国卫生部于1981年和1988年分别制定了《医院工作人员守则》和《医务人员医德规范及实施办法》。1991年，国家教委高教司颁布了《中华人民共和国医学生誓词》。1993年，我国颁布了《中华人民共和国护士管理办法》。1998年6月26

日,第九届全国人民代表大会常务委员会通过了《中华人民共和国执业医师法》。2001 年,美国护理学会(ANA)颁布了《护士伦理法典》。2008 年,我国颁布了《护士条例》。

当今,世界各国纷纷制定和颁布了护理道德教育大纲,并将护理伦理学列入护理专业的教学计划,使之成为医学院校护理专业的必修课。这些举措,无疑对护理伦理学的发展起到了有力的推动作用。

第四节 护理道德的形成与特征

一、护理道德的形成

(一)社会主义护理道德形成于新民主主义革命时期

在东西方文化的共同影响下,中国优秀的传统文化和护理道德在继承中得到了长足的发展。由于医学家和哲学家概括和总结的传统护理道德反映了人民群众的利益,因此,深受欢迎并流传至今。自创立红军和开始建立革命根据地起,我们党就把"建立较好的红军医院"作为边区党组织巩固根据地应该做好的三件大事之一,创建了中央红色医院,成立了中央红色护士学校、红色医务学校。当时,毛泽东指出:"要全心全意为伤病员服务"。在革命战争年代,中国共产党极为重视医护人员的医德教育,红军军委总卫生部长贺诚,紧抓医院管理和医护道德教育工作,规定了培养政治坚定、医德高尚、技术优良的红色医生、护士的教育方针。广大护理人员忠诚于人民的医疗卫生事业,在战地救护中舍己为人,把伤员健康放在首位,不惜牺牲自己的生命。她们肩负着救死扶伤的重任,以高度的革命责任感,刻苦钻研业务,对技术精益求精,艰苦奋斗,忠于职守,对待敌军伤病员也实行革命的人道主义。这些表现为社会主义护理道德的产生提供了丰富的内容,也奠定了良好的基础。1939 年,伟大的国际主义战士白求恩大夫牺牲以后,毛泽东同志专门写了《纪念白求恩》一文,号召学习"白求恩同志毫不利己专门利人的精神"和"对工作的极端负责任,对同志对人民的极端热忱"。1941 年 5 月,毛泽东为延安中国医科大学题词"救死扶伤,实行革命的人道主义"。这些论述对当时的医德培养产生了重大影响,也是社会主义护理道德形成的重要思想条件。

(二)新中国成立后的社会主义护理道德建设

1. 集体主义是社会主义护理道德的出发点

由于医学科学的迅速发展,医疗护理事业已由个人行为转变为社会化集体化的事业。例如,要消除致病因素、保护生态平衡、改善人类生存环境、提高人口素质、研究和采用高新医疗措施和护理技术手段征服癌症等疑难病以及中国抗击重症急性呼吸综合征(即非典型肺炎,简称 SARS)的重大医疗战役等,都不是个人的力量可以办到的,只有依靠集体的智慧和力量才能实现。当护理人员个人利益与社会集体利益发生矛盾的时候,应按照个人利益服从集体利益的原则来考虑问题和处理问题。护理人员在护理工作实践中,既要充分发挥个人的积极性、创造性,也要依靠集体的力量。也就是说,应该把个人的聪明才智溶化在集体的智慧之中,决不可只看到自己的力量,看不到集体的力量。护理人员应遵循集体主义原则,既考虑病人利益，也考虑社会集体利益，决不能因个人利益而损害人民群众的利益。护理人员应全心全意为广大人民群众防病治病、保障健康，这是社会主义护理道德的基本出发点。

2. 社会主义护理道德的形成

社会主义护理道德是传统护理道德的继承和发展。它反映了我国社会主义初级阶段的经济关系及医疗护理关系的根本要求，体现了社会主义卫生事业的根本宗旨、职业特点及当代医学护理科学的发展对护理道德提出的要求。新中国成立以来，党和政府制定了卫生工作政策，广大医护人员刻苦钻研业务，护理事业也得到了很大发展。1956 年末，卫生部综合各地调查结果，拟定了《关于改进护士工作的指示》（草案）。该草案对巩固护理专业思想，提高护理质量提出了有效措施：成立护理部，开展进修教育，加强护士的业务学习和举办正规高等护理教育等。许许多多的护理工作者在马列主义指引下，在工人阶级道德品质的熏陶下，在护理实践中的行为准则发生了深刻的变化。随着社会主义卫生事业的迅速发展，医学科学技术涌现出许多新成果，以集体主义为出发点的新道德思想也随之逐渐形成。广大护理人员急患者之所急，想患者之所想，痛患者之所痛。人民的利益和需要，成了自己行为规范的出发点。她们以集体利益为重，自觉服从护理实践的需要，在护理岗位上不怕脏、不怕苦、兢兢业业、勤奋进取，为护理事业贡献出自己的毕生力量。我国著名护理专家王秀瑛，就是护理界杰出的代表，由于她热爱护理事业，全心全意为患者服务，做出了重大的贡献，荣获世界第 29 届南丁格尔奖章，也是我国首位南丁格尔奖章荣获者。在我国护理前辈中，还有广州的梁季华、四川的杨必纯、上海的史美黎、辽宁的张云清、北京的林菊英、湖南的周娴君等女士。她们都是护理事业和护理道德的模范人物，为我们树立了学习的光辉榜样。在 2003 年的全国抗击非典型肺炎的战役中，广大医护人员冒着生命危险，为了治疗患者，不惜牺牲自我，涌现出一大批白求恩式的优秀医护战士，他们那崇高的精神，正是社会主义医护道德的验证。2009 年，在“汶川大地震”中做出重大贡献的王文珍获得了第 42 届南丁格尔奖章。这些先进人物的涌现，为广大护理工作者实现全心全意为人民身心健康服务的道德理想创造了社会榜样。新的社会主义护理道德，随着社会不断进步而形成，为社会主义护理道德基本原则的形成和发展奠定了基础。

改革开放以来，对社会主义护理道德理论的研究和交流更加深入，从事社会主义护理道德研究和教育的队伍不断壮大，全国性的学术研讨会逐年增多，对医护道德的理论、规范体系、教育与修养等一系列问题的研究不断深入并出现了大批研究成果，制定和颁发了一系列护理道德规范，各医院和医学院校也结合自己的情况制定了适合本单位的规范要求，全国各医学院校都相继开设了护理道德教育的课程，社会上对良好的医德进行了大力宣传，医务界不断涌现出反映护理人员高尚品德的好人好事。这些，有力地促进了社会主义精神文明建设，促进了广大人民的身心健康，促进了社会主义护理道德的发展和完善。

二、护理道德的基本特征

作为一种职业道德，护理道德的产生、形成和发展同样会受着社会经济基础的制约。社会主义经济基础的确立，使医疗卫生事业的性质和方向发生了根本性的转变。纵观当今的护理道德，有如下基本特征。

（一）以唯物史观为理论基础

社会主义护理道德是共产主义道德境界在医学职业生活中的特殊表现，是以唯物史观为理论基础的。唯物史观认为，人具有自然和社会双重属性，人与动物的区别在于人是有意识的，能自觉地从事社会实践活动，具有社会性。因此，人的生命是生物属性与社会属性的统一体，又是社会关系的总和。随着医学生物模式向生物—心理—社会模式的转变和伦理学价值观的变化，护理人员的社会道德责任日益加重。在处理护患关系时，不仅考虑个人利益，还要考虑社会利益；不仅重视患者临床护理，还要重视疾病的预防和社会群体卫生保健；护理服务对象不仅是患者，还包括健康人。在认识人具有自然和社会双重属性的基础上，社会主义护理道德既从人的自然权利上，又从社会关系上提倡尊重人的价值和患者的权利。这些说明护理人员的社会责任感高了，护理伦理的观念已扩大到整个社会。因此，护理人员恪尽职守，做好本职工作，是同生产力的发展和社会主义建设密切相关的。

（二）以全心全意为人民服务为根本宗旨

全心全意为人民服务是社会主义护理工作者的义务，“全心全意”也是衡量履行义务的崇高道德境界的标准，是护理道德行为的根本宗旨。全心全意为人民服务首先应做到“医心赤诚”，对工作必须极端负责、满腔热忱、一丝不苟、任劳任怨。在我国，数以千万计的护理工作者不仅为祖国的富强，不顾个人得失、舍生忘死，全心全意为人民健康服务，甚至跨出国门，对不同民族、不同肤色的患者救死扶伤，实行人道主义，全心全意为患者服务，充分体现了无产阶级国际主义精神。护理伦理学提倡护理道德的极高境界——“慎独”。这是社会主义护理道德的目标，也是全心全意为人民服务的良好行为和态度。

（三）以实践为根本目的

道德是在漫长的社会实践中逐渐形成的，因此社会主义护理道德具有实践性。不同社会制度的护理道德，虽然存在时代的差异，但护理工作具有类似的职业实践和传统习惯，形成相近的职业责任和职业纪律，产生共同的行为规范和道德要求。一名护理人员要有良好的道德，成为一名真正的“白衣天使”或“健康卫士”，就应在工作实践中忠诚于自己的护理事业；对社会有高度的道德责任感；对患者要一视同仁和满腔热忱；对工作要有一丝不苟和全心全意的服务态度；有强烈的求知欲望，有勤奋、刻苦、与时俱进的创新意识以及对技术精益求精的进取精神。只有在道德的实践中才能树立护理人员的美好形象，而护理道德认识和实践，通常是随着医学科学和护理实践的发展而发展的。一些曾经认为是合理的道德观念，随着医学科学的发展与需要会变为不合理的；曾经认为是不合理的道德观念，随着医学科学的发展也可以成为正确的、符合道德的。由此可见，护理道德形成后在实践活动和科学发展中受到检验，并在实践中得到进一步的发展和完善。

思考题

1. 护理伦理学研究的对象和内容有哪些？
2. 我国护理道德的传统有哪些？有何现实的护理意义？

3. 护理道德的基本特征有哪些？
4. 如何正确评价我国传统医德？

案例分析

案例1：宋××，因患胆囊结石几次手术效果不佳。考虑到有一熟人王××在某医院任护士长，便转到该院欲再行手术。宋××考虑到应请一高明医生执刀手术，于是将一装有1 000元的红包送给王护士长，希望疏通关系，做好手术。王护士长先是拒收，但因患者坚持，只好先收下。术后患者恢复良好，准备出院。此时，王护士长在院领导的陪同下，将红包原封不动地退还给患者，患者和家属十分感激。

请用护理伦理学观点分析以上案例。

案例2：我国汉代时期有一位名医叫董奉。此人品德高尚，医术精湛，他在行医中从不索取诊疗费，人们对他十分敬仰。为了满足患者的感激之情，他做出了一项规定——凡治疗一名重病患者，病家种5株杏树；治疗一名轻病患者，病家种1株杏树。天长日久，他的住宅附近杏树成林，他将杏子又换成粮食接济贫苦人家。这便是“杏林春暖”的由来。董奉的高尚医德行为，成为后世医护人员的楷模，“杏林”成为我国传统高尚医德的代名词。

请对此案例进行评析。

案例3：一位颅脑外伤的病人，出现烦躁、瞳孔改变、对光反射迟钝、呕吐等状况，血压18.7/8.0 kPa(140/60 mmHg)，脉搏65次/min，呼吸12次/min，体温38℃。上述检查结果提示，病人可能发生颅内压增高，病情严重。此时，护士不知如何处理和预防颅内压增高，但是她知道要找医生来处理。

根据你所学的“医护关系”相关内容，谈谈感想。

第二章 护理道德的基本原则、规范和范畴

[学习要点]

1. 护理道德规范体系的组成及其在护理实践中的作用。
2. 护理道德基本原则的内容及其应用。
3. 护理道德的基本规范与范畴。
4. 权利与义务、情感与良心、审慎与保密、荣誉与功利的含义。

护理道德的基本原则、规范和范畴构成了护理道德规范体系。护理道德规范体系是护理伦理学理论体系的主体部分。护理道德基本原则是护理道德规范体系的总纲和精髓，是衡量和指导护理实践活动的道德标准。护理道德规范是在护理道德原则的指导下，调节各种关系的具体的职业行为准则，人们常常用应该、不应该来表述。护理道德基本范畴是护理人员道德实践的总结和概括，既受护理道德原则和规范的制约，又是它们的必要补充。护理道德的基本原则、规范和范畴是护理工作者建立护理道德观念、选择护理道德行为、进行护理道德评价、开展护理道德教育和加强护理道德修养的重要标准。学习护理道德的基本原则、规范和范畴，对于树立以人为本的护理道德观、提高护理人员的职业修养、培养良好的护理道德信念、推动护理学科的发展都具有十分积极的意义。

第一节 护理道德的基本原则

原则是指人们观察问题和处理问题的标准或准绳。护理道德的基本原则是护理工作者在提供护理服务中应予遵守并用以调整和处理各种人际关系的根本指导原则。国际护理协会(ICN)1973 年在重新修订的护理伦理准则中指出：护理人员的职责是增进健康、预防疾病、维护健康、减轻痛苦。人类对护理的需求是普遍性的，护理人员的天职是尊重人的生命、权利和尊严，它不受国界、种族、肤色、信仰、年龄、性别、政治因素和社会地位的影响。护理人员应与其他相关人员合作以提供个人、家庭及社区的健康服务。可见，护理道德基本原则不但揭示了护理服务的本质和规律，同时也明确了护理服务的任务、宗旨及应该具有的道德观，对护理工作者更好地从事护理工作起到重要的指导作用。

长期以来，我国医务界普遍把“防病治病，救死扶伤，实行社会主义的人道主义，全心全意为人民的身心健康服务”作为医护人员的基本道德原则，这曾激励着无数的医护人员在城镇与乡村、在医院与社区防病治病、救死扶伤、维护健康和抢救生命，并以良好的服务精神和精湛

的技术服务大众，获得白衣天使的美誉。即便在今天，它同样有着重要的意义。但由于这些原则仅强调典型的义务论的伦理学原则，有时可操作性不强，因此，在医学科技迅猛发展和人们权利意识有了较大提高的今天，仅这些原则有时无法面对复杂的道德现象，不能很好地回答或解决当今医疗和护理工作中大量的、实际的伦理学问题。在20世纪80年代初，美国学者比彻姆和查尔德伦斯（Beauchamp & Childress）在《生物医学伦理学原则》一书中提出了护理伦理学的四个基本原则，即自主原则（the principle of respect for autonomy）、不伤害原则（the principle of nonmaleficence）、行善原则（the principle of beneficence）与公正原则（the principle of justice）。这些原则已被国际广泛接受，并应用于医学伦理学和护理伦理学中，也得到我国哲学界、医学与护理界人士的认同并在实践中予以应用。

一、自主原则

（一）自主原则的概念

自主原则是指尊重个人在不受外界干扰下，自由选择自己行为的权利，即指尊重病人自己做出决定的原则。这一原则体现了对人的尊重。自主包含了自由决定和自由行动两层含义。自由决定一般是指个人根据自己的价值观，在不受其他条件的制约下，在掌握了充分的信息及数据后，有目的地做出决定。而自由行动是在自由决定的基础上采取的行动。自主原则承认服务对象有权根据自己意愿对自己的事情做出决定。

（二）自主原则的应用

在医疗和护理工作中，医护人员应尊重服务对象的意愿和决定，在为他们提供医疗和护理活动之前，先向服务对象说明医疗和护理活动的目的、作用及可能的结果与危险，然后征求服务对象的意见，由服务对象自己做出选择或决定。

在医疗与护理工作中，应做到仔细地倾听病人的主诉，关心病人、尊重病人的愿望；为病人提供个性化的护理照顾；正确地向病人解释和告知相关信息，尤其是在病人做出决定的过程中，护理人员应有同情心并通过协助病人了解医疗情境，以及为病人的最大利益提供专业上的建议，帮助病人完成自我决定。

我们还应重视个人对家庭及社会应尽的义务和责任，反对极端个人主义的伦理观；反对在伦理决策时采用父权主义态度，即医护人员不应以自己的观点判定病人的最大利益，并以此考虑病人的价值，从而主观地替病人做出决定。

自主原则的应用有时会受到某些客观因素的影响或制约，例如，对于某些缺乏自主能力的患者，包括婴幼儿、精神病患者、严重智障者、昏迷患者等，我们不但不应该授予其自主权，还需要加以保护和协助；对服务对象的非理性行为应加以控制，避免造成伤害，使自己的行为更符合伦理和道德的规范。

在护理工作中，最能代表尊重病人自主权的方式即为“知情同意”。“知情”指服务对象被告知事情的真相，“同意”则指其自愿同意、遵从、许诺或承诺做某事。知情同意应符合三个条件：一是服务对象对所接受的治疗和护理完全知情，包括对方法、结果及可能出现的反应和副作用等;二是必须是建立在自愿基础上的同意;三是服务对象或家属是在完全清楚、有能力做出决定的情况下做出的同意才是有效同意。可见,"知情同意"不但是自主原则的集中表现,而且有利于建立合作的护患关系,有利于减少医疗护理中的法律纠纷。

二、不伤害原则

(一)不伤害原则的概念

不伤害原则是指不做有害于病人身心健康的事,即不伤害他人或不使他人置于可能受伤害的危险情况中,特别是对无能力保护自己的人,如精神病病人、智障者、昏迷的病人、幼童或老年人等应加以协助,使他们避免受到伤害。

常见的医疗伤害有:技术性伤害、行为性伤害和经济性伤害。

技术性伤害:指由于医疗技术使用不当对病人造成的肉体或健康的伤害。如由于医护人员工作责任心不强造成的医疗事故,或强迫病人接受其未同意的检查或治疗等。

行为性伤害:指医护人员语言、态度等行为对病人造成的精神性伤害。如对病人态度粗暴,出语不逊;无故泄漏病人的隐私;说话不注意场合、对象等行为,均会对病人产生心理的、人格的伤害。

经济性伤害:是指由于医护人员所处的个人或团队的利益而导致的"过度医疗消费",使病人蒙受经济利益的损失。如过度使用贵重药物和高新医疗技术等。

(二)不伤害原则的应用

不伤害原则强调了护士的个人品德和行为的自律与慎独,要求护理人员应做到有同情心、仁慈、和蔼,决不歧视、嘲笑、讽刺、挖苦甚至责骂服务对象;不能强迫病人接受某项检查或治疗;或行为疏忽、工作不负责任、粗枝大叶;或工作拖拉,拒绝对急诊病人的抢救等。

在某些情况下,尽管护士不赞成或反对服务对象的伦理观或行为,但不能成为拒绝护理服务对象的理由,如面对一个罪犯时应从不伤害原则出发给他(她)提供必要的护理服务;又如,艾滋病病人常把已患病作为个人隐私,护士就应为其保密。

三、行善(有利)原则

(一)行善原则的概念

比彻姆和查尔德伦斯认为,行善是一种义务,是帮助人促进其重要而正当利益的义务。美国著名的伦理学家威廉·佛兰克纳(Willian Frankena,1973)认为行善原则包括不应施加伤害、应预防伤害、去除伤害、做善事或促成善事。可见,行善原则强调的是一切为服务对象的利益着想,并对他们实行仁慈、善良和有利的行为,同时应避免或消除可能对服务对象造成的伤害。例如,护理人员对于昏迷病人或长期卧床的病人,应该定期为其翻身以预防压疮的发生。

(二)行善原则的应用

行善是医护人员应承担的责任、义务与权利,在护理服务和健康照顾中强调行善原则,不仅是因为行善被视为照护病人的基本伦理原则，而且是医护人员应尽的义务或责任，也是医护人员的一种美德。

此外，还应处理好行善原则与其他原则的关系。例如，医护人员有时会为了减轻病人的痛苦、增进其健康，而在干预甚至违背病人的意愿下，执行其认为对病人有利的医疗或护理活动，此做法可能忽略了病人的自主权和价值观。又如，医护人员在帮助病人时，应注意病人在接受医护活动中所付出的代价，亦即不能使行善对病人造成的伤害远超过对病人的益处等。

四、公正原则

（一）公正原则的概念

公正意为“公道”和“正义”，公正的实质是平等，要求在护理服务和健康照顾中，基于公道与正义，以公平合理的处事态度来对待服务对象，包括病人及其相关人员的需求。

（二）公正原则的应用

获得医疗护理服务和健康照顾是公民的一种权利，当人们对医疗护理服务和健康照顾有同等的基本需要时，他们同时也有平等接受医疗护理服务和健康照顾的权利；这就要求医疗和护理人员通过采用报偿性的公平、程序性的公平以及分配性的公平原则和规则，把医疗与护理服务的相关资源和利益，包括相关的服务公平地分配给服务对象，尤其是在稀少卫生资源的分配和使用上，如来自人体的移植器官（包括心、肺、肝、肾、眼角膜等）；紧缺的医疗设备，如呼吸器、ICU 床位以及其他医疗设备，使用上应该遵循公平原则。此外，在工作中面对不同种族、肤色、年龄、职业、宗教、社会地位、经济状况、文化水平的人，都应一视同仁地提供公平的护理服务和卫生资源。

医疗资源的公正合理分配问题是公正原则的前提，应制定相关的使用规则，使资源的分配能够依有利于疾病的缓解、康复和获得更长的寿命来按需分配，也应符合生命质量不断优化和提高的需要，同时，这还有利于缩小护患之间对公平使用资源和享有服务在认识上的差距。

第二节　护理道德的基本规范

一、护理道德规范概述

规范即准则或标准。护理道德规范是在护理实践中用以调整各种道德关系，判断护理工作者行为的是非、善恶、荣辱的一种标准。护理道德规范是护理道德基本原则的具体体现，即是比原则更具体的一种行为准则，人们常常用应该、不应该来表述。例如，中华护理学会公布的《21 世纪中国护士伦理准则草案》，就十分明确地提出了护士道德规范，这既是护士从业时应该遵守的职业准则，也是衡量护士道德行为及道德品质的具体准则和基本要求。护理道德规范在护理实践中，用来规范、约束护理人员的行为。因此，规范还可以再细分为“手术室伦理规范”“社区护理伦理规范”“治疗室用药规范”等。

二、护理道德规范的内容

（一）热爱专业、恪尽职守

对护理专业的热爱，是一名护理工作者积极进取，服务社群，事业有成的动力之源。著名的相对论创始人爱因斯坦曾经讲过："事业取得成功的钥匙是兴趣和热爱。"达尔文在生物科学研究中取得伟大的成就，与他从小酷爱大自然是分不开的。护士的楷模南丁格尔女士之所以成为世界妇女和护理界最光辉的形象代表，与她热爱护理工作和对护理事业的执著追求是分不开的。在全国抗击 SARS 的战役中，我们的护士冒着生命的危险战斗在第一线，为了救治病人，她们任劳任怨，恪尽职守，甚至付出了可贵的生命。据统计，广东省在抗击 SARS 立功受奖的人员中，护理人员约占 50%。护士如果没有对专业和事业的热爱，不可能有大无畏的献身精神，也难以在控制疫情、抢救生命上做出贡献。

护理工作者要做到热爱专业，忠于职守，首先要树立职业自豪感和荣誉感，具备自尊、自重、自爱、自强的优良品质，充分认识护理工作的重要意义。

护理事业是崇高的事业，护理工作是医疗卫生工作的重要组成部分。在临床医疗卫生工作中，护理工作者承担着非常重要的工作任务，她们不仅要配合医生完成诊疗任务，还要完成与治疗密切相关的病人的生活护理和精神护理。在医院里，对一位病人从入院到出院的各项处置中，约有 90% 是由护理工作者执行或配合完成的。医疗工作中的疾病诊断、观察、抢救、治疗、手术及康复等各个环节，都离不开护理工作者的密切配合。一位道德素养高尚的护理工作者，不仅要有扎实的专业知识和技能，还要善于研究掌握病人的心理，通过恰当的方式，给病人以安慰、舒适和愉快。可以说，病人的疾病康复和痊愈，与护理工作者的辛苦劳动是分不开的；医院医疗质量的高低也与护理工作者的道德素养密切相关。护理工作历来受到党和政府的高度重视，护理工作者的待遇和地位日益提高。这些都有力地证明：护理工作责任重大、意义重大。护理工作是光荣、高尚和纯洁的职业，是值得护理工作者去热爱和忠诚的事业。

（二）刻苦学习、精益求精

刻苦学习、钻研技术、精益求精、不断进取是护理工作者对本职工作的基本态度，要做好护理工作，必须有过硬的本领，而要获得过硬的本领，必须刻苦学习、钻研技术并力求精益求精，还要有进取心和求知欲望，这是学习和发展的动力。

医学科学的不断发展，医学模式、护理模式的转变以及边缘学科的崛起，使护理科学的内容和范围不断扩大，护理工作的科学性和技术性日益增强，这对护理工作者的知识结构也提出了新的要求，我们不仅要努力学好护理专业基本理论，有扎实的专业基础知识和熟练正规的操作技能，而且要具备医学心理学、医学伦理学、医学美学和医学社会学等人文社会科学的知识。另外，随着现代科学技术的进步，大批医疗护理设备及先进仪器在临床中的应用，对护理工作者应具备的知识技能要求变得更为广泛，要求护理工作者不断学习，掌握新的护理技能，不断完善自身的知识结构。同时，护理学科的发展还要求护理工作者应培养评判性思维与创新精神，积极参加护理的科研与改革，积极拓展及提高护理的知识和技能，这样才能很好地履行护理职责，从而适应护理科学的发展和进步。

（三）认真负责、任劳任怨

护理工作直接关系到人的健康与生命，要求护理工作者应将服务对象的安危放在首位。工作要认真负责、一丝不苟、专心致志、细致周密，严防由于工作的疏忽大意而损害病人身心健康，甚至危及病人的生命。因此，从道德上看，护理工作者应该具有审慎的工作态度和严谨的工作作风，并严格执行规章制度和操作规范。如果工作中发生差错事故，应及时报告，不可隐瞒或推诿责任。在护理工作过程中，若发现有不妥或错误，应从病人的利益出发，及时报告并提出意见，而不应盲目执行。

护理工作者是医疗卫生工作中与病人接触时间最多、最长的人，也能最早、最容易发现病人病情的变化，因此，护理工作者应养成眼勤、脑勤、口勤、脚勤、手勤的良好习惯，及时、密切、仔细观察病情，善于发现问题，并运用自己的学识正确做出判断，及时有效地处理问题，使病人早日康复。

（四）态度和蔼、语言亲切

护理工作者在工作中与患者接触较多，其一言一行对患者都会产生影响。因此，在接诊和护理过程中，应做到态度和蔼，语言亲切，以体现对服务对象的同情、关爱和体贴。俗语说："良言一句三冬暖，恶语伤人六月寒。"在护理工作中应注意与服务对象的语言交流，不断提高自己的语言修养，避免简单、生硬、刺激性的语言；还应真诚听取患者讲述；耐心地解释护理方案和各种相关的护理与治疗事项；尤其对残疾患者和危重患者，更要注意给予安慰和鼓励，等等，以解除患者的思想顾虑或恐惧心理，使患者稳定情绪，减轻痛苦，增强治病的信心、希望和勇气，促进其更快地康复。

（五）仪表端庄、举止大方

仪表是指一个人的外在形象，包括了容貌、姿态、风度等。一个人的仪表举止可以从某个侧面反映其道德意识和心灵状态。作为一种无声的语言，它会给人留下第一印象，从而带来精神上的一定影响。因此，护理工作者在与病人交往中，应注意自己的仪表和举止，树立护理工作者的良好形象。努力做到：衣着整洁、仪表端庄、姿态稳重、举止大方、性格开朗、语言谦逊、精神饱满、步履轻捷、动作轻柔、观察敏捷和反应灵敏，既温文尔雅，又意志坚定和临危不惧，使服务对象能从护理工作者的仪态和举止中感受到尊重、安全和信任，也体现了护理工作者的一种职业的美。

（六）相互尊重、善于合作

护理工作往往需要合作完成，这种合作是在行政管理上的合作。在共同照顾服务对象、共同教学和科研上的合作。因此，护理工作者要努力协调好护理工作中的人际关系。对病人，要一视同仁，平等相待。要尊重病人的医疗保健权利，尊重病人的人格和生命价值。对护理同行和其他医务人员，应互相尊重与信任、相互欣赏与支持、相互理解与鼓励。要正确对待荣誉，勇于承担责任。中老年护理工作者要关心、爱护青年护理工作者，青年护理工作者要尊重中老年护理工作者。这才能更好地发挥护理团队的作用，提高护理的服务质量。

（七）廉洁奉公、遵纪守法

维护服务对象的利益和安全是护理工作的目标之一。为此，要求护理工作者在工作中不能乘人之危，利用职务的方便谋求个人利益；同时，在护理工作中如发现有损害服务对象的利益与安全的行为，或失职与违法行为，都应及时指出并自觉抵制。

第三节　护理道德的基本范畴

一、护理道德范畴概述

（一）护理道德范畴的含义

范畴是反映事物的特性、方面和关系的基本概念，是人的思维对客观事物普遍本质的概括和反映。护理道德范畴是反映护理道德现象的特性、方面和关系的基本概念，是对护理道德实践的总结和概括，是护理工作者护理道德关系和护理道德行为普遍本质的反映。护理道德范畴主要包括：权利与义务，情感与良心，审慎与保密，荣誉与功利等内容。

（二）护理道德范畴的地位及作用

作为护理道德规范体系的重要组成部分，护理道德范畴既受护理道德基本原则和规范的制约，又是它们的必要补充，它们之间的关系是紧密相连的。护理道德范畴以护理道德基本原则和规范为基础，在它们的制约下，反映着护理道德基本原则和规范的要求。不确定护理道德的基本原则和规范，也就不能确定护理道德范畴的内容。

护理道德基本原则、规范和范畴之间的关系好比一张网：护理道德基本原则和规范犹如网上的纲和经纬线，而护理道德的基本范畴就相当于网上的纽结。如果一张网只有纲和经纬线，而没有纽结的话，则形不成一张完整的网。同样道理，如果仅有护理道德的基本原则和规范，而没有进一步的范畴作补充，那就不可能形成一张完整的护理道德规范体系之网。

护理道德范畴作为护理道德基本原则和规范的体现，它将客观的、外在的护理道德要求转化为主观的、内在的护理道德要求。它促使护理工作者通过护理道德愿望和内心信念，形成强烈的道德责任感、自我评价能力和自我控制能力，从而不断地加强个人的医德修养，自觉主动地调整自己的护理道德行为以及与人们相互间的护理道德关系，以实现护理道德基本原则和规范的要求。

二、护理道德范畴详解

（一）权利与义务

1. 权利的含义、内容和作用

权利通常包括两个方面的含义：一是指公民或法人依法行使的权利和享受的利益，社会团体规定享受的利益和允许行使的权力。二是指护理道德范畴中的权利也包括两个方面的内容:一是指服务对象的权利,即服务对象对医疗卫生服务所享受的权利和利益。二是指护理工作者的权利,即护理工作者在护理工作过程中应该享有的权力和利益。

(1) 服务对象的主要权利

1) 享有平等医疗和护理的权利。每个人都享有平等的生存权及医疗权,当人的健康和生命受到疾病影响时,也应该享受平等的医疗护理权利。医护工作者应该尊重和实现服务对象的这种权利,不能因为服务对象的地位、贫富、权利、信仰或关系的亲疏等差别而影响所提供的服务质量,应努力做到一视同仁,平等地对待每一个服务对象,自觉维护服务对象的权利。

2) 享有获取实情的权利。在医疗护理过程中,服务对象有权获知自己的病情程度;治疗与护理的方案,包括治疗与护理的相关信息(如预期结果、副作用、疾病的预后以及医疗费用开支的情况等)。医护工作者应在不损害服务对象利益和影响治疗、护理效果的前提下,选择适当的时机和方法告知实情。可把握以下原则:一是适当区别病种和病情轻重,如果服务对象是普通疾病,程度较轻,可如实告知,但要讲究方法和语言。二是要掌握好告知的程度。对于心胸比较坦荡的人,可以将病情程度如实相告,寻求密切配合治疗;否则应当把握时机,逐步试探告知。三是告知服务对象有关病情资料时,最好事先征求家属意见,双方研究告知的内容与方法。

3) 享有个人隐私和个人尊严获得保护的权利。服务对象有权要求对有关的病情资料、治疗与护理的内容、记录保密;未经同意不能任意将服务对象姓名、身体状况、私人事物于公共场合中公开;更不能与其他不相关人员谈论服务对象的病情与治疗,否则将会触犯相关规定或法律。

4) 享有参与、选择和决定有关对个人健康的医疗和护理的权利。服务对象有权在接受医疗和护理前获知有关的详情,并表达自己是否愿意接受。例如,当护理处置上有重大改变,或当服务对象要求改变护理方式时,护理工作者应协助服务对象在获得准确的信息,并完全了解和同意了新的护理方法及执行护士姓名后,有关护理计划才可执行。服务对象有权在法律允许的范围内拒绝接受护理服务。护士有责任向服务对象说明拒绝接受护理后对生命健康产生的危险。

5) 享有获得住院时及出院后完整的护理记录的权利。服务对象有权利获得包括入院、出院、转院的相关资料;有权获得出院后持续性的护理,如可要求提供出院后持续性的护理的相关资讯,医护工作者有义务告知服务对象返家后应注意的事项。

6) 监督权。服务对象既有监督自己所享有的医疗与护理权利是否实现的权利,也负有监督医院服务质量的义务。对于各种妨碍服务对象医疗护理权利实现的做法,如不合理的医疗护理收费,不负责的推诿现象,不及时的诊疗护理,等等,服务对象有权直接或间接地提出批评意见,医护工作者不得因此而对服务对象实施打击报复。

7) 获得赔偿的权利。如果发生由于护理工作人员行为不当,造成服务对象人身损害的后果,服务对象有通过正当程序获得赔偿的权利。

(2) 护理工作者的主要权利

1) 对患者的护理权。护理工作者为了维护患者的健康和利益,可根据患者的情况,采用相应的护理方案,并实施对患者独立的护理权,如采用一级护理、二级护理还是特护,等等,这些都是护理工作者权利范围内的事,不应受到外界干扰。患者或有关方面可以提出不同的意见或建议，但不能干预护理工作者正常的工作，更不能采用行政命令要求护理工作者接受不合理要求。

2）对特殊患者的隔离权。医护工作者有权对某些处于传染期的传染病患者和发作期的精神病患者实行隔离，以免造成对他人、对社会的危害。医护工作者只能在为维护社会成员健康和安全的情况下实施这种权利。

3）对特殊患者的干涉权。这是医护工作者的特殊权利，是对特殊患者权利进行否定和限制的权利。在一般情况下，医护工作者在诊治护理中应尊重患者的权利，但在以下几种特殊情况下，医护工作者可使用干涉权。一是对某些"拒绝治疗"者。如果患者的拒绝治疗会给其带来严重的不良后果或不可挽回的损失时，医护工作者可以在耐心说服、认真解释的前提下否定他（她）的这一要求，如自杀未遂者拒绝抢救，这时医护工作者可在家属、单位领导同意后进行抢救处理。二是"隐瞒病情"。患者有了解自己病情、治疗及预后的权利，医护工作者本应该如实告知。但如果将真情告诉患者可能会影响治疗过程和效果，甚至对其健康造成不良后果。医护工作者为了患者的利益不得不隐瞒真情，这种隐瞒实际上是对患者要求讲真话权利的干涉，但这是必要的。三是"拒绝保密"。患者有权要求医护工作者为其保守个人隐私和秘密，但是当这一要求可能对社会、他人产生危害时，医护工作者可使用特殊的权利进行干涉。如患有某些传染病的患者要求医护工作者为其保密，医护工作者应婉言予以拒绝，并采取积极有效的措施将传染源立即报告有关部门，防止传染病的传播。

护理工作者只能在维护患者健康利益和社会利益的前提下，在特定条件和有限范围内使用干涉权，不可滥用，否则是对患者权利的侵犯，是护理道德所不允许的。

4）维护个人正当利益的权利。如有工作、学习、进修的权利，有对预防保健、环境保护、精神卫生等方面的情况提出建议和参与实施的权利等。

（3）权利的作用

1）明确护理工作者的权利。这既可以使护理工作者正确地行使职业权利而不滥用，又有利于取得患者及社会的理解、支持和监督。

2）明确服务对象的权利。其意义在于唤起护理工作者对患者的权利给予高度的重视与尊重，并自觉地履行相应职责。

3）明确双方的权利和地位。可以调动护理工作者和患者双方的积极性，有利于使患者主动配合治疗和护理，维护双方各自的合法权益，达到预期效果。

2. 义务的含义、内容和作用

（1）义务的含义。义务是指个人对社会、对他人应尽的道德责任。在社会生活中，每个人都必须与他人和社会发生一定的联系，形成一定的关系。在这种社会联系中，每个社会成员都必须要对他人和社会履行自己的社会义务。比如父母抚养教育子女，子女赡养老人，公民保卫祖国、保护集体利益等。正如马克思所说："作为确定的人，现实的人，你就有规定，就有使命，就有任务，至于你是否意识到这一点，那都是无所谓的。"①义务是社会生活向人们提出的要求，不管人们是否意识到，它总是存在的。

① 《马克思恩格斯全集》第3卷，人民出版社1960年版，第329页。

在人类社会生活中,有各种不同的义务,诸如道德义务、政治义务、法律义务等。但道德义务与政治义务、法律义务不同,政治、法律义务强调权利与义务一致,并带有某种强制性;而道德义务则是指人们在一定的内心信念和道德责任感的驱使下,自觉地履行对社会对他人的责任。它不以享受某种权利为前提,具有非强制性,主要通过社会舆论的方式,特别是依靠人们的内心信念自觉履行自己应尽的道德责任。

(2)护理工作者的道德义务内容。护理工作者的道德义务就是护理工作者对服务对象、对社会防护疾病的自觉责任感和对护理事业的献身精神。它既是护理工作者对社会成员的道德责任,又是护理道德基本原则和规范对护理工作者的道德要求。

1)全心全意为人民身心健康服务是护理工作者最基本的道德义务。在任何时候、任何情况下,医护人员都应当把服务对象的健康和利益放在首位;忠于职守,自觉履行为服务对象的健康和利益服务的义务,在工作中不能以提供服务作为个人牟取私利的手段,当有需要的时候,护理工作者还应勇于承担责任并具有奉献的精神。

2)护理工作者对服务对象的道德义务。包括尊重服务对象的生命、人格、尊严、价值观、宗教信仰及风俗习惯;接受和尊重服务对象的独特性、自主性和个别性,并为他们提供个性化的护理照顾和服务。对于服务对象的痛苦,护理工作者应予以同情、理解和关心,努力解除服务对象躯体上和心理上的痛苦。

3)护理工作者对同事的道德义务。护理工作者应与工作小组成员维持良好的合作关系,关心同事、谦虚谨慎、相互尊重;协助护理同仁发展其专业能力,维护同行的威信和职业荣誉;相互支援,正确对待同行之间的分歧,积极建设和谐的护理团队。

4)护理工作者对专业的道德义务。护理工作者有义务保证护理记录真实、完整、准确。护理专业人员不仅需要接受完备的训练和教育,还要积极发展护理专业知识与技能,以维护个人专业行为之标准及执业能力,提升专业水准与护理专业之社会地位。

5)护理工作者对社会的道德义务。护理工作者的基本责任为促进健康、预防疾病、恢复健康、减轻痛苦,因此应支持和满足社区与公众对健康的需求,积极倡导和促进社会大众的健康活动。护理工作者还有义务通过积极有效地参与立法过程,唤起大众对健康的重视。

(3)护理道德义务对护理工作者的作用

1)使护理工作者自觉地履行对社会、对服务对象的道德义务。护理道德义务是一种职责,是护理工作者应该做的。这种应该,只有成为一个人的要求时,人们才能自觉地去履行义务。护理道德义务,从它的客观要求和内容上来说,是一种使命、职责或义务,具有不以人们的意志为转移的客观约束力。每位护理工作者,只有认识和理解了社会发展的要求,具有高尚的道德情操和境界,才能够自觉地履行自己的道德义务。

2)使护理工作者道德境界不断升华。每名护理工作者,只要加入了护理队伍,就负有为病人身心健康服务的道德责任。这种道德责任和义务,会促使护理工作者自觉地、愉快地履行自己的义务,并把它转变成自己的道德习惯、内心信念。这样就会使护理工作者在医护工作中不仅解除了服务对象的痛苦,而且使自己的精神境界也得到了提高,她们会懂得,尽管自己的工作在某些方面赢得了服务对象及家属由衷的感激之情,但"救死扶伤"是自己的天职,不会以恩赐者自居,不以报偿为条件。

(4) 服务对象的义务

1) 如实提供病情信息。服务对象应尽可能准确、全面地提供病情信息,真实、负责地叙述自感症状及既往病史,即使涉及个人隐私,如果与疾病的诊治有关也有义务如实提供。

2) 遵守医护嘱咐的义务。医护嘱咐是医疗护理活动得以顺利进行的依据和基础,尤其是传染病病人,若不遵从医嘱,将给自己、他人和社会带来危害。因此,病人必须认真遵从科学合理的医护嘱咐,积极配合医护人员的医疗护理活动。

3) 支付医护费用的义务。服务对象接受医疗护理服务的同时,有义务按照国家规定的标准支付相应的医疗护理费用。

4) 遵守医院的规章制度。医疗环境对服务对象的健康与疾病的康复起着重要作用,而医疗护理的良好环境和秩序不仅依赖于医护人员的辛勤工作,也有赖于服务对象及其家属的遵守与配合。因此,服务对象及其家属有义务遵守医院的规章制度,共同创造良好的医疗环境。

5) 尊重护理工作者的人格、劳动及专业权利。护理工作者的执业权利受法律保护,他们的劳动和人格尊严也要受全社会的尊重,同样也应该受到服务对象及其家属的尊重。如果发生纠纷,可以提交医学伦理委员会或司法机构做出裁决。

6) 促进医学科学、护理科学的发展。为了维护和促进人类健康,服务对象有义务在自己不受伤害,或者受益与伤害(风险)成比例的情况下,经知情同意,配合医护人员开展教学、科研、公益等活动。如为护理专业的学生做教学示范等。

(二) 情感与良心

1. 情感的含义、内容和作用

(1) 情感的含义及内容。情感是人们内心世界的自然流露,是人们对客观事物和周围人群的一种感觉反映和态度体验。通常表现为喜、怒、哀、乐、悲、恐、惊等。

护理道德情感是护理道德品质的基本要素,是护理工作者对护理事业,对人民的身心健康所持的态度。护理道德情感的主要内容有如下几点。

1) 同情感。这种情感要求护理工作者对服务对象的疾苦要有深切的同情心,对他们的遭遇和不幸在感情上发生共鸣,并把他们的病痛和困难视作自己的病痛和困难。做到急其之所急,痛其之所痛,帮其之所需,热情周到地做好各种护理工作,使其早日恢复健康。

2) 责任感。这种情感要求护理工作者对服务对象的生命、健康和安危要有高度的负责态度,要把服务对象的健康和利益放在首位,恪尽职守;在需要的时候,护理工作者对工作应不计报酬、不分昼夜乃至献出生命。在2003年抗击SARS疫情的战斗中,以叶欣烈士为代表的护理工作者就是以这一职业责任感履行着护士的责任,他们的精神和贡献得到全社会的尊敬和赞誉。

3) 事业感。这种情感要求护理工作者具有炽热的事业心,热爱护理科学和医疗卫生工作。要以刻苦钻研的探索精神和精益求精的业务态度从事护理活动,做到精勤不倦,乐于奉献。

4) 理智感。这种情感要求护理工作者面对服务对象要具有理智性。就是说,护理工作者在医疗护理工作中,应根据科学允许的范围来满足服务对象及其家属的要求,对他们一些不合理的要求,应理智地做好解释,没有理智的情感和没有情感的理智都不能很好地履行护理工作者的职责。

（2）护理道德情感对护理工作者行为的作用。一名患者疾病的转归康复，要经过整个护理过程，护理人员的情感关怀至关重要。护理道德情感对护理工作者行为的作用主要体现在以下两点。

1）良好的护理道德情感有利于服务对象疾病的缓解和早日康复。心理学的研究证明，良好的心理因素对健康和疾病有着重要的影响。护理工作者亲切体贴的语言行为及良好的道德情感，不仅能使服务对象得到心理上的满足，消除疾病带来的焦虑、恐惧等，而且能增加其对护理工作者的信赖和战胜疾病的信心及力量，还有利于增强其机体的抗病能力，强化治疗效果。假若护理工作者缺乏情感，冷若冰霜，或动辄训斥服务对象，则会使服务对象的心情更加紧张、郁闷、悲观失望，从而加重病情。中医学在防治疾病的实践过程中，很重视情感的影响和作用，认为"喜则伤心，恐则伤肾，思则伤脾，怒则伤肝，悲则伤肺"，主张"正气存内，邪不可干"。

2）良好的护理道德情感有利于护理工作者自身素质的提高。高度的责任心和强烈的责任感，能激励护理工作者对服务对象怀有深切的爱，从而对自己所从事的事业产生浓厚的兴趣，更加热爱自己的职业，不断学习新技术、新知识，勇于探索，不计较个人得失。为医学科学和护理事业的发展，为自身业务技术的提高，而发愤图强，勤奋工作。

2. 良心的含义、内容和作用

（1）良心的含义及内容。良心是人们在履行对他人、对社会的义务过程中，对自己行为应负的道德责任的一种主观认识和评价能力。它是一定道德观念、原则、情感和信念在个人意识中的统一。其实质是人们意识的一种形式。它是社会关系的产物，是由人们的知识和全部生活方式来决定的。良心作为一种自我评价的能力，是个人对其行为应负的道德义务及责任的自觉认识，是道德情感的深化。良心一旦形成，就具有深刻性、自觉性和稳定性的特点。这是因为，它是一种内心信念，是以个人感受的形式表现出来，这种感受是发自内心深处的。

职业良心是人们在履行职业义务过程中形成的一种道德意识，是个人对自己应尽职业责任的认识和评价。它比个人良心具有更加具体明确的内容，是更高的层次。由于社会分工不同，各行各业的职业良心也就各异，教师的职业良心是教书育人；商业人员的良心是买卖公平，平等竞争；护理工作的良心则是救死扶伤，治病救人。具体地说，护理工作者的职业良心，是指护理工作者在履行护理职业活动过程中的自觉认识和自我评价能力，它是护理道德原则、规范在个人意识中形成的稳定的信念和意志。

护理道德良心作为一种意识形态，其基本内容和要求，是在任何情况下都不应做有损于服务对象健康和利益的事。护理道德良心的基本内容要求护理工作者在护理工作中应做到以下几点。

1）以护理道德的基本原则作为自我评价的依据和出发点，忠实于服务对象。护士的职责是"增进健康、预防疾病、维护健康、减轻痛苦"。护理工作者的良心与义务是紧密相连的，一名护理工作者对自己应尽的义务认识越深刻，她的道德责任感也就越强，她的良心对自身的指导和纠正的作用也就越大，她的良心也就越纯洁、高尚。在护理道德良心的驱使下，护理工作者自觉地忠实于服务对象的利益和社会利益，在任何情况下都不做有损于服务对象健康和利益的事。即使一时疏忽出了差错，也要及时纠正，敢于承担责任，这是必备的护理道德良心。

尤其是对老人、婴幼儿与休克昏迷病人及精神失常的服务对象，更应自觉维护他们的尊严、人格和生命。假若由于自己的失误，导致服务对象病情加重乃至危及生命，将会受到良心的谴责。

2）热爱本职工作，忠实于服务对象、忠实于护理事业、忠实于社会。护理职业是一种神圣的职业，是为社会与大众的健康服务的，这一职业要求护理工作者在工作中不应为了追求个人的利益而损害了服务对象与社会大众的健康与利益，更不允许有借医护权利索取服务对象钱和物的违法违规行为，应做到慎独和自律。

（2）职业良心对护理工作者行为的作用

1）在护理行为之前，良心起着自我选择的作用。一般来讲，良心是不允许自己的行为违背自己所接受的护理道德观念的。通过良心的选择作用，可以使护理工作者明确应该做什么，不应做什么，怎样去做。对于符合护理道德原则的行为予以肯定，否则予以否定，从而做出正确的选择。可见，良心是护理工作者行为内在的约束力。一名护理工作者一旦具备了完美的职业良心，她就会以强烈的责任感服务于社会与大众的健康。

2）在护理行为之中，良心起着自我监督的作用。在护理过程中，护理工作者的行为常常是在服务对象失去知觉或不了解的情况下进行的。护理行为通常由护理工作者独立完成，有的甚至无人知晓，事后无法核查，连服务对象也难以监督。因此，护理工作者应通过良心自我监督，不做任何有损于服务对象健康的事。对不符合护理道德要求的情感、私欲或冲动，一经“良心发现”应主动纠正，以矫正自己的不良行为。

3）在护理行为之后，良心起着自我评价的作用。良心能使护理工作者对自己的行为及后果做出肯定或否定的自我评价。当护理工作者的行为给服务对象带来健康和幸福时，良心就会对此行为给予肯定，“于心无愧”，从而引起精神上的最大愉快和满足。反之，当护理工作者给服务对象带来痛苦和不幸时，则会因受“良心责备”而感到内疚、惭愧、悔恨，凭良心自觉纠正自己的不良行为。某医院把本单位建院以来发生的误诊误治及护理不当等事例汇编成小册子，实事求是地分析基本的原因、教训，告诫后人。这既是一种科学的态度，也是一种高尚的自我道德评价行为。

（三）审慎与保密

1. 审慎的含义、内容和作用

（1）审慎的含义及内容。审慎是与义务、良心密切联系的道德范畴。审慎是周密谨慎的意思。也就是人们在行为之前的周密思考与行为过程中的小心谨慎。审慎是一种道德作风，是良心的外在表现。审慎对实践道德原则和规范具有重要意义。

护理工作者的审慎，指护理工作者在为服务对象提供护理过程中详细周密的思考与小心谨慎的服务，其作用在于保证服务对象身心健康和生命安全。它既是护理工作者对服务对象、社会履行护理道德义务的责任感和同情心的要求，更是护理工作者内心信念和良心的具体体现。

我国历代医家都十分重视审慎的作用，并成为光辉的典范。孙思邈在《千金要方》中说：“人命至重，有贵千金，一方济之，德逾于此。”李时珍在《本草纲目》中把用药比喻成“用刑”。可见，审慎在治疗与护理活动中的意义是不言而喻的。在护理过程中，审慎主要有如下内容。

1）在做出护理诊断和护理措施时要审慎。护理工作者在护理实践的各个环节都要自觉做到认真负责、小心谨慎；尤其在整体护理过程中做出护理诊断和护理措施时更要审慎，它是护理程序的重要环节，只有认真、周密、仔细、全面地分析，才能收集到可靠的信息，做出正确的护理诊断，提出最佳的护理措施并予以执行，也才能达到预期的效果，为服务对象的康复打下良好的基础。

2）护理工作中语言要审慎。语言是人们交际的手段，服务对象通过语言表达自己的疾病状态及患病后的感觉与需要；护理工作者通过语言了解服务对象健康的需求并帮助和指导其减轻痛苦、维护健康。然而，语言具有两重性，亲切、得体的语言有保护性作用，可以使服务对象心情愉快，症状减轻；刺激性语言，可导致服务对象病情加重，甚至恶化。因此，护理工作者在与服务对象交谈时，应该用通俗、准确和安慰性语言作解释、鼓励或暗示，帮助服务对象从焦虑、恐惧、悲观失望中解脱出来，并增加战胜疾病的信心，起到语言的治疗作用；反之，因语言不慎，就有可能导致医源性疾病，这是护理道德所不允许的。

（2）审慎对护理工作者行为的作用

1）审慎有助于防止医疗与护理差错事故的发生。以往的教训告诫我们，许多医院差错事故的发生，除部分是技术原因外，大多数是由于医护工作者缺乏应有的责任心和审慎的工作作风、工作疏忽大意而造成的。如配药、注射、输血前不按规定查对等。因此，护理工作者保持良好审慎的作风，是提高护理质量，保证服务对象健康和生命安全的重要条件。

2）审慎有助于一丝不苟作风的养成和护理道德水平的提高。护理工作者养成审慎的道德品质，才会在护理工作中一丝不苟。事实证明，审慎是医护工作者在世代相袭的职业传统中形成的较为稳定的职业心理和习惯。护理道德审慎正是这种心理和习惯转化为护理工作者的内心信念和意志，形成忠于职守的职业心理和道德责任感，并鞭策自己履行护理道德原则和规范，逐步达到慎独的境界。

2. 保密的含义、内容和作用

（1）保密的含义及内容。所谓保密，就是保守机密，使之不外泄。护理道德保密是同护理道德良心、义务紧密相连的护理道德范畴。

护理道德保密是指护理工作者在护理过程中涉及患者的秘密和某些病情，扩散出去将造成不良后果，对此应予保密。保密既是对护理工作者特殊的职业道德要求，也是服务对象的正当权益。护理道德中的保密与通常所说国家、党政机关的保密概念不同，党和国家的保密是靠党纪国法来维护的，因而具有强制性；护理道德保密主要是靠义务、职责和良心的作用来维护的，因而具有非强制性。护理道德保密的基本内容包括以下两个方面。

1）保守服务对象的隐私和秘密。服务对象对于医护工作者寄予极大的信任。为了治愈自己的疾病，宁愿将躯体的、内心的甚至不愿向他人公开的隐私和秘密告诉给医护工作者，医护工作者也需要询问和掌握服务对象的家庭病史、个人病史、婚姻史、个人爱好等，以便为其查明病情，选择恰当的治疗与护理方案；但医护工作者必须履行为服务对象保密的义务，这是起码的护理道德。保密的内容包括服务对象不愿向外界透露的诊疗信息，如一些特殊疾病的诊断，服务对象不愿向外公开的生理缺陷、病史以及与治疗无关的隐私等。

2）对某些服务对象病情的暂时性保密。这是一种保护性治疗措施，但需要慎用。主要是从服务对象的健康和利益出发对某些服务对象的疾病采取的暂时隐瞒的做法。但医护工作者必须对服务对象家属及单位领导如实讲明病情，不能隐瞒，避免造成不必要的医疗纠纷。

（2）保密对护理工作者行为的作用

1）保密在实现护理道德原则和规范中起着信誉作用。护理工作者忠实地履行保密义务，尤其是对服务对象的隐私保密，不但体现了对服务对象的尊重，可以取得服务对象及其家属的信任，有利于家庭的和谐和社会的稳定。

2）保密有利于防治疾病、恢复健康。保密可使护患之间更好地交流与合作，提高疗效，使服务对象早日康复。对某些服务对象病情的暂时性保密，能防止因恶性刺激而加重病情，这是尤为重要的。

3）保密是对医护工作者特殊的职业要求。世界医学会1968年修订的《日内瓦宣言》中规定："我要保守一切告之我的秘密，即使病人死后也这样。作为一名医护工作者决不辜负病人对自己的信任。"

（四）荣誉与功利

1. 荣誉的含义、内容和作用

（1）荣誉的含义及内容。荣誉是同良心、义务紧密联系的道德范畴，是对道德行为的社会价值所做出的客观评价和主观意向。荣誉包括主观和客观两方面的含义，从客观方面来讲，荣誉是指人们履行了社会责任，对社会做出一定贡献之后，得到社会舆论的认可和褒奖；从主观方面来讲，荣誉是指个人对自己行为的社会价值的自我意识，即良心中所包含的知耻和自尊的意思。古人云："宁可毁身，不可毁誉。"说明荣誉对个人来说何其珍贵。每个人关心重视自己的荣誉，并希望自己能获得某种荣誉称号，这是鼓舞和推动人们自觉地为社会尽义务、做贡献的内驱动力。

护理工作者的荣誉是以服务对象健康利益为基础，也就是为服务对象身心健康而贡献个人的全部智慧和精力，从而得到社会的公认和褒奖及个人良心的慰藉。护理工作者应在社会主义护理道德基本原则和规范的指导下，树立正确的荣誉观，正确认识和对待荣誉。

1）荣誉同义务是一致的。忠实履行自己的护理道德义务，是获得荣誉的前提。一名护理工作者，只有勤勤恳恳、扎扎实实，为祖国的护理事业、为人民的身心健康积极工作，忠于职守，为病人排忧解难，把履行护理道德义务看做是自己的光荣使命、义不容辞的职责，才会得到患者和社会的公认和褒奖，个人才会得到良心上的满足和自我意识上的欣慰。与此相反，若把追求荣誉看做是自己唯一的奋斗目标，把履行义务看做是猎取个人荣誉的手段，在护理实践中虚浮不实，甚至弄虚作假，其最终结果必是身败名裂。因此，在护理实践中，应把获得荣誉与履行义务做得完美而统一。

2）个人荣誉与集体荣誉是统一的。个人荣誉与集体荣誉是辩证统一的，离开了社会的发展、集体的支持，就不可能有个人的荣誉。个人的荣誉也包含着集体的智慧和力量，是群众和集体才能的结晶。同样，社会的进步，集体荣誉的获得，也是由众多人的努力和奋斗而取得的。每名护理工作者都要维护与珍惜集体的荣誉，同时要看到集体荣誉离不开每名护理工作者辛勤劳动做出的贡献。在个人荣誉与集体荣誉中，我们虽然强调集体荣誉的重要性，但并不否定个人荣誉，而是积极鼓励、支持每个人发挥最大潜力，在为社会、集体做贡献中获得个人荣誉。当然，作为个人也不能把荣誉看做是自己的私有物，而应看做是人民和集体对自己的鼓励和更高的要求。总之，集体荣誉是个人荣誉的基础和归宿，个人荣誉是集体荣誉的体现和组成部分，我们要自觉维护集体荣誉，在个人荣誉面前要想到集体、他人的成绩，保持谦逊的态度，以大局为重，相互谦让，虚心学习。力争百尺竿头，更进一步。

3）荣誉与求实共存。护理事业的发展，迫切需要大批既有专业知识又求真务实、勇于开拓的护理人才。我们必须坚持荣誉的真实性，要用自己的真才实学去获得荣誉，坚决反对那种沽名钓誉，甚至靠浮夸、弄虚作假去骗取荣誉的行为，同时也反对靠权力和门第获取荣誉。只有实事求是才有真正的光荣，才能完成我们的事业。即使自己的贡献不能得到社会的公认和应有的荣誉，甚至被人误解，也应为了人民的健康事业，不改初衷，甘当无名英雄。切记荣誉的获得在于贡献，而不是索取。

总之，护理工作者应当树立无产阶级的荣誉观，分清荣誉感和虚荣心的界限，应努力争取荣誉，但这不是根本目的。在荣誉面前应首先关心集体的荣誉，并保持虚心和谦逊的精神。

（2）荣誉对护理工作者行为的作用。荣誉在护理道德行为中起着抑恶扬善的社会评价作用和自我评价作用。

1）荣誉是鼓励护理工作者不断进步的重要精神支柱。当护理工作者为患者及社会尽了最大的义务之后而得到荣誉时，这种荣誉反过来又会更加鼓舞护理工作者前进，成为一种精神上的动力。争取荣誉、避免耻辱，是人们的共同愿望。关心荣誉、努力争取荣誉，是一种进取的表现，也是追求护理道德理想的一个重要方面。每名护理工作者只有牢固树立正确的荣誉观，才能把履行护理道德原则、规范变成自己内心信念和自觉要求，才能将这种信念和要求自觉转化为相应的道德行为，变成一种客观的物质力量。这种力量对推动护理工作不断进步起到很大作用。

2）荣誉对护理工作者的行为起着社会评价的作用。荣誉与良心从不同侧面起着道德评价的作用。荣誉通过社会舆论的力量来表现社会支持什么，反对什么。所以，荣誉实际上是社会对医护工作者行为的一种客观评价。一名护理工作者关心荣誉，避免耻辱，本质上是关心社会对个人和集体工作的评价。社会舆论对医护行为的评价是一种无形的力量，从社会评价中得到肯定和赞扬，可以促使护理工作者更加严格要求自己，不断努力，保持荣誉。这种荣誉感一旦成为护理工作者的共同愿望，必将推动医护工作的进一步发展。

2. 功利的含义、内容和作用

（1）功利的含义及内容。功利就是利益。利益是反映对于社会、集体和个人有益的一种关系范畴，通常包括个人利益、集体利益和社会利益。利益与道德并不矛盾，人们讲道德、理想、情操，并不是不讲功利、不要利益。从马斯洛（Maslow）“需要层次论”中不难看出，每个人都有基本的生活欲望和需要，都有改善自己物质文化生活的要求，比如增加工资、晋职晋级等都属于个人的功利。

护理道德功利就是调整护理工作者的利益、集体利益和社会利益三者之间关系的道德准则。它不仅包括护理工作者个人的利益，同时也包括集体和社会的利益，以及护理工作者如何看待和处理这些利益之间的关系。护理工作者应该具有的功利观内容包括以下几个方面。

第一，树立集体和社会的功利观。也就是说，应坚持把集体和社会的功利放在首位，护理工作者个人的功利必须以集体和社会的利益为前提。人是一切社会关系的总和，个人生活的改善和提高都是以社会、国家与集体的发展为条件的。个人利益的获得必须以集体、社会的利益为前提。作为护理工作者，应树立集体和社会的功利观，努力为集体和社会多做贡献，才能获得合理的个人利益。同时，我们应该承认并肯定护理工作者正当的个人利益，他们都有自己个人与家庭生活的需要，有物质和精神的需求，对正当的个人利益的肯定和逐步的满足有利于调动护理工作者的积极性。但在肯定护理工作者个人利益时，应注意两点：一是个人功利应服从集体和社会的功利，当个人利益与集体、社会利益发生矛盾时，个人利益应自觉地服从集体和社会的利益。例如，当救护患者的工作需要牺牲个人的休息、学习、家庭生活等利益时，护理工作者应把救护工作放在第一位，毫不犹豫，一心赴救，不惜牺牲个人的利益。在抗击SARS的斗争中，大批一线的护理工作者为救护患者，为控制疫情连续几个月甚至半年没有回家，有的甚至还献出了宝贵的生命，为我们树立了好的榜样。二是应反对利己主义和小团体主义。

第二，要正确对待和评价功利。功利的多少应以对社会、集体贡献大小为依据，护理工作者的道德价值在于能给服务对象减轻痛苦、维护身心健康，同样，护理工作者个人功利的大小、多少直接取决于他们的服务态度的好坏、医疗护理水平的高低和医疗护理效果的优劣。凡是态度热情、服务周到、工作积极、认真负责、技术精湛，医疗护理效果好的护理工作者，应得到较大的功利。反之，对患者冷漠、不关心体贴，工作马虎敷衍，医疗护理效果差的护理工作者，不仅不能获得功利，情节严重者还应受到批评或惩处。

第三，对高尚的精神生活的满足是正确功利观的重要方面。护理工作者的功利不仅是物质的，还包括高尚的精神因素。一名护理工作者当她以自己的劳动减轻了患者的痛苦时，当患者对护理工作者的劳动给予理解和支持时，尽管付出了一定的代价，但她在精神上是充实和享受的。这种精神上的享受将超过任何物质享受。因此，护理工作者不仅要从物质生活上理解功利，还要从精神生活上理解功利。

（2）功利对护理工作者行为的作用。功利对于调整护理工作者个人功利和人民健康事业的关系，对于建设社会主义高尚的护理道德风尚等方面具有重要的作用。它可以促进护理工作者为了患者、集体和社会的利益，不计较个人得失，去积极、努力创造性地工作，并从中建立高尚的医德情操，从而自觉完善自己的道德理想，实现个人的价值。

思考题

1. 护理道德基本原则的主要内容是什么？
2. 简述自主原则、不伤害原则、行善原则、公正原则的含义及应用。
3. 简述护理道德基本规范的概念及内容。
4. 护理道德基本范畴的概念及内容有哪些？
5. 简述权利与义务，情感与良心，审慎与保密，荣誉与功利的含义、内容和作用。

案例分析

案例1：某医院内科病房，护士小王误将甲床病人的青霉素注射给乙床，而将乙床病人的庆大霉素注射给甲床病人。当她发现后，心里十分矛盾和紧张，并对乙床病人进行严密观察，但未发现青霉素过敏反应。护士小王原想把此事隐瞒下来，但经反复考虑还是向护士长作了报告，同时也做了自我检查。

请根据护理道德原则、规范、范畴的有关内容，对本案例中的护士小王的行为进行分析和判断。临床护理过程中出现差错事故应如何处理？要不要将真情告知病人或家属？为什么？你从本案中受到了什么教育和启发？

案例2：警察把一位在街上发病昏倒的病人送到某医院，急诊护士小李接诊后对警察说，你们得交费。警察说，我们只负责送病人来治疗，没有义务交费。护士小李说，我们科室承包，若都像你们这样不交费，我们医院没法办了，我们没义务给你们的病人治疗。警察说，这个问题我们管不了，然后离开了医院。

请根据护理道德原则、规范、范畴的有关内容，对本案例中的护士小李的行为进行分析和判断。你认为急诊护士小李应该接诊吗？如果你面对这种情况，你会如何处理？

案例3：孕妇李某，25岁，孕25周，在产科门诊进行产前检查时怀疑“淋球菌感染”，医生要求她做进一步的检查，并开出化验单抽血检查性病常规。孕妇拿着化验单交给注射室，并伸出手臂准备抽血，护士接过化验单一看，便把拿起的止血带抽打了一下孕妇的手，并说：“将手缩回去，你怀孕为什么还会得这种病，别碰我啊！”周围的人听了护士的话，都扭过头看孕妇，孕妇含着泪抽完血。2周以后，检验结果显示孕妇一切正常，并没有得性病。

试分析本案例中护士的行为违反了哪些伦理规范？

案例4：在一家并不太有名的卫校学习了3年护理专业后，我有幸来到了广州一家大医院实习。按规定，如果经过3个月的实习能够得到医院的认可，我就可以正式成为这家医院的一名成员，所以在实习的日子里，我处处小心谨慎地工作着。

在实习即将结束的时候，一位在车祸中受重伤的病人被送到我们医院来。外科专家决定马上对病人进行手术，我被专家指定担任这次手术的器械护士。手术一直从清晨进行到黄昏，终于将病人从死亡线上拉了回来。在主治医师即将为病人进行缝合手术的时候，我突然发现，手术器械盘里只有6块纱布，而我清清楚楚记得，主治医师从我手里接过了7块纱布。我连忙提醒主治医师，有1块纱布可能留在病人身体里了。

主治医师愤怒地说:“主治医师是我还是你是呀,我已经把纱布都取出来了,你就不要妄加猜测了。你不是来这里实习的吗?我看你是不想留在这里了吧!”我对主治医师说:“我的确很想留在这家医院,所以我更要提醒你,病人的生命不是儿戏,希望在进行缝合之前,再仔细检查一下。”

这时,主治医师的脸上忽然露出了笑容,他展开左手,露出了被藏起来的第7块纱布,说:“我们要对病人生命负责!你完全具备了一名合格护士的条件。祝贺你,你顺利通过了这次考试。”

试分析:(1) 案例中的“我”在手术中的义务是什么?

(2) 主治医师认为“我”完全具备一名合格护士条件的伦理依据是什么?

第三章　护患与护医关系道德

［学习要点］

1. 护患关系的含义、内容及其模式。
2. 护患关系的发展趋势。
3. 影响护患关系的因素以及改善护患关系的措施。
4. 护患关系的基本道德要求。
5. 护医关系的基本道德要求。

在医疗护理实践中，同护理有直接联系的人与人的交往关系称护理关系。它包括护理人员与患者，护理人员之间，护理人员与其他医务人员以及护理人员与社会的关系。护理人员与患者是服务与被服务的关系；护理人员之间是平等协助的关系；护理人员与其他医务人员之间是团结协助，共同为患者服务的关系；护理人员与社会之间的关系是护理人员履行社会义务和承担社会道德责任的关系。处理好这些关系是对护理人员的基本要求。这些关系处理得好坏将直接关系到患者的生死安危和护理质量的高低，影响到医院或社区的护理秩序、医院的质量和社会的精神文明建设。

第一节　护患关系道德

健康服务过程中涉及多方面的人际关系，护理人员在护理服务中也会面对许多复杂的人际关系。如护理人员与患者，护理人员与医生，护理人员与患者家属等，其中最重要的是护理人员与患者之间的关系，即护患关系。它是整个护理服务过程中的关键因素之一。在护理人员与患者的关系中，双方都应按照一定的道德原则和道德规范来约束调整自己的行为，这样才能建立和谐的护患关系。

一、护患关系的含义、内容及其模式

护患关系是护理关系中最重要的内容，和谐的护患关系是良好的护理关系的核心，并影响到其他的人际关系。

（一）护患关系的含义

护理人员与患者的关系简称护患关系。它是以护理人员一方与患者及其家属为另一方在医疗、护理活动中建立起来的具有一定联系的人际关系。护患之间是平等的关系，是以尊重相互的权利与履行彼此义务为前提的。和谐的护患关系是护理人员人际关系的重要内容。

（二）护患关系的基本模式

护患关系的基本模式可归纳为护患技术关系和非技术关系两个方面。护理过程的完成是通过护患之间的技术与非技术方面的交往来实现的。

1. 护患技术关系

护患技术关系是指护患双方在护理技术实践中的行为关系。在护患技术关系中，护理人员起主导作用，是服务的主体；患者是被服务的对象，是服务的客体。护患技术关系极为重要，离开了护患技术关系，就不能发生护患关系的其他内容，它是维系护患关系的纽带。

1976 年，美国学者萨斯和荷伦德提出了医师与患者关系中存在的三种不同模式：即主动 – 被动型，指导 – 合作型，共同参与型。这些模式也适用于护患关系。

（1）主动 – 被动型。这是一种传统的护患关系模式，其特点是护士与患者不是双向作用，而是护理人员对患者单向发生作用。这种模式，对昏迷或全麻、休克、智力低下、婴幼儿、精神病患者等不能表达主观意志者适用，但对神志清醒的患者，就暴露了它的局限性。这种护患关系的特征是护理人员"为患者做什么"，护理人员在护患关系中占主导作用，不利于发挥患者的主观能动性。该模式的缺陷是：不仅影响治疗效果，甚至还会造成护理差错难以得到及时的纠正与补救。

（2）指导 – 合作型。这是在护理实践中提倡的一种新型的护患关系。它把患者看成是有意识、有思想、有心理活动的人，在护理活动中护士与患者双方都是主动的。两者属于一种不完全的双向关系，护理人员有权威性，是指导者、指挥者；患者接受护理人员的指导，并密切协作，配合治疗，可以对护理治疗效果提供信息，提出意见和要求。这种关系是融洽的，有利于提高医疗质量和护理效果。这种模式，对于一般患者，特别是急性患者或病情较重但头脑清醒的患者，能够清楚地表述病情并与护理人员合作的情况下适用。这种护患关系的特征，是护理人员告诉患者做什么，取得患者的配合，发挥护患双方的积极性，这种护患关系比主动 – 被动型的护患关系前进了一大步，但仍不能充分发挥患者的积极性。这种模式，护理人员是权威，一切由护理人员决定；患者只有配合服从的义务，而没有提出异议的权利。患者的一些合理意见和要求得不到完全的表达和重视，也会影响护理质量。

（3）共同参与型。共同参与型护患关系是指在医护过程中，护理人员和患者有近似相等的权利，共同参与护理过程的计划和实施。这种关系，患者不仅主动配合，而且还可参与自己的治疗护理讨论，并向护理人员提供治疗护理效果的信息，提出意见和要求，帮助护士做出正确的判断，是一种护患双方完全双向的关系。患者在治疗护理中其人格受到尊重，有利于患者保持良好的心理状态和恢复身心健康，这种模式多用于慢性病患者及有一定文化知识水平和医学知识的患者。这种护患关系的特征是护理人员帮助患者自我护理。这是一种理想和现代发展的护患关系模式。在这种模式中护患双方是平等的，双方相互尊重，对护理目标、方法、结果都比较满意。

在护理实践中要根据不同的对象选用不同的护理模式，应提倡指导 – 合作型、共同参与型的护患关系，提高护理质量。

2. 护患非技术关系

护患非技术关系是指护患双方除护理技术关系以外，由于受社会的、心理的、经济的等因素的影响，所形成的道德关系、利益关系、价值关系、法律关系和文化关系。

（1）道德关系。道德关系是护患非技术关系中最重要的内容。在护理活动中，护患双方由于所处的地位、利益、文化素质、道德修养等方面的不同，在对护理技术活动及行为方式的理解和要求上存在着一定差距，护理人员与患者会产生各种不同的矛盾，为了协调关系，护理人员与患者必须按照一定的道德原则和规范约束自己的行为，都应尊重双方的人格、权利和利益，建立一种和谐的道德关系。当然，在护患关系中，由于护理人员处于主导地位，社会对护理人员的道德修养提出了更高的要求，因此道德关系既是双向的，又是平等的，而护士的道德修养起主导作用。

（2）利益关系。利益关系是指在护理活动中，护患双方发生的物质利益和精神利益的关系。这种利益关系是双向的。护理人员通过自己的技术服务和劳动而得到报酬，如工资、奖金等经济利益；同时因护理人员的劳动能解除患者的疾病痛苦，而护理人员又获得心理上、精神上的满足和愉悦，这是护理人员的精神利益。患者支付了规定的医疗费，得到了医疗护理服务，解除了病痛，恢复了健康，重返了工作岗位，也满足了其物质、精神利益的需要。护患双方的利益关系是社会主义物质利益原则的指导下，互助平等的人际关系的反映。

（3）价值关系。价值关系是指在护理活动中，护患双方相互作用、相互影响，双方在实现或体现各自的价值中，而形成的价值关系。护理人员在自己的职业服务中，运用所学到的知识和技术为患者提供优质服务，使患者重获健康，实现了护理人员崇高的社会价值；患者重返工作岗位后又为他人及社会做出贡献，实现了个人的社会价值。护理人员的价值实现离不开患者，患者的价值实现也离不开护理人员，这种双向的价值关系正是我国社会主义条件下人们之间价值关系的高度体现。

（4）法律关系。法律关系是指在护理活动中，在国家的法律范围内，护患双方各自的行为和权益都受法律的保护和制约，在法律的范围内行使各自的权利和义务，调节双方的关系。一切侵犯患者和护理人员正当权利的行为都是国家法律不允许的，都是违法的。护患之间的这种法律关系是国家保护每个公民正当权益的体现，也是社会文明进步的标志。

（5）文化关系。文化关系是指在护理活动中，护患双方总是存在着各种各样的文化背景，即信仰、宗教、风俗、生活习惯等方面的差异。因此，护患关系始终表现为一种文化关系，彼此都有一个相互学习、相互尊重、相互体谅的问题。对于不同文化背景的患者，应采用不同的沟通方式，这对于建立和谐的护患关系十分重要。

（三）护患关系的发展趋势

医学科技的进步和社会的发展、医学模式的转变以及一系列高新技术新设备在临床上的广泛应用，使护患关系也相应地发生了很大变化，出现了以下几个方面的发展趋势。

1. 护患关系的法制化趋势

依法治国是我国政治建设的一个重要目标。在政治民主化和法制化的进程中，公民法律意识不断增强，国家卫生立法逐渐完善。各种卫生法规对护患双方都提出了相应的行为准则和规范。护士和病患之间的关系应建立在共同遵守国家法律的基础上，都应学法、用法、守法，运用法律武器保护自己的正当权益，这是护患关系文明和进步的标志。

2. 护患关系的社会化趋势

随着社会进步和生活水平的提高，人民的保健意识越来越强，康复护理保健、家庭护理保健、社区医疗保健等任务越来越重，护士走出医院、走向社会、走向家庭的趋势已越来越明显。护患关系的这种社会化趋势，要求护士更好地学习医学知识和掌握更多的人文科学知识，以利于其更好地服务于社会。

3. 护患关系的经济化趋势

随着改革的不断深入和发展，医疗市场和医院的管理体制也在发生着一系列变革，医院在首先考虑社会效益的前提下，同时也越来越重视经济效益。强调经济管理与优质服务的统一，实行优质优价，以医药养院，把为患者服务与个人经济利益挂钩，使得护患关系中经济关系的因素明显增强，使少数护士忘掉了全心全意为患者服务的宗旨和应有的职业道德，在社会效益和经济效益的选择上发生错位，漠视患者利益。见利忘义，一切向钱看，片面追求经济利益，最终必将极大地损害正常的护患关系。这些都是现代护理道德中应予高度重视的问题。

4. 护患关系的人机化趋势

如今越来越多的医护高技术已走进医院，使医院的医疗设置正逐步实现自动化、信息化和遥控化。例如，电子计算机进入护理领域，出现监测护理、激光治疗、静脉营养控制等，这些可以维持患者的生命，但同时也是使人性化降低的一个过程，护士与患者之间更多地增加了物化的因素，使护患关系由“人（护士）－人（患者）”模式向“人（护士）－机器－人（患者）”模式转变。第三者的介入，护患关系被人、机关系所阻隔和替代，护士与患者之间的直接交流减少了，关系被淡化，此种发展趋势不适应医学模式的转变，也不便于心理护理，不利于患者的健康，护理实践中应避免和克服此种“高技术、低情感”的倾向。

5. 护患关系的多元化趋势

新的医学模式和护理科学的发展对护士的要求已不再是作为医生的助手，只限于被动地执行医嘱，而是独立地、主动地开展整体护理工作，以满足患者生理、心理等多方面的需求。随着人民生活水平的不断提高，人们对健康的要求已不仅限于对疾病的治疗和康复，而且对生命的质量和生活的质量提出了更多、更高的要求。护士要适应这一趋势，必须全面提高职业素质，以满足患者多元化的需要。

二、影响护患关系的因素

在护理实践中，影响护患关系的因素主要来自护理人员、患者和医院管理 3 个方面。

（一）护理人员方面因素

1. 职业道德方面存在的问题

少数护理人员职业道德素养较低，没有树立全心全意为人民服务的思想意识，甚至颠倒了服务与被服务的关系，没有把对患者的服务看成是应尽的义务，服务态度不好，工作责任心不强，对患者没有同情心，突出表现为“冷、推、硬、顶”；极少数护理人员还以护理为手段谋取私利，公开或暗示性地向患者或其家属提出帮忙办事的要求或索要财物，造成护患关系紧张。

2. 专业技能方面存在的问题

有些护理人员缺乏扎实的专业理论知识和娴熟精湛的操作技能，给患者带来了不必要的痛苦和麻烦，引起患者的不适与怀疑，影响护理效果，并造成护患关系的紧张，甚至恶化，使患者拒绝治疗和护理服务。

3. 心理方面存在的问题

心理方面存在的问题主要是护理人员不良的心理因素。由于护理人员在护理患者的治疗活动中,处于优势地位,有些护理人员认为患者有求于自己,便把对患者应尽的义务看成是恩赐,往往以恩人自居,患者只能听从医护人员的安排。如果患者提出自己的意见,则是不恭不敬、不自量行为。因此对患者心冷、脸板、说话硬,使患者产生厌烦或对抗情绪,影响了护患关系。

有些护理人员心理素质不健全,缺乏适应性。面对社会激烈的竞争,紧张的工作环境和社会的压力以及患者自我保护法律意识的增强,护理人员缺乏崇高的职业理想和职业道德,不热爱本职工作,对患者不关心、不热心、不耐心,使护患关系处于不协调、不和谐的冷漠状态。

4. 其他方面的因素

护理人员的仪表、气质、性格、工作作风、语言表达能力等方面,也是影响护患关系的重要因素。

(二)患者方面的因素

1. 社会公德意识方面存在的问题

少数患者社会公德意识差,在就医就护过程中,行为不文明,不尊重护理人员的人格和劳动,错认为我出钱,你就要听从我的呼唤、"为我做事",稍不如意,就出口伤人、指责或无理取闹。有些患者无视医院各项规章制度,浪费药品、损坏公物等。这些行为都会影响护患关系。

2. 个别患者对护患双方权利、义务认识不足

个别患者只强调护士的义务,而不能很好地履行自己的义务;不遵守就医规则,不配合治疗和护理工作。少数患者不遵守医嘱,导致治疗不彻底,留下隐患,并往往武断地认为效果不好是护士的水平问题。

3. 对医院医疗护理期望值过高

有的患者对医疗护理效果期望值过高,认为应该处处合我心愿。有些护理措施存在某些副作用,本来是正常的,但患者也会感到不满意。有的危重或疑难病患者,虽然医院竭尽全力,积极救治、精心护理,最后仍然无效,患者及其家属也不能给予理解,甚至无端指责,这也是引发护患矛盾的重要因素。

(三)医院管理方面的因素

医院管理水平滞后,医疗护理设备和生活设施陈旧,不能满足患者的需求;医院的环境差,病房卫生设施不配套,脏、乱等现象严重,也会给患者造成不舒适、不方便或不适应的感觉;收费价格的不合理也会引发患者的情绪不满;护理管理制度不健全、不完善、不科学,服务水平不到位、管理混乱,均可影响护理质量,造成护患关系紧张,并给医院带来不好的影响。

三、改善护患关系的措施

(一)适应生物 - 心理 - 社会医学模式的转变

当今医学科学的发展,医学模式已由原来的生物学模式,发展为生物 - 心理 - 社会医学模

式,这就要求护理人员要把患者作为一个整体的人来看待。护士要高度重视心理和社会因素对患者身体健康的影响,不仅要帮助患者解除疾病的痛苦,还要使患者消除心理情绪上的忧虑和不安,帮助患者克服心理障碍,调节好情绪,适应新环境,与患者建立良好的护患关系,使患者早日康复。

(二) 增强敬业奉献的精神,提高护理人员的道德素质

敬业奉献是护理人员在职业行为中的表现。敬业就是敬重自己所从事的护理专业,专心致力于护理事业。奉献是一种高尚的道德品质,代表着人类历史上最理想、最崇高的道德境界。护理人员必须具备较强的敬业奉献精神,热爱本职工作,增强护理工作的高度责任感、荣誉感。护理人员作为生命和健康的守护神,担负着救死扶伤的重要使命,要对一切患者提供人道主义和高质量的服务,要求在护理服务过程中,保护患者的生命和尊重患者的权利,牢记全心全意为人民服务的宗旨,培养热爱生命的崇高情感和天使般的爱心、同情心。要牢固树立以患者为中心的服务理念,充分认识对患者、对社会应尽的责任和义务,为人类的健康做出贡献。

(三) 努力学习,不断提高专业理论和护理技术水平

一名合格的现代护理人员,应当刻苦学习现代护理理论知识,努力掌握现代高新护理技术的操作和使用,全面提高护理技术水平;同时还应当加强人文科学知识的学习,以拓展知识面。只有这样才能够适应护理工作的发展和需要。扎实的护理理论知识及娴熟的护理技能,可以增强患者对护理人员的信任感,形成良好的护患关系。

(四) 遵纪守法、廉洁奉公,规范护患双方行为

调节护患关系,一方面要进行经常性的教育疏导;另一方面要用法律、法规依法调节护患关系,解决护患关系中的冲突问题。高新技术和生命科学技术的应用,给护患关系带来了新问题。因此,遵纪守法就是要求每位护士自觉遵守国家法令、法律、卫生法规,自觉遵守医院的规章制度和职业纪律,自觉维护法纪的权威性,学法懂法。既要维护患者以及他人的正当权利,也要保护自身权益不受侵犯。用法律、法规规范护患双方的行为,使护患关系规范不超出法律范围,做到有法可依、违法必究,强化法律意识,惩处护患双方的违纪行为,这对于构建和谐文明的护患关系有着重要的意义。

(五) 加强医院管理,严格执行各项规章制度

医院管理水平的好坏,在很大程度上体现了医院医疗护理水平的根本状况,决定了医院整体工作的精神面貌。很难想象一个管理混乱的医院,会具有高质量的医护工作水平。医院的管理应着眼于广大患者的根本利益,引进先进管理模式和理念,加大投入,改善医院物质条件,为患者创造优美舒适的治疗护理环境,尽可能满足患者就医就护的需要,解决人民群众看病难、住院难等问题,是促进护患关系改善的客观要求。医院应建立并严格执行护理管理制度,使护理工作规范化、程序化,护理质量标准化,减少或避免护理工作的随意性和盲目性,达到规范、安全、有序、高效,使患者满意,促进良好护患关系的建立。

第二节 护士与医院内部人员之间关系的道德规范

医院的工作是以患者为中心,以医疗为主体,一切为了患者,医院的各部门都要围绕患者进行工作。医院目标的实现有赖于护理人员与医院其他医务人员的共同努力。可以说,护理人员与其他医务人员的关系是建立在患者利益的基础上的。要保证患者的安全,强调医疗质量和医疗效果,就必须加强医护人员的职业道德和技术水平,不断提高服务质量。同时在诊疗过程中,向患者提供基本需求,包括舒适的卫生环境、身心安全的护理、营养均衡的膳食等,这些工作都需要医院医疗、护理、医技、行政、后勤等各部门的相互配合才能协调共同完成。

正是为了患者的身心健康,在医疗护理过程中,护士与护士、护士与医生、护士与医技科及护士与行政后勤人员之间结成了平等、协作、互补的同事关系,而这些关系处理得好坏,直接影响到患者的利益,影响到医院目标的实现。

一、护际关系及其道德规范

(一)护际关系的含义

护际关系指护理人员与护理人员之间的关系。如同一科室内护理人员之间,各科室护理人员之间,以及护理中上、下级之间的工作关系。良好的护际关系是圆满完成医院护理任务,保证为患者提供优质服务,提高医疗质量极为重要的条件,同时,也是护理道德对护理人员职业素质的必然要求。

(二)护际关系的种类

1. 上、下级护际关系

上、下级护际关系主要包括护理副院长、护理部主任、护士长与护士之间的关系。这些关系是领导与被领导之间的关系,尽管职责与具体工作方式不同,但为患者服务的目标是一致的。在这种关系中,领导者一定要以身作则、严于律己,同事之间要团结一致,相互沟通、相互支持,处理问题既要有原则性又要讲究艺术性,工作中要顾全大局,下级尊重上级。

2. 同级护际关系

护理工作整体性很强,由于分工的不同,护理人员与护理人员之间的角色、责任也相应地有所区别,如治疗护士、护理护士、大小夜班护士等,就形成了护士与护士之间协调合作的工作关系。这种关系的协调与处理,必须坚持以患者利益为重的原则,要求每个人都应以严肃、认真、诚恳、热情的态度做好自己所承担的每项工作,同时要主动协助和积极配合他人的工作,使得整个护理工作能够准确、及时、高质量地完成。

3. 教与学的护际关系

护理工作中的教与学的关系,主要存在于护士长、护士和实习护士之间,这种关系是教育与被教育的关系。无论对教者,还是对学者,其目的仍然是更好地照护好患者,使患者早日康复。

（三）建立良好护际关系的护理道德要求

1. 彼此尊重，相互学习

护理人员之间的关系是同行、同事的关系。护理工作具有目的同一性、工作的协调性、业务的竞争性等特点。护理人员之间应相互尊重、相互学习、取长补短、共同提高。有经验、资历深的护理人员有义务、有责任帮助关心年轻的护理人员，使他们掌握正确的护理方法和技巧，在护理实践中要热心、耐心地做好传帮带工作；年轻的护理人员应尊重年长的护理人员，虚心学习，诚恳求教，特别要学习老同志献身护理事业的崇高精神和严谨细致的工作作风。我国古代名医陈实功曾说："年尊者恭敬之，有学者师事之，骄傲者逊让之，不及者荐拔之。"这是处理人与人之间关系，尤其是同行之间关系的规范，也是处理好护际关系应遵守的原则和要求。

护理人员之间是相互平等的，护理人员应该自尊、自重、自强，同时也应该尊重别人，学人之长，补己之短。同事有困难，应该以诚相待，热情帮助；当同事取得成绩时，应该虚心学习，认真求教。要维护同行的威信，相互尊重人格和自尊心，切忌同事之间不服气，相互贬低等不道德行为。同行之间，相互支持、同心同德为患者服务是护理人员应有的良好品德。

要处理好上、下级护际关系。护理副院长、护理部主任、护士长应以身作则，严于律己；对下级护理人员要从严要求，又要关心爱护，支持他们做好工作，关心他们的进步和成长。下级护理人员要服从领导，尊敬老师，虚心求教，勤奋学习，不断提高。

2. 团结协作，密切配合

护理工作的目标就是一切为了患者的健康，护理人员为了这一共同的目标，应团结一致、密切配合、相互协作。当遇到突发事件，不管是分内还是分外，都应把患者利益放在第一位，主动配合，积极参与救治工作。当工作中发现一项必须完成的护理措施被疏漏时，不应受分工的不同或人际关系亲疏远近的影响，应立即采取补救措施，决不能事不关己、等闲视之。不管护理人员如何分工，其目标、职责是一致的，从而决定了护理人员之间的关系具有合作协调的特点。护理工作还有严格的连续性、继承性和较强的时间性，因此必须强调护理人员之间相互衔接、团结一致、密切协作。

3. 明确分工，尽职尽责

护际关系既强调团结协作，也强调明确分工、各尽其责。实行科学明确的分工，使护理工作有条有序、责任分明，这是护理工作制度化、秩序化、规范化的重要保证。

护理人员都要按照各自的分工和职责，坚守岗位，恪尽职守，做好自己的工作。护理人员往往按工作内容不同有明确的分工，如常分为主班护理人员、治疗护理人员、药疗护理人员、临床护理人员、总务护理人员等。在同一医院里，护理人员又分为病房护理人员、供应室护理人员、手术室护理人员、营养室护理人员和门诊护理人员等。不同责任的护理人员都应明确自己的职责和分工，在各自的岗位上发挥一颗"螺丝钉"的作用，精益求精地完成护理任务，从而形成一个协调一致的整体护理的群体，使护理工作达到科学化、制度化、规范化、整体化的要求；切忌在工作中拖延、推诿，影响整体护理质量和医疗工作质量。

二、医护关系及其道德要求

（一）平等协作

在医护活动中，医生和护理人员具有维护患者利益的共同目标。两者只有分工的不同，并无主次之分。医护之间在交流－协作与并列－互补中产生平等协作的关系。在治疗疾病的过程中，医疗与护理是两个并列的因素，医生的诊疗活动与护理人员的护理活动，既有区别，又有联系，既有分工，又有合作。

医生的主要职责是做出正确的诊断和采取恰当的治疗手段。护士的主要职责是能动地执行医嘱，做好基础护理、专科护理、心理护理。一方面，向患者解释医嘱的内容，取得患者的理解与合作；另一方面，如果发现医嘱有误，不是盲目执行，而是积极提供信息，主动向医生提出意见和建议，予以纠正，起到互补作用。医生和护士工作从本质上是平等的，只是侧重面有所不同。护士执行医嘱，只是医护结合的一种形式，并不说明护士从属于医生。护理工作有它的独立性和专业性，这是医生不能代替的。为此，在医疗、护理活动中，医护双方要不断交流信息，补充、完善医护工作，只有充分协作，才能体现医护工作的一致性和整体性，形成和谐的医护关系。

（二）尊重与信任

治疗和护理是医疗工作的两个重要组成部分，医护双方共同承担着恢复患者健康的重任。医护之间要尊重信任，双方要充分认识对方的职责和作用，承认双方工作的独立性和专业性，支持对方的工作。在医疗过程中，护士接触患者最多，对患者的病情变化、心理变化，了解得比较仔细全面，要主动将患者的症状、体征等有关信息提供给医生，并对诊治措施提出合理的意见，医生要重视、信任、尊重护士临床哨兵的角色作用；同时护士要尊重、信任医生，积极主动地协助医生的工作，认真、能动地执行医嘱，多为医生提供及时准确的患者病情变化的信息，密切配合，提高服务质量。

（三）监督与制约

为了维护患者的利益，防止医护差错事故的发生，医护双方必须相互监督和制约，这既是对患者负责，也是对医护双方负责。在诊疗护理工作过程中，互补可使医护人员之间发现对方忽略或忘记的一些本身应该做，而没有做的医疗护理措施，或者有时因为多种原因，如认识不一致，或工作头绪繁多，而忘记执行某项临时医嘱或措施，这就必须互相提醒对方，监督对方。医护双方在工作中应虚心接受别人的批评、帮助和监督，对彼此出现的差错事故要及时提醒，不能遮遮掩掩，更不能互相责难、相互拆台或隐瞒。

护理人员与医生关系的好坏直接影响到患者的利益，影响到医院的目标能否实现。作为护理人员，在具体的与医生相处的过程中，首先，应了解医生的意图。这不仅需要扎实的专业知识，还需要对患者的责任心。护理人员不仅应知道医生为什么要用某药，知道用此药后的正常反应和不良反应，知道用药期间的注意事项，而且护理人员还有责任向患者讲解清楚。同时，在此期间发现问题应及时告诉医生，可能的情况下，给医生一些合理的建议。遇到不明白的问题，要同医生多些沟通。当医生未及时把口头医嘱补上时，要提醒医生，或帮医生补上，但要请其签字。其次，护理人员要协助医生的诊断和检查。特别是医生在检查异性患者时，护理人员要在场，直到医生允许其离开为止。再次，护理人员本着对患者及医生负责的态度，应监督医生的工作。在执行医嘱的过程中，发现有错，要及时向医生反映，并纠正错误。如医生坚持错误，护理人员可拒绝执行。在手术结束时要核对、清点手术器械，确认无误后报告医生，允许其封闭切口。

三、护理人员与医技科室人员关系及其护理道德要求

（一）团结互助、合作共事

在与医技科室人员相处的过程中，护理人员仍然要本着患者利益第一的原则，与医技科室人员团结互助，合作共事。护理人员与医技科室人员接触频繁，如送检标本，核对检查结果，领取药品，协助患者做特殊检查，都需要医技科室人员的密切配合，大力支持。所以，为了保证患者得到正确的诊断和及时治疗，护理人员必须了解各医技科室的工作特点和规律，主动为有关医技科室人员的工作提供方便，相互体谅、密切协作，尊重医技科室人员的劳动。医技科室也必须为诊疗、护理提供及时正确的依据，双方本着团结协助、合作共事、相互配合、相互支持的精神，为不失时机地救治患者尽心尽力，共同为患者的康复努力。

（二）互相学习、以诚相待

护理人员与医技科室人员之间应相互学习，通力合作，互相体谅，减少埋怨。在实际工作中，科室之间常有分歧，有矛盾和指责，相互指责不仅不能解决问题，还会因未采取措施及时补漏而延误患者的病情，甚至危及患者生命。所以不管出现任何问题，双方都应以实事求是的态度，以诚相待，互相体谅，首先要从自己的工作中找漏洞，同时要及时通报情况，分析原因，找出协调解决问题的方法。这些关系的好坏直接影响着患者的健康利益，也影响着医院工作目标的实现。

四、护理人员与行政、后勤人员关系及其道德要求

（一）护士要尊重行政管理人员，理解并支持他们的工作

不论医院领导，还是职能部门的工作人员，都要树立为临床医护工作服务的思想，要支持、帮助护理人员做好工作，要维护护理人员的正当权利和合法利益，在人员配备、专业培训、设备更新等方面为第一线着想。同时，护士也要尊重行政管理人员，既要如实反映临床第一线的需要，要求行政管理人员解决实际问题，又要树立全局观念，理解行政管理人员的艰辛，支持他们的合理决策，服从组织领导。

（二）护士要尊重后勤人员，珍惜并爱护其劳动成果

后勤工作是医院工作的重要组成部分，它负责对物资仪器设备、生活设施的提供和维修，是护理工作正常进行和提高护理质量的保证，是医院正常运转不可缺少的环节。后勤人员要

有为临床一线服务的思想。同时护士也要尊重后勤人员的劳动,要充分认识后勤工作在医疗、护理工作中的重要作用。尊重后勤人员,重视后勤工作,珍惜并爱护他们的劳动成果,共同为患者服务。

护士与行政管理、后勤人员之间的关系是平等协作的关系,其目标仍然是一致的,即为了患者的利益。其相互关系处理得好坏,也直接影响了患者的利益。

第三节 护理人员与社会公共关系伦理

当今社会,医学模式已从生物医学转变为生物-心理-社会医学模式;医疗卫生服务已从以疾病为中心、医疗为重点,向以人的健康为重点转移。为满足社会及新的医学模式的要求,护理工作范围也由医院扩展到社会的各个领域,从而担负起预防、保健、增进人类健康的重任。只有护理的社会化,才能适应新的医学模式的要求,才能最大限度为社会提供良好的服务,承担起护理的社会责任,体现出护士的社会价值。

一、护理人员的社会地位和社会责任

(一) 护理人员的社会地位

护理工作是救死扶伤的神圣的事业。自19世纪南丁格尔首创护理专业以来,护理学在深度和广度上得到了较快的发展,护理教育、护理职业越来越受到重视,护士的社会地位得到了提高,护士的形象发生了根本的变化。护士作为一个受过护理教育、又有专业知识的独立实践者,被赋予多元化角色。护理工作既要面向病人,又要面向社会各种类型及各种健康状况的人群,它关系着千百万人的健康和千家万户的幸福,其责任是重大的,影响是广泛的。因此,护理人员享有很高的声誉,有“白衣天使”“临床哨兵”“生命的守护神”的美称。《中华人民共和国护士管理办法》也对护士的社会地位进行了规定:护士的职业权利受法律保护,护士的劳动受全社会的尊重;国家发展护理事业,促进护理学科的发展,加强护士队伍建设,重视和发挥护士在医疗、预防、保健和康复工作中的作用。国务院2008年1月通过的《护士条例》规定:护士人格尊严、人身安全不受侵犯。护士依法履行职责,受法律保护。全社会应尊重护士。

1. 护理活动的执行者

护士最重要的角色是在人们不能自行满足其基本需要时,提供各种护理照顾,如食物的摄取、呼吸的维持、感染的预防和控制、药物的给予、心理疏导、健康教育等。护士帮助人们满足需要,直到人们不需要帮助为止。

2. 护理措施的计划者

护士运用所学的专业知识和技能,收集护理对象的生理、心理、社会状况资料,评估护理对象的健康状况,找出其健康问题,并制订系统全面的、切实可行的护理计划,直到护理对象的健康问题全部解决为止。

3. 护理工作的管理者

护士须对日常护理工作进行合理的组织、协调与控制,合理利用卫生资源,提高工作效率,使护理对象得到优质服务。

4. 健康教育的宣传者

护士依据护理对象的不同特点进行健康教育，以期改善人们的健康态度和健康行为，达到预防疾病、促进健康的目的。同时护士还要指导护生、新护士，帮助他们进入护理工作领域，发展其护理专长。

5. 健康团体的协调者

护士联系并协调与有关医务人员及机构的相互关系，维持一个有效的沟通网，以使诊断、治疗、救助与有关的卫生保健工作得以互相协调、配合，保证护理对象获得最适宜的整体性医护照顾。

6. 健康知识的咨询者

护士通过解答护理对象的问题，提供有关信息，给予情绪支持、健康指导等，解除护理对象对疾病和与健康有关问题的疑惑，使护理对象清楚地认识自己的健康状况，并以积极有效的方法去应付和处理问题，找到满足生理、心理、社会需求的最佳方法。

7. 护理对象权益的维护者

护士是护理对象权益的维护者，有责任维护护理对象的权益不受侵犯或损害。当护理对象权益受到侵犯时，护理人员应采取适当行动来保护护理对象。

8. 护理科学的研究者

护士，特别是受过高等教育的护士，必须积极进行护理研究工作，通过研究来扩展护理理论及知识，发展护理新技术，指导和改进护理工作，提高护理质量，促进护理学科的发展。

（二）护理人员的社会责任

“促进健康，预防疾病，恢复健康，减轻痛苦”是护理工作者的责任。这可以从以下几个方面来理解。

1. 护理人员的天职是尊重人的生命、维护人的权利和尊严

在护理病人时没有任何偏见的行为，在为每个人提供健康照护时，不管他（她）是什么样的病人，所给予的尊重都是一样的，所给予的服务都是为了促进健康，预防疾病，恢复健康，减轻痛苦，为濒死病人提供支持性护理。所以，护理人员在为每个人制订健康照护的计划时，要了解所有个人在道德和法律上的权利，要考虑到个人的价值体系、个人需要和个人的尊严，使每个人能在身体上、情绪上及心灵上都舒适、愉快。

2. 护理人员应提供个人、家庭及社区健康服务

护理人员提供个人、家庭及社区健康服务的方式主要有① 提供卫生宣传教育。护士要通过宣传教育，使人们明白社区常见病的防治、传染病的防范、家庭急救与护理、家庭饮食卫生与营养等常识。② 提供预防保健服务。护士要对社区内的单位和居民进行劳动卫生和心理卫生教育，提供消毒、隔离服务，开展计划免疫和疾病监测工作。③ 开展包括计划生育在内的妇幼保健活动。护士要对孕期、围生期的科学知识进行普及，做好计划生育技术指导工作，开展婴幼儿保健活动。④ 治病防残。护士应对常见病、轻度创伤提供基本药物，给予有效的治疗护理处置。对于危重病人做好初步抢救并及时将病人转入医院，防止发生并发症、留下后遗症或终身伤残。

二、护理人员与社会公共关系道德规范

（一）面向社会，一视同仁

护理人员向个人、家庭及社区提供的健康服务，是维护居民健康的第一道防线。它以居民群众为对象，以居民充分参与合作为基础，以开展健康教育、提高社区居民健康意识、预防接种、计划免疫、妇幼保健及改善环境为目的。由于居民的职业、生活方式、文化水平、道德水平及对保健工作的认识有很大差异，这就要求护士要一视同仁，文明礼貌，面向社会积极进行卫生科普和预防疾病的宣传教育，做好疾病的社会调查，满腔热情地提供服务，为增进社会群体健康而贡献自己的力量。

（二）坚持原则，尽职尽责

护理人员在社区卫生服务中，要坚持维护社会整体利益的原则，特别是遇到病人的个人利益与社会整体利益发生矛盾时，不能为少数个别人的利益而损害社会的整体利益。同时要以认真、严谨的科学态度，恪守操作规程，遵守各项规章制度。如疫苗接种要及时、不遗漏；技术操作要符合规程；对危重病人及时做好转诊工作；爆发疫情处理要及时、果断；卫生保健宣传要科学且生动活泼，注意实效；参与卫生监督、卫生执法任务的护士要秉公执法，遵守纪律。

（三）不畏艰难，全力以赴

社区卫生护理以预防为主，产生效益的周期长，不像临床医疗那样有明显的治疗效果。因此护士要脚踏实地、任劳任怨地做好本职工作，主动参与，周到服务。对于重大灾害救护的紧急任务，护士必须发扬救死扶伤的人道主义精神，以高度的责任心和科学态度，参与整个救治和护理过程，不畏艰难，在抢救现场全力以赴进行救治、转移和护理伤员，尽最大的努力减少不必要的伤亡，认真履行护理人员的社会责任。

（四）钻研业务，不断提高

社区卫生护理、保健的特点之一是综合性服务，护理人员所面临的保健服务不像临床工作那样分科仔细，护士只有具备多学科的理论知识和技能，才能做好工作。例如对剖宫产术后妇女的保健，不仅要掌握成年人一般保健特点，还应掌握妇女生理特点和心理护理、术后护理、用药知识、婴幼儿护理等业务知识。因此，社区保健中的护理人员应拓宽知识面，刻苦钻研业务，对技术精益求精，这是社区保健护理人员应有的道德要求。

思考题

1. 护患关系的基本模式是什么？
2. 影响护患关系的主要因素有哪些？
3. 改善护患关系的措施有哪些？
4. 护士与医院其他科室人员关系的道德规范有哪些？

案例分析

案例1：某医院妇产科，中午时间，一产妇发生产后大出血，患者身边此时仅有一名护士，医生正在抢救一位更为危重的患者。此时，护士立即进行抢救：迅速给氧，建立静脉通道，抽取血液进行血型鉴定，准备血液，查找出血原因等，为医生的抢救赢得了宝贵时间，产妇得救了。

请用本章所学知识进行分析。

案例2：在2003年抗击SARS斗争中不幸因公殉职，被卫生部授予"人民健康好卫士"的优秀共产党员、广东省中医院护士长叶欣的英雄事迹已成为全国人民和广大医务工作者学习的榜样，是医务工作者的骄傲，是人民群众"永远的白衣战士"。

在叶欣光荣的护理生涯中，她的温情护理不知感动了多少绝望的患者。救死扶伤已经化成了她人性的一部分，护理工作对叶欣而言几乎就是一种本能的奉献！2001年，一位来自福建省某山区的重症患者来到急诊科治疗，经过治疗病情刚稳定的他就急着要求回家。叶欣苦心规劝，但患者就是不听，于是科室决定用救护车送患者回家。叶欣不放心，决定亲自护送，她主动向院领导申请沿途护理。经过22 h的颠簸和护理，患者终于安全到家，可是叶欣这时却已累得直不起腰来。为了尽快赶回医院上班，第二天一大早，叶欣就上路赶回了广州。

一位熟悉叶欣的医学专家说："叶欣是一本书，每一页都燃烧着生命的激情和热烈的追求。"

讨论：我们应如何向叶欣英雄学习，怎样正确对待和处理好护患关系？

案例3：病人王女士，46岁，因患骨髓炎入院1周余，每日需给予抗生素静脉滴注治疗。因连续静脉注射，致使静脉血管不易穿刺，同时，王女士较为敏感，对护理要求较高。今日年轻护士小李推着治疗车来到王女士床边。

小李："您好！今天我给您输液。"

王女士："你输液？我的静脉不好打，我怕痛。这一周来都是主管护士和护士长给我输液的。你有把握一针穿刺成功吗？"

小李："我不能保证一针穿刺成功，但我会尽力的。"

王女士："那就请护士长来打针。"（边说边将胳膊放进被子，并把被子掖紧。）

讨论：（1）王女士当时的情感和愿望。

（2）你期望达到的结果和沟通方案。

案例 4:病人张某,女,51 岁,因腰椎间盘脱出入院准备手术治疗。病人住院后第 2 天早上,护士长带领护士查房,张某向护士长反映,夜间无护士来巡视病房。第 2 天晚上,值班护士整夜一分不差地按规定每半小时就轻轻地去病房转一圈。但第 3 天早上,病人又向护士长反映护士工作不到位,巡视病房仅是形式。第 3 天晚上,病人早早服用地西泮准备迎接次日的手术,而值班护士每隔半小时就给病人换杯开水;并询问:"喝水吗?"或每半小时打开床头灯问病人:"你盖一床被子冷吗?""你怎么还没有睡着?""你是不是太紧张了?"结果病人因没有休息好,第 4 天早晨测血压时,血压为 200/130 mmHg,无法进行手术。病人一气之下又将护士告到院长办公室。

本案例提示:护士在工作中应注意哪些问题? 为什么? 护士应采取哪些方式与张某这类病人进行沟通和护理。

案例 5:患儿王某,男,3 岁。因误服 5 mL 的炉甘石洗剂来到某医院急诊科。急诊医生准备 25% 硫酸镁 20 mL 导泻,但将口服误写成静脉注射。治疗护士拿到处方心想:"25% 硫酸镁能静脉注射吗? 似乎不能,但又拿不准。"又想:"反正是医嘱,执行医嘱是护士的职责。"于是,将 25% 的硫酸镁 20 mL 给患儿静脉注射,致使患儿死于高血镁的呼吸麻痹。

讨论:本案中护士在执行医嘱时,当医嘱不清楚或拿不准时,护士应如何处理?

案例 6:某医院儿科收治一名高热患儿,经医生初诊"发热待查,不排除脑炎"。急诊值班护士凭多年经验,对患儿仔细观察,发现精神越来越差,末梢循环不好,伴有谵语,但患儿没有颈部强直。于是,护士又详细询问家长患儿的病史,并怀疑是中毒性细菌性痢疾。经化验大便,证实为细菌性痢疾,值班护士及时报告给医生,经医护密切配合抢救,患儿得救。

讨论:案例 5、案例 6 两个案例由于护士采取的工作态度和行为方式不同而产生了截然相反的结果,说明了什么?

第四章 临床护理工作中的护理道德

[学习要点]

1. 基础护理、整体护理、心理护理、临终护理的概念。
2. 基础护理、整体护理、门急诊护理、心理护理、临终护理的道德要求。
3. 临终患者的心理行为反应。
4. 临床特殊患者的特点及护理道德要求。
5. 临床护理道德问题分析。

临床护理工作是医院工作的重要环节,是护理工作的重要组成部分。临床护理水平的高低直接影响医院的医疗质量及患者的身心健康,与护理技术及护理人员的道德水平有直接的关系。临床护理中不同的护理模式存在着不同的护理特点,对护理人员有不同的道德要求。

第一节 基础护理道德

基础护理(basic nursing)是护理工作的重要组成部分,是临床护理质量评估的主要内容,以护理基本理论、基本知识和基本技能为基础,结合人的生理、心理特点和治疗康复需求,最终满足患者的基本需要。基础护理是临床护理工作中最常用、最具有普遍性的基本理论和技术操作,是护理人员必须掌握的基础知识,也是专科护理的发展基础和提高护理质量的重要保证,是在不同科室各种患者的诊治过程中,护理上需要解决的共同问题。包括具有共性的技术服务与生活服务以及护理资料的收集。基础护理工作的好坏,除了与护理人员的专业知识、专业技能紧密相关,还与护理人员的道德素质有着密切的联系。

基础护理的内容包括:为患者创造和提供良好的治疗和康复环境,保持患者的个人卫生,维持患者的合理营养及正常排泄,保证患者有足够的睡眠,解除患者的疼痛、不适和避免其受伤害,测定患者的生命体征,做好护理记录,采集患者的标本,执行医嘱,观察患者的病情变化并随时配合医生抢救患者,隔离传染病患者,进行物品的清洗、消毒、保养及辅料制备等。可以说,衡量护理工作质量、患者生存质量的重要标志就是最普通的基础护理,这也是护士综合素质的集中体现。

一、基础护理的特点

(一)科学性

护理学是一门独立的科学,具有一定的规律性和严谨的科学性。基础护理是每日护士例行的常规工作，它以科学理论为依据，其每项操作、每项服务措施都必须遵循科学原理，只有充分应用生理、病理、生化及心理学等知识，才能取得应有的护理效果，否则可能会伤害患者的健康甚至会威胁患者的生命。因此它也是一门综合性应用学科，日常护理工作就是对各种临床症状综合应用相关学科知识解决实际问题的过程。如每天的体温、脉搏、呼吸及血压的测量，是生命体征动态变化的重要临床信息，也是判断病情转归的可靠资料，以这些信息、资料为依据，采取相应的护理措施，满足患者的生理、心理需要，无疑具有很强的科学性。

（二）艺术性

护理学创始人南丁格尔说："人是各种各样的，由于社会、职业、地位、民族、信仰、生活习惯和文化程度的不同，所得疾病的病情轻重也不同，要使千差万别的人都能达到治疗和康复所需要的最佳身心状态，本身就是一项最精细的艺术。"护理工作的本质是掌握和研究病人的心理，了解病人的需要，给病人无微不至的关怀、体贴、安慰和帮助，并以恰当的方式展示自己的人际交往技能，传递自己的爱心和同情心，实施有效的护理技能操作，使病人以最佳的心态接受治疗，达到最佳的治疗效果，也展现出精细的护理艺术。

（三）协调性

基础护理为病人提供医疗护理工作，包括日常行政事务管理、制订护理计划、实施护理措施，既有诊断护理技术，又有日常生活服务，需要医生、各班护士、其他辅助人员、病人及家属的相互支持和密切配合，各级人员协调一致才能保证护理工作的顺利完成，才能有效地达到预期效果。因此不同人员间的相互协调、彼此配合，是有效实施各项护理工作的有力保证，是提高工作效率、保证护理质量的必然要求。

（四）服务性

基础护理工作的内容既平凡琐碎，又有很强的科学性。既包括生命体征的监测、发药、打针、换药、灌肠、导尿等一般性护理操作，又有直接照料病人的衣食起居等生活护理和心理护理工作。要求护士一切从病人的需要出发，提供全面、周到的优质服务，具有全心全意为病人服务的奉献精神，从人道主义出发，视病人如亲人，一视同仁、不分贵贱、不辞辛苦、不计名利，热心周到地为病人提供满意的护理服务。

二、基础护理的道德要求

（一）热爱专业，乐于奉献

热爱护理工作、忠诚护理事业，是护理道德信念转化为道德行为习惯的具体体现，也是从事基础护理的基本道德要求。一方面，只有热爱护理工作，才能理解护理工作的价值和意义，从而真正爱护和尊重自己的工作对象，想其所想，急其所急，形成高尚的职业道德；另一方面，只有热爱护理工作，才能对搞好护理工作产生认识上的需要，从而积极培养自己的良好品质，对工作认真负责，对技术精益求精。护理工作是一项平凡、琐碎、繁重而又伟大的事业，它关系到患者的健康与生命安全，是提高医疗质量的基础性工作，是基于人道主义精神之上的、有巨大价值的科学性劳动，它的伟大是平凡中见真情，它的光荣是琐碎中体现价值，它的崇高是在繁重工作中体现重大意义。因此，护理人员要充分认识护理工作的价值和意义，在护理工作中逐步增强对护理事业的热爱，精益求精、尽职尽责、全身心地投入护理工作中，以高尚的道德情感奉献于护理事业。

（二）认真负责，一丝不苟

基础护理看似是一般的日常工作，但却有很强的科学性，必须严格按照操作规程，认真执行"三查八对"，严谨、审慎地做好每项工作，不放过任何疑点。要善于思考、勤于钻研，时刻把患者的生命安危放在心上，防止和杜绝任何差错及医疗事故的发生。要像对待自己的亲人那样，了解患者的需求、痛苦、体征和疾病症状，了解他们的思想牵挂和心理状况，细心照顾、耐心开导、精心护理患者。尽力创造一个适宜治疗的环境和有利于康复的气氛，促使患者早日康复。经常深入病房巡视患者，密切观察病情变化，主动询问患者的状况，监测其生命体征，按照护理工作的科学规律，正确解决患者所出现的各种问题，认真做好每项护理工作。

（三）团结协作，密切配合

医疗护理工作的性质需要不同医务人员共同参与才能完成，基础护理工作中的护士要经常与其他部门的工作人员相互联系，不仅护士之间要团结合作、协同一致，还要与医生、配餐员、卫生员、后勤人员等直接联系，经常与患者及其家属联系。在工作中护士与医生之间要主动配合，既不能只强调护理工作的独立性而忽视医生的正确意见，又不要过分依赖医生被动地执行医嘱，护医之间要相互尊重、密切配合；护士之间要团结友爱、相互支持、相互协作；护士与其他科室人员的关系是相互平等的，要相互尊重。护士切忌在患者家属面前暴露工作中的矛盾，更不能在患者面前争吵，要努力维护患者的利益，树立医务人员的威信，争取患者的理解、支持，促进其早日康复。

（四）刻苦钻研，精通业务

基础护理的内容有很多具体的技术性操作（如采血、注射、输液、输血等），要求护理人员具有扎实的专业理论知识并熟练掌握技术技能，以尽量避免或尽可能减轻患者的痛苦。同时，护理人员要严格遵守"三基三严""三查八对"等护理规范和程序，以减少或消除护理事故。一切草率行事、不遵守操作规程的行为，都是缺乏职业道德责任的表现，也是造成护理事故的直接根源。在为患者进行护理操作时，应考虑患者此时的心理、想法，向他们说明这项操作的目的和简单过程，以及双方应该怎样配合才能使痛苦减到最小，使患者获得最好的服务。同时随着医学高科技的发展，护理学也在迅猛发展，各种新技术、新设备的基础护理不断出现，如激光、同位素、显微外科在临床上的应用，人工心脏起搏、体外循环装置、心功能快速准确测定等监护系统的应用，均使护理学的内容和范围不断扩大，这就需要护理人员不断学习、更新知识，以适应护理工作的发展和需要。

第二节　门急诊护理道德

门诊、急诊护理是医疗工作的第一线，是医院面向社会服务的窗口，病人对医院的认识往往从门诊、急诊的工作开始，门诊、急诊工作的好坏直接影响到疾病的诊断、治疗，影响到病人的生命安全、医院的声誉和护士形象。因此，提高护士的道德修养，做好门诊、急诊工作具有重大意义。

一、门诊护理的特点与道德要求

门诊是直接对病人进行诊断、治疗和预防保健的场所，门诊护理又是医院整个门诊工作的重要组成部分。门诊护士包括总台分诊护士、科室分诊护士、门诊注射护士及门诊小手术护士等，她们分工具体、详细，有明确的职责规范，每个岗位的护理人员都要认真履行其职责。护理人员落实这些职责就要掌握各科工作特点、具备相应的道德素质。

（一）门诊护理的特点

1. 组织管理任务重

门诊是病人就医最集中的地方，是医疗机构的窗口，是保证医疗质量的第一个环节。门诊来往病人多、病种多，对象复杂，且有陪伴者，易造成拥挤、嘈杂，病人挂号、检查、治疗、缴费、取药等一系列活动都要在门诊完成，并希望短时间内做出正确的诊断和给予有效的治疗。为保证病人有序就诊，缩短病人候诊时间，护理人员要善于组织、有效管理，认真做好分诊、检查、巡诊工作，指导病人去化验、透视、取药以及给病人注射、处置等。因此，门诊护理相对病房而言，组织管理任务十分繁重。

2. 预防交叉感染难度大

门诊病人集中、病种繁杂、病情各异，人流量大、往返频繁，空气污浊，有些传染病病人混杂在其中，就诊前难以及时鉴别和隔离，加上病人抵抗力低下，极易造成交叉感染。因此，预防门诊交叉感染必须引起医护人员的高度重视。要认真做好消毒隔离工作，对传染病或疑似传染病病人，应分诊到隔离门诊并做好疫情报告。

3. 服务性、协调性强

门诊是各种疾病汇集的场所，病人的病情不同、素质不同，对医疗护理的要求不同，护理人员要有针对性地提供医疗护理服务。如初诊病人不熟悉医院环境、制度，需要护理人员热情做好就诊指导；复诊病人若尚未确诊，会使病人焦虑，护士要耐心解释疑虑，同情、理解病人；有些病人情绪紧张，要做好心理疏导；有些病人迫切希望早些确诊，护士要耐心解释有关问题；有的病人过于担心，护士要帮助病人树立战胜疾病的信心。这些均需要门诊护理人员提供大量不同的护理服务，同时注意不同科室、人员之间的相互配合、协调。

4. 护患矛盾多

门诊病人多，流量大，特别是上午病员集中时，经常会发生等候就医现象。病人都希望及时就医，候诊时易产生焦虑、急躁心理，易与护理人员发生矛盾。同时病人较敏感，如果护理人员语言生硬、态度冷漠，安排就诊不当，服务不周，很容易产生护患矛盾，从而影响正常医疗护理工作，这些对护理人员提出了较高的道德要求。

（二）门诊护理的道德要求

1. 热情服务、高度负责

门诊病人带着疾病的痛苦和紧张、恐惧和焦虑的心情到医院就诊，面对拥挤、嘈杂的人群，陌生的环境，不熟悉的规章制度，他们都有一个共同的心理需求，渴望得到医护人员的热情帮助，尽快就诊，有效地解除病痛。因此护理人员要同情、理解病人，真诚礼貌地接待病人，尽快消除病人紧张、焦急的情绪，给病人以温暖和安全感。做到主动接待、热情服务，耐心介绍医院的环境和有关规定。根据病情做好预诊、分诊、接诊工作，细心做好诊查前的各种准备，精心安排各项工作，使病人尽快得到诊治并康复。细心回答病人的询问，缓解病人的紧张情绪，克服消极服务的态度，禁止使用生硬服务语言。同时，护理人员还有责任向候诊病人普及卫生知识，疾病诊治、预防和护理知识，这些都有利于配合诊治、提高疗效和阻止疾病复发。护理人员不要放过治疗护理中任何细微的变化，如皮肤试验可疑，要及时找其他医护人员商讨。对于病人病情可疑或出现的治疗反应及意外问题，不要轻易放过，要让病人留察直到安全无事。总之，门诊护理不能有任何粗心、马虎，否则就容易发生差错或事故，给病人造成伤害，给医院造成不良的社会影响。

2. 技术扎实、作风严谨

门诊服务对象是各种病人，要求护理人员有广博的护理知识和全面的护理技能，坚持一切治疗护理的科学性，保证病人的安全。要掌握扎实的医学护理学理论和熟练的护理操作技能，做到作风严谨求实，保证病人的生命安全。在治疗护理过程中，切不可漫不经心、粗枝大叶。护理工作中的任何疏忽，如打错针、发错药，血压、脉搏、体温测量不准，都可能铸成大错，甚至危及病人生命。如果此时病人已离开医院，一时无法找回，将造成难以挽回的损害，其社会影响更为恶劣。所以，护理人员应审慎从事，一丝不苟，准确无误，严谨求实地做好每项工作。

3. 密切联系，团结协作

门诊各科室是一个整体，护理人员在医生、临床科室、非临床科室及患者、家属的相互联系中起着直接或间接的调节作用，如护士对待医嘱，既要严格执行，又不能盲目机械地执行。发现新的病情时，要及时报告医生，这样才能不错失治疗和抢救的时机，从而有效地发挥门诊的整体效应，减少误会和矛盾，防止推诿责任，避免医疗差错与纠纷的发生。密切联系、团结协作有利于建立良好的人际关系，为患者提供一个良好的治疗环境。做到一切为患者着想、从患者的利益出发，使门诊成为团结协作的整体，共同为患者服务。

4. 环境优美、安全舒适

保持门诊环境优美、标志清晰、安静舒适，可以使患者、医务人员产生一种舒适、愉快的心理效应，有利于提高工作效率和诊疗效果，缩短患者候诊时间，减轻患者的焦虑感和减少交叉感染，使患者感到亲切，增加对医院的信任感，易于合作。优化环境一靠医院管理、后勤部门的综合治理，如门诊环境的绿化、美化，门诊路标的清晰标志，科室的合理分布，健康教育阵地的整齐划一等；二靠医务人员和患者的保持，如维护好的就诊环境、就诊秩序，做好门诊清洁卫生，禁止随地吐痰、吸烟、大声喧哗及吵闹行为，加强巡视，使危重患者及时就诊，调整医生间的忙闲不均，对候诊患者开展健康宣传教育、传播卫生保健知识，提高患者的自我保健能力，养成健康行为、消除危险因素，以防止疾病的发生，提高门诊医疗、护理质量等，从而使门诊科室清洁化、门诊秩序规范化。

二、急诊护理的特点与道德要求

急诊是指对病情紧急的患者，及时给予诊治、处理。急救是指对病情严重已危及生命的患者，立即组织人力、物力，按照急救技术及程序进行抢救。急诊室是医院抢救突发、紧急、危重患者的重要场所。急诊抢救的目的是在最短的时间里，以最快的速度、最有效的措施，缓解患者急性发作的症状，为进一步治疗争取时间。

急诊护士肩负多种角色，需要协调多种关系。护士在医生到达之前是主动角色，护士首接患者，设法快速通知医生，迅速、主动准备抢救物品，主动实施并及时拟订科学的急救护理程序，从而赢得抢救时间。护士在医生达到之后主要是配合医生工作。在患者家属面前要注意用恰当的语言安慰他们，使他们有安全感，并以良好的心态积极配合治疗。

（一）急诊护理的特点

1. 随机性强

急诊患者发病虽然也有一些规律性，如雨、雪天骨折患者多，夏季肠道病患者多，天气突变感冒患者多。但从总体上来说，急诊患者就诊时间、人数、病种、病情都是护理人员事先无法预料的，有很大的随机性。急诊护士要处于常备不懈的状态，高度重视患者的生命，积极做好急救设备、药物的准备，随时应对任何情况下的各类急救患者。

2. 时间性强

急诊患者病情紧急、危重、变化快，而且有的患者神志不清、自我意识模糊或意识障碍，患者及家属均不能提供详细病史，医生也不能按部就班地进行体格检查、化验和特殊检查，而只能重点询问和重点检查后立刻投入抢救。因此，急诊护士应有丰富的临床救治经验，争分夺秒、全力以赴抢救患者，突出“急”字，为患者赢得时间、挽救生命。

3. 主动性强

急诊患者病情危重、复杂，往往多个系统、多个器官同时发生病变，经常需要多学科、多专业医务人员协同抢救。有些疑难重症（如中毒性休克、严重复合伤）更是如此，所以，急诊护士要有敏锐的鉴别力和多学科知识，能根据病种、病情及时通知有关科室的医生进行诊治和抢救。同时，要严密监护、细心观察病情的变化，为医生诊治提供依据。对某些病情危急的患者，如各种中毒、出血不止、心搏呼吸骤停者等，护士应主动灵活予以处置，以免贻误病情，丧失抢救时机。

（二）急诊护理的道德要求

急诊护理是急诊工作的重要方面，除应具有门诊的道德要求外，针对急诊护理的特点，还有其特殊的道德要求。

1. 争分夺秒、敏捷果断

抢救急诊患者，必须分秒必争，急诊护士必须树立“时间就是生命”“抢救就是命令”的强烈观念。要突出一个“急”字，做到急患者所急，想患者所想，争分夺秒、全力以赴地救治患者，尽量缩短从接诊到抢救的时间，救患者于危急之中。为此，护理人员要坚守工作岗位，及时做好各项准备工作，以冷静、果断、敏捷、准确的作风，积极配合医生做好抢救工作。密切做好病情的观察，有效应付各种突变，保证患者的抢救成功。那种慢条斯理或不紧不慢、怕担风险或利用种种借口随便推诿急诊患者的行为，都是缺乏道德的表现。

2. 高度负责、耐心周到

急诊患者抢救常有一定的风险，护理人员应从患者利益出发，以患者生命为重，不计个人得失，敢于承担风险，高度负责地抢救患者的生命。要根据病情，耐心、周到、及时给予洗胃、人工呼吸、胸外按压、止血、输液等治疗，并详细准确地做好抢救记录。对急诊科可能遇到的特殊患者要从社会公益出发，灵活地采取相应的措施：① 对有风险的患者，要敢于承担责任，积极参与抢救；② 对意识不清的患者，要有慎独精神，耐心周到地提供服务；③ 对交通事故或有法律纠纷的患者，在认真做好抢救工作的同时，要详细、准确地做好抢救记录；④ 对可疑患者要及时向医院值班、保卫人员汇报；⑤ 对留院观察的患者不要放松警惕，不能只留不察，失去留察的目的，要严密观察以防发生意外；⑥ 对待打架斗殴致伤的患者，应从人道主义出发，以正确的态度对待他们，以最佳的抢救护理方案进行救治，争取最佳疗效。

3. 深切同情、亲切关怀

急诊患者多为突然发病或遭受意外伤害，患者及家属均无思想准备，心理紧张、恐惧，痛苦不堪，甚至惊慌失措。急诊护士要有急患者所急、想患者所想的深切同情心。理解体贴患者及家属的焦虑和痛苦，给予患者亲切关怀、热情帮助和细心的照料。多使用安慰、解释性语言，尽快稳定他们的情绪。始终把抢救患者的生命作为自己的责任，细心观察每位患者的病情变化。特别是对自杀、意外伤害的患者不能埋怨、责怪、讽刺、挖苦。自杀患者由于各种痛苦的折磨，内心有不同程度的创伤，更需要医护人员的热情关怀和照料，要以高尚的情操，耐心劝导他们振作精神，重新点燃其生活的信心和希望。遭受意外伤害的患者及其家属容易惊慌失措，也容易把不冷静的情绪转到医护人员身上，医护人员应深表同情，对患者及家属的态度、情绪予以谅解。护士应以沉着冷静的态度，用最快的速度做出准确判断，实施最佳抢救方案，争取最理想的疗效。

4. 团结协作、互相支持

急重患者的抢救成功往往需要几个临床科室的相互协作、共同完成。所有参加抢救的人员包括医生、护士、麻醉师、其他医技人员等，都要精诚团结、密切配合、相互理解、相互支持，共同完成抢救患者的重任。如果医务人员相互推诿、配合不当，就会造成严重的后果。护理人员应从全局出发，积极协调，配合各部门主动救治患者，并在救治中发扬不怕苦、不怕脏、不怕累和连续作战的精神，从而有效地救治急重患者。

三、危重病人抢救中的护理特点与道德要求

（一）危重病人抢救中的护理特点

危重病人是指病情严重，随时可能发生生命危险的各种病人。危重病人抢救护理有以下特点。

1. 护理任务艰巨

危重病人的特点可概括为4个字"急、重、险、危",这就决定了护理任务的艰巨性。由于病人病情紧急、来势猛、变化快,需要立即投入抢救、迅速做出判断。危重病人病情严重甚至神志不清,生活难以自理,不仅护理工作量大而且任务艰巨。危重病人及家属顾虑较多,心理活动复杂,心理护理任务重。护理人员面对生命垂危及死亡危机,心理疏导比较困难,加大了心理护理的难度。因此,危重病人护理具有艰巨性的特点。

2. 护士素质要求高

危重病人抢救护理任务艰巨,护士必须具有全面的业务素质、丰富的临床护理与抢救经验、健康的心理素质和较高的职业道德修养。面对病人突然恶化的严重病情,甚至随时有生命危险,护理人员必须具有丰富的临床护理与抢救经验,才能有效地抢救病人;面对病人复杂的心理变化和不同的心理问题,护理人员必须自身具有健康的心理素质,用良好的心态感染帮助病人及家属,使他们能够以理智的心理面对疾病;面对艰巨的抢救护理任务,护理人员必须以忘我的态度投入抢救工作,时刻把病人的生命放在第一位,要有较高的护理职业道德修养。正是由于危重病人抢救护理任务的艰巨性,因此,对护理人员的业务、心理、临床经验、职业道德等各方面的素质都提出了较高的要求。

3. 护理伦理难题多

危重病人抢救护理工作经常会遇到一些伦理难题:如履行人道主义与医院经济效益的矛盾,知情同意与保护病人利益的矛盾,病人拒绝治疗与保护病人生命的矛盾,安乐死与现行法律的矛盾等。这些都是临床护理决策的难题,需要护理人员综合考虑。

(二)危重病人抢救中的护理道德要求

1. 迅速机警、反应敏捷

危重病人病情复杂多变,随时有生命危险,护理人员必须头脑机警,随时处于备战状态,细心观察、及时发现危重病人出现的危险信号和险情,一旦发现新情况要及时向医生报告,敏捷地投入抢救工作,以使病人转危为安。若护理人员粗心大意、反应迟缓,就会失去抢救时机造成严重的不良后果。

2. 紧张有序,果断审慎

危重病人病情变化快,随时有生命危险,在紧急抢救危重病人时,护理人员要头脑冷静、判断正确,要做到急而不乱、紧张而有序、沉着而迅速。要根据病情变化,果断调整抢救措施。这里果断不是贸然行事、粗鲁武断,而是审慎行动、胆大心细、一丝不苟、小心谨慎、快速敏捷地做好每项工作,切不可惊慌失措、马虎从事,绝不能因为时间紧而简单行事,违反操作规程。

3. 同情理解、任劳任怨

危重病人病情危重、预后差,心理活动复杂,病人及家属常产生恐惧、急躁、忧虑的心理。护理人员在抢救危重病人时,应努力做到态度和蔼、诚恳、富有同情心;语言应精练、贴切、易于理解;举止沉着、稳重,技术娴熟认真,给病人充分的安全感。有时病人或家属烦躁不安、情绪失控,甚至无端指责护理人员或在医院无理取闹,护理人员在繁忙的工作中,要以冷静的态度,深厚的同情心,理解、宽容病人及家属的心情和行为,耐心说服病人,不使矛盾激化。同时,要热情、主动和任劳任怨地做好护理工作，特别是对悲观绝望的病人要多加安慰和鼓励，帮助他们树立战胜疾病的希望和信心。

第三节　心理护理道德

心理护理是指在护理过程中通过护士的行为、语言、态度和表情等，影响或改变病人的心理状态和行为，使之有利于疾病的好转与健康的恢复。随着医学模式的转变，人们更加清楚地认识到心理因素与疾病的关系，认识到心理因素既可以治病也可以致病。心理护理可以通过一系列良好的护理措施，调动病人的主观能动性，使其树立战胜疾病的信心；使病人处于最佳的心理状态，接受治疗和护理，减少不良情绪的刺激，改变病人的不良行为，有效治疗疾病。因此，研究病人的心理需要和心理问题，探讨心理护理的相关知识和道德要求对做好护理工作具有重大意义。

一、病人的心理特点

心理护理是针对病人的心理需要和心理问题开展的护理工作。病人心理需要是指进入病人角色后对生理的和社会的要求和反应。病人心理问题是指疾病本身及医疗环境、医疗活动所引起的病人在认识、情绪、意志、性格等方面产生的不同变化所引起的心理问题。

（一）病人的心理需要

1. 希望被人尊重

每个人都希望被认识和得到尊重。因患病而进入病人角色，其心理对自己的认识就会失去平衡，出现种种异常心理。病人既怕被人遗忘、不被关心，又怕被人轻视，被人视为无用无能，害怕因疾病失去价值而成为他人的负担，产生自卑、恐惧、焦虑、失望等心理。他们非常希望自己的价值被人认识，自己的人格被人尊重。因此，护理人员要帮助病人感受到自己是重要的、是有价值的、是被重视的、是可尊敬的。如礼貌地称呼病人，热情地接待他们，耐心地为他们解释有关问题，细心地照顾他们，并尽可能让病人做一些力所能及的事情，使他们感受到被承认和有价值。同时护理人员要保守病人的秘密，尊重病人的个性，使病人感到被尊重。

2. 希望被人理解

病人因疾病导致躯体和生理上的失常，因而离开习惯的群体，进入一个陌生的群体。病人常常由此产生失落感和孤独感，需要得到他人的同情和帮助，希望得到亲人、朋友以及周围人们的关怀和理解，希望与周围人建立友好的关系。护理人员要理解和帮助病人，使他们感受到医护人员、亲人、朋友的理解、关心和照顾，使他们感到安全和有所归属，如组织一些有益的娱乐活动，恢复病人的心理平衡，以良好的心理状态接受护理和治疗等。

3. 希望了解病情

病人希望获得与疾病有关的信息，如疾病状况、诊断结果、治疗措施、疾病发展、预后信息、护理的安排及应注意的问题等；希望获得有关医院的情况、生活制度等。当病人充分了解这些信息后，则会消除不安，增强战胜疾病的信心，与医护人员的配合也会更主动、更密切；若不能及时获得这方面的信息，病人就会感到茫然和焦虑。因此，护理人员要充分让病人获知有关情况,更好地开展护理工作。

4. 希望环境舒适

病人住院或在家休养,一张病床使天地突然变小,环境单调枯燥,身患病痛、面对疾病的威胁,病人常常感到恐惧、空虚与苦闷,会产生寂寞无聊、度日如年之感。病房环境直接影响到身体的恢复与健康,病人希望病房空气清新、摆设高雅、色调和谐,医院环境清洁安静。如有的医院建成园林化、宾馆式病房,会给人以愉快、舒畅、轻松、融洽的心理感受,使病人在轻松愉快的环境中接受治疗。

(二)病人的心理问题

健康的人一旦进入病人角色,生活、工作就会随之发生变化,加之病痛的折磨,会使病人产生不同程度的心理变化,出现许多心理问题。

1. 情绪不稳定

一个人患病后不仅生理上发生变化,心理上也经受折磨,许多人常常出现情绪、情感方面的变化。他们遇事易激动,对外界的一些刺激反应敏感、强烈,容易发脾气,有的抑郁、消沉。由于对疾病过于担心而产生恐惧、焦虑情绪;由于对治疗缺乏耐心而烦躁、易怒;由于对治愈不抱希望而悲观失望,甚至产生厌世、自杀的念头。稍有异常就胡乱猜疑,怀疑医生的诊断是否正确,担心用药是否对症,担心医疗差错会发生在自己身上。这些不良心理严重地影响着人们的情绪,影响着疾病的治疗效果和康复。

2. 猜疑心加重

人生病后很快会把注意力转向自身,对自身各种症状的敏感度增强,甚至对自己的呼吸、心跳、胃肠蠕动都会过于担心、多虑。在精神疲乏、心情紧张时,病人还会产生错觉。同时他们对周围的事物及人们的语言、表情也过于敏感,听到别人低声细语地讲话,就认为是在议论自己的病情,或者认为别人对自己隐瞒了病情。对别人的好言相劝将信将疑,甚至曲解其意。病人既想了解有关疾病的信息,又怕病情严重达到不可救药的地步。因此,护理人员在工作中要谨言慎行,尤其避免对病情模棱两可的解释,防止引起病人的猜疑。

3. 依赖性增强

病人多表现为自觉控制与调节行为能力的减弱,对外界事物他们往往缺乏兴趣,表现为优柔寡断、敏感多疑。由于人们在患病时对爱和归属感的需求增加,他们希望得到家人、朋友、同事的关心照顾,希望得到医务人员的精心诊治、护理,期盼早日康复。患病后往往产生较强的依赖心理,生活上显得被动,行为上变得幼稚,情感上变得脆弱。一向独立性很强的人也变得没有主见,一向自负好胜的人变得没有信心,即使自己能料理的事,也要依赖别人去做。

(三)心理护理的特点

由于病人有各种心理需要,所以不同程度地存在着一些心理问题。因此,心理护理具有广泛性、情境性、个别性和社会性的特点:广泛性即病人均有不同的心理护理要求,同时心理护理的范围非常广泛。情境性即病人的心理活动是不断变化的动态过程,心理护理的内容、方法、要求也随之发生变化。个别性和社会性即人的心理受各种社会因素的影响,使每个病人的心理问题、心理变化千差万别,心理护理要有针对性、艺术性、多样性和社会性。因此,心理护理要全面满足不同病人的心理需要,包括获得尊重、理解的需要,获得医疗信息的需要,及时治疗的需要,有效治疗环境的需要等。

二、心理护理对护士的素质要求

素质是心理学的术语,是指人的一种较稳定的心理特征。护士素质对于做好心理护理具有重要作用,主要包括以下几个方面。

(一)护士的情感

护士的情感直接影响着病人的情绪情感,影响着医疗服务质量,良好的情绪情感能调整病人的心情,增强病人战胜疾病的信心,促进疾病的康复。不良的情绪情感不仅降低护士的工作效率,同时影响病人的心情。护士应保持相对稳定的情绪情感,有较强的情绪自控能力和适度的感情表达方式。

1. 同情心

护士对病人的病痛及不幸要富有同情心,在护理病人时要与病人产生共鸣,体会病人的感受,了解和满足病人的合理要求。对病人的心理需求要细心体贴、热情关怀,想病人所想、急病人所急、痛病人所痛、乐病人所乐。视病人如亲人;真诚地爱护病人,无微不至地关心病人,满腔热情地服务于病人。以真诚的同情心对待病人,用勤劳、灵巧的双手,细心地从事护理服务,安抚创伤、减轻病痛,给病人带来舒适与温暖。用美好的心灵去医治病人的病痛。

2. 热情和耐心

护士要热情地对待病人,主动与病人交流,积极帮助病人解决各种问题,尽量满足病人的合理要求。与病人接触时应保持健康愉快的情绪,以积极的态度、开朗乐观的心态影响病人的情绪,调动病人战胜疾病的勇气和信心。对某些解决不了的问题或不尽合理的要求,应给予及时耐心的解释。对于病人多次提出的问题要尽量帮助解决。对待曾经对自己不礼貌、冲撞过自己的病人要宽宏大量、善于谅解,以宽容的态度、真诚热情的服务对待他们,感化他们的心灵,调整他们的心态。

3. 善于控制情绪

护士每天从事着大量繁琐的工作,接触着大量来自不同地点、不同情绪的病人,护士要善于控制自己的情绪,以热情、愉快、饱满、健康的情绪感染病人,增强病人战胜疾病的勇气和信心,提高工作质量。若护士情绪波动或情绪低落都会直接影响到病人的心情,使病人的心情不愉快,增加病人的痛苦,影响护理工作的开展,降低护理质量。因此,护士良好稳定的情绪对于做好心理护理工作具有重要意义。善于控制自己的情绪是护士必须具备的心理素质。

(二)护士的能力

1. 敏锐的观察力、良好的思维能力

敏锐的观察力体现在通过护理过程中的视、触、听等了解病人的病情和心理状态的变化及发展动向,实施有效的躯体护理和心理护理措施。良好的思维能力是透过某些现象和凭借对人体正常情况的认识,通过推理判断,分析了解病人的心理变化,促进护理工作的有效完成。

2. 较强的记忆力、良好的语言能力

在繁多、复杂、广泛的护理工作内容中，护士对不同病人的治疗方案、病人的需求要准确记忆，从而更好地完成各项护理任务。同时护士的语言也是治病的方剂，其治病的作用体现在心理上。恰当的语言犹如一剂良药可使病人得到心理上的慰藉，使病人保持轻松愉快的心境，促进疾病的康复；而态度生硬、出言不慎则会对病人造成不良刺激，加重病情，甚至导致更严重的后果。因此，护士应认识到语言具有的暗示和治疗功能，学会使用礼貌性语言、安慰性语言、治疗性语言、保护性语言，想方设法提高语言的治疗作用。

3. 熟练的技术操作能力和组织工作能力

熟练的技术操作能力，可以提高治疗效率，减轻病人的痛苦，它是护士必须具备的基本功，需要多方面的组织能力来配合。如根据病人特点制订护理计划，根据病人的具体情况规划自己的行动，根据治疗需要妥善组织医务人员、病人及其家属，使病房成为一个良好、和谐的集体，促进护理工作的有效完成。

此外，护士还应具有正确处理人际关系的能力和护理科学研究能力等。

（三）护士的性格和气质

性格是个人在现实社会活动中形成的稳定的态度和与之相适应的习惯化了的行为方式。气质是指人的情感和行为反应的速度、强度和外部表现方面的特征。良好的性格和气质对心理护理有着极大的促进作用。护士的性格和气质应包括以下几方面。

（1）为人正直，作风正派，对待病人一视同仁。

（2）冷静的头脑，果断的处事能力及克服困难的坚强毅力。

（3）稳重沉着的工作作风，充沛的精力和精益求精的工作态度。

三、心理护理的道德要求

随着医学模式的转变，心理护理的重要作用日益被人们所认识，做好心理护理工作，不仅对护士有较高的素质要求，还有较高的道德要求。

（一）事业心

事业心表现为对工作的无比热爱和工作中的忘我精神，是道德信念的体现，是一种敬业精神。事业心是对工作高度负责，任劳任怨，充满深厚爱心，愿意为所从事的职业无私奉献的精神。护理事业是一门平凡而又伟大的事业，从事这个专业的护士要有较高的道德情操，热爱护理专业，立志献身护理事业，刻苦钻研护理技术，一心扑在工作上。但有部分护士对自己所从事的专业前景产生了困惑，有的弃护经商，有的只满足于现状、应付日常工作，有的责任心不强等，影响了护理质量、损害了护士形象。因此，树立正确的人生观，热爱自己神圣的职业，努力学习、不断加强护理道德修养，提高自身素质，正确处理个人、理想与事业的关系是心理护理的首要道德要求。

（二）责任心

责任心是道德意志的体现。高度的责任心是做好心理护理的关键。心理护理工作并不是可有可无的软指标，而是同护理技术规程一样必须认真落实的一项工作。每位病人都有各自的心理需要，在护理工作中认真负责，就能及时、准确地了解病人的心理，就会根据具体情况尽量满足病人的心理需要。如对候诊病人进行门诊、急诊布局、规章制度的常规指导，满足病人尽快诊治、化验、取药等需要；对老年病人要耐心诚恳地解释有关问题；对儿科病人要表情亲切、说话温和；对女性病人应维护她们的尊严，保护其隐私。帮助病人克服困难、战胜疾病，有效地做好护理工作，需要护士有高度的责任心。

（三）同情心

同情心是道德情感的体现。护士对病人的各种疾苦及心理变化要深表同情和理解。在各项临床护理中都应以高度的同情心对待每位病人，细心观察病人的心理变化，深切理解病人的各种心理需求，及时解决各种心理问题，关心病人的痛苦，减轻和消除病人的心理压力，耐心关怀病人，增强病人战胜疾病的信心，以高尚的道德情操和精心的护理来感化病人。

（四）良好环境

病人住院不仅会因疾病引起躯体上的不适，同时也会因环境不适而引起心理及行为上的不适。护理人员要努力为病人营造一个整齐、清洁、安静、舒适、安全的环境，促进病人心理和身体的康复，提高护理质量。如经常保持病房的清洁、整齐，使病人有安全感；保持病房安静做到“四轻”，即说话轻、走路轻、操作轻、关门轻；保持病房空气新鲜，温度、湿度适宜，环境优美，无噪声等。在陌生的医院中，以安全与温馨的环境，使病人感受到如在家一般被细心呵护，保证病人的睡眠和休养，而利于疾病的康复。

总之，心理护理的道德要求是：要求护理人员具有高度的事业心和强烈的责任感，能建立良好的护患关系；要求护理人员具有精湛的技能和广博的心理学、伦理学、社会学、美学等方面的知识。

第四节　整体护理道德

整体护理（holistic nursing）作为一种先进思想观念与临床实践，是随着社会的文明、进步及护理学科的发展而出现的一种以护理程序为基础的现代护理工作模式。它始终贯穿于研究和发展护理理论及相关护理概念的过程中，是我们解决复杂的健康问题的指导思想，是世界各国护理工作者长期共同努力的结果，是我国现代护理发展中出现的新课题。它体现着当代护理思想与观念的重大变革，丰富和完善了护理学的理论体系。探讨整体护理道德有助于顺利实施和完善整体护理，也有助于护理学科的发展。

一、整体护理的含义和特点

（一）整体护理的含义

整体护理是以病人为中心，以现代护理观为指导，以护理程序为基础框架，并把护理程序系统化地用于临床护理和护理管理各个环节的工作模式。整体护理的目标是根据人的生理、心理、社会、文化、精神等多方面的需要，视服务对象为一个功能整体，提供适合个体的最佳护理方法。

1. 整体护理的内涵

（1）把人看作是一个整体的人。从生理、心理、社会、文化、精神5个方面考虑健康行为反映的问题，并运用护理程序，通过护理手段来解决这些健康问题。

（2）把护理工作看作是一个整体。护理应服务于人类生命的全过程，针对个体所处的生命不同阶段，给予相应的照顾和健康指导。特别是对于生病的个体，护士不仅要注重疾病的痊愈，还要关心其康复、自理，从而达到个人健康的最佳水平。因此，要从护理制度、管理、教育、科研和服务质量等方面考虑护理工作问题，通过科学的管理方法解决这些问题，提高护理质量。

（3）把护理与环境看作是一个整体。从政治、法律、经济、科学、文化、社会环境等方面考虑护理与外界环境作用所产生的问题，并通过一些决策和手段来解决这些问题。

2. 整体护理的外延

（1）教育是整体护理实施的前提。护理教育内容的改革与完善是实施整体护理、提高护理质量最基本的保证。只有发展教育事业，护理质量的提高和护理队伍整体素质的提高才有根本的保证。

（2）管理是整体护理的重要保证。整体护理的病房建设必须有强有力的管理，才能保证整体护理的深入持久发展。

（3）社会需要是整体护理发展的动力。社会经济发展对现代护理提出了新的要求，护士不仅仅是遵医嘱对病人进行疾病护理，而是要具有独立处理问题的能力，为病人进行身心整体的护理。

（4）改善服务态度是整体护理成功的必要条件。医院是面向社会的服务窗口，护士是医院服务态度的焦点，使病人真正感受到医院的良好服务是实现整体护理的必要条件。

（二）整体护理的特点

1. 系统性

整体护理系统性即护理过程的系统性和整体护理实施管理的系统性。护理程序本身是一个系统，它包括护理评估、护理诊断、护理计划、护理实施和护理评价。系统化的管理包括护理理念、护士职责与评价、人员组织结构、护理品质保证、各种护理表格以及标准护理计划、标准教育计划等。系统中的各环节是紧密联系、协调一致的。

2. 整体性

整体性要求每名护士对病人全面负责，围绕病人这个中心，实施整体连续的护理工作。同时，护理程序是一个整体的护理工作方式，缺少其中的某一项都将破坏护理工作的完整性。

3. 全面性

整体护理以人的健康为目的，视人为生理、心理、社会、文化、精神多层面的综合体，且各层面处于动态平衡中。护士负责病人的全面护理，处理人类存在的或潜在的健康问题，满足人的个体健康需求，并始终贯彻于人的整个生命过程，所以护士必须对病人全面负责。

4. 专业性

整体护理对各种疾病进行护理诊断、护理措施和护理评价等,改变了过去只靠医嘱加常规操作的被动局面,发挥了护理工作的独立性,充分展示了护理的专业性。

二、整体护理的道德要求

整体护理是一种先进的工作模式,是护士工作的行动指南。护士在为病人服务时,应把生物学的病人与社会、心理学的人作为一个整体,把病人与其所处的环境视为一个整体,把病人从入院到出院及出院后的恢复过程视为一个整体。要求护士用整体观综合分析和考虑病人的状态及有关问题。因此,护士要有良好的素质修养和较高的道德修养。

(一)高度负责的自觉性

整体护理的职责有一系列内容,例如,收集和记录病人的健康状况和病史,对病人进行入院评估,完成对病史的综合分析,对病情进行连续、准确的估计并进行恰当的处理,准确清楚地进行护理诊断,根据护理诊断和病人的各方面需要,制订系统、合适的护理计划,按照病人的需要本着舒适、安全的原则采取护理措施,遵医嘱确定护理步骤、给予药物治疗并观察和记录病人对药物的反应,按标准教育计划认真地进行护理宣传教育,实事求是地进行护理效果评价,在评价的基础上准确、恰当地制定新的护理措施,从病人和家属中得到反馈意见,以确定病人的需要是否得到满足,简洁、完整、及时地填写护理记录等。以上工作的循环往复都需要护士高度负责、自觉完成。护士有了自觉的责任心,才能积极热情地投入工作,处处严格要求自己,以良好的道德修养和娴熟的业务技能,胜任护理工作。因此,高度负责的自觉性是整体护理工作取得成功的关键因素之一。

(二)刻苦钻研的进取性

整体护理对护理人员的素质提出了较高的要求,要求护理人员要有规范的基础护理和各科护理的基本操作技能,具有对常见病、多发病病情的观察能力,能够应用护理程序收集病人资料,分析和诊断一般健康问题,制定护理措施,实施身心整体护理。具有对危重病人的应急处理能力和配合抢救能力,具有对常见药物疗效和反应的观察监护能力等。既要掌握这些娴熟的护理操作技术,又要具备较好的人文素质,如良好的语言表达能力、准确的思维判断能力、有效的人际沟通和协作能力等。同时还应具有护理管理能力、计算机操作能力和较强的自学能力。既要为病人提供优质的护理服务,又要向个体、家庭、社会提供整体护理、保健护理服务和卫生宣传教育。既要掌握临床护理知识,又要掌握伦理学、管理学、心理学、社会学、美学、外语等人文社会科学知识及技能。要具备以上素质和能力就必须刻苦钻研、积极进取,这是整体护理对护理人员提出的道德要求,也是护理人员为病人提供优质护理服务必须具备的道德品质。

(三)独立思考的主动性

整体护理规定了护理的业务范围和护理职责,决定了护理人员所要面对的专门任务,提供了护理人员解决人的健康问题的工作方法,促使护理专业走向了独立。做好这一工作需要护理人员开动脑筋、善于思考，独立主动地面对问题、解决问题。在护理评估中，对资料的收集和处理，要针对不同对象的年龄、性别、文化程度、职业、知识结构、信仰、生活习惯、家属、社会环境及发病史等有关内容，结合病人的身心状况，进行独立的综合思考、具体分析，提出护理问题、制订解决计划、认真加以实施。如整体护理要求护理人员面对护理问题，对反映病人健康问题的资料进行综合分析，做出准确、恰当的护理诊断。因此，主动、细心、独立地分析思考护理所面对的问题，果断地做出处理，才能更好地发挥潜能搞好护理工作，才能更好地制订护理计划、实施护理措施。这是护理人员必须具备的道德素质。

第五节　特殊护理道德

临床特殊群体是指患有各种特殊疾病的人群，这些病人由于疾病的特殊性及特定的环境，常常在生理、心理上表现出不同的特点，临床工作中对护理人员的道德要求也有所不同，或有更高的道德要求。由于特殊疾病病种众多，医院分科越来越细，不同的护理人员在为这些病人服务时必须充分考虑他们的特点，有针对性地做好护理工作。

一、儿科护理道德

儿童的身心健康直接关系到家庭的幸福和国家的发展，儿童是家庭的中心，祖国的希望和未来。儿科的服务对象是 14 岁以下的儿童，他们的体格、心理和智力都处于不断发展和成熟时期，其生理、病理、营养、代谢，心理状况、行为方式及疾病的发生、发展规律都与成年人有很大的差异，儿科治疗护理中一旦发生医疗纠纷，解决的难度较大。因此护理人员在临床工作中要了解患儿的特点，具有较高的道德修养。

（一）儿科病人的特点

1. 儿科病人不会自诉病情，难以配合治疗

儿科病人由于年龄小、语言表达能力及理解能力差，不能完整、准确地述说病情，不能主动配合治疗和护理，不会主动、及时反映治疗护理的效果。在检查治疗时，许多患儿不能配合，甚至拒绝治疗，给护理工作增加了难度。要求护理人员详细倾听家长的陈述，自觉、主动地观察病情，倾听孩子的哭声，认真仔细分析，及时采取有效的护理措施。

2. 儿科病人常伴有紧张、恐惧心理

儿科病人特别是住院患儿，从自己熟悉的环境及关爱他（她）的亲人身边来到一个陌生的环境，每天身受疾病的折磨及治疗上的疼痛，又要面对医护人员的陌生面孔，会产生紧张、孤独和恐惧心理。有的不敢讲话，有的大哭大闹、不吃不喝、不接受治疗，有的甚至拒绝治疗。因此，护理人员要熟悉患儿的特点，像他们的父母一样接近他们，了解他们的生活习惯和爱好，发现其规律性；要及时与患儿沟通思想、增加信任，尊重孩子的人格，满足他们的合理要求。在为孩子治疗护理时要耐心引导，以正确的行为方式影响孩子。

3. 儿科病人免疫力低、病情变化快

儿童正处于生长发育时期，免疫功能、中枢神经系统、肾功能、酶系统等还不健全，对疾病的抵抗力、免疫力比成人差，易感染疾病，且发病急、病情变化快。若能及时、正确给予诊治，就能很

快地控制疾病，使患儿转危为安；否则，将有可能延误病情，增加患儿的痛苦，甚至危及患儿的生命。

4. 儿科病人自理能力差，病房管理难度大

儿科病人缺乏独立生活能力，对自我行为的控制能力差，不能预测危险事情的发生，缺乏自我防护能力。有的患儿吃饭、睡觉都需要别人照顾，不能自觉遵守医嘱；有的病情稍有好转就到处乱跑、随心所欲；有的家长过分宠爱，更助长了孩子的随意性。因此，为病房管理增加了难度、增大了工作任务，也对护理人员提出了更高的要求。护理人员既要主动护理患儿，又要照顾患儿的生活，做好患儿的监护工作，及时干预患儿的危险行为，使其有效地治疗康复。

（二）儿科护理的道德要求

1. 要有爱心、耐心和精湛的技术

护理人员要经常深入病房，对患儿要在生活上、精神上给予关心、爱护和体贴。说话态度和蔼，语言亲切、通俗易懂。生活上精心照顾、关怀和帮助，了解患儿的饮食习惯、进食情况及睡眠状况；精神上给予安慰和鼓励，像慈母一样照顾、接近患儿，给他们讲故事、做游戏，取得患儿的信任、配合；治疗时动作轻柔，冬天注意保暖，治疗护理中与患儿进行适当的聊天交流，消除患儿的紧张、恐惧心理。要有爱心、耐心和精湛的护理技术，对患儿的正确行为要及时给予一定的表扬和鼓励，对于不合作的患儿要耐心劝导、讲解，细心护理，不能只顾快而粗鲁、莽撞、简单从事，这样会导致患儿更加不配合，甚至延误治疗。护理人员只有发自内心地爱护、尊重患儿，做到言而有信，与患儿建立平等友好的关系，才能做好护理工作。

2. 认真分析，精心护理

由于患儿年龄小和对医院的恐惧心理，他们很少主动反映病情或提出治疗要求；此外，患儿抵抗力差、病情变化快，这就要求护理人员密切观察病情，随时注意病情的细微变化，不放过任何可疑表现。通过认真分析、判断，精心护理，及时采取有效的控制措施，进行全面及时的治疗。护理中注意个体差异、性别差异和年龄差异；治疗时要区别对待，要有高度的责任心和科学求实的态度，不放过任何细小的环节，不存有丝毫侥幸心理，防止漏诊、误诊给患儿增加痛苦或造成不可挽回的损失。注意严格消毒隔离，防止交叉感染。

3. 治病育人，对患儿负责

患儿的思想、身体都处于发展和不成熟阶段，好奇心、模仿力极强。护理人员在疾病治疗中要注意自身行为对患儿的影响，护理人员的一言一行、一举一动都会引起患儿的仿效，要培养患儿坚强勇敢地面对疾病，自强自立的拼搏精神，培养患儿与患儿之间的团结、友爱、互助精神。使他们不仅治愈身体上的疾病，而且培养健康的心理和正确的思维及良好的道德品质。护理人员的良好品质还表现在为患儿的健康成长着想。如对哭闹不合作的患儿，不能进行恐吓或哄骗，防止患儿养成说谎的习惯、加重患儿的恐惧心理或对护理人员产生不信任感。

4. 取得家属的理解、配合

当今社会，我国的家庭状况是以孩子为家庭的中心，孩子是家长的希望。一旦孩子患病，家庭生活状况就被打乱，家长格外紧张和焦虑。护理人员要及时与家长交流信息，全面

了解患儿的生理、心理和生活环境情况，耐心解释有关问题，做好开导工作，增强家长战胜疾病的信心，取得家长的信任和配合。可以说，患儿的护理在很大程度上依靠其父母的理解、支持。

二、妇产科护理道德

（一）妇产科工作的特点

1. 妇产科病人的心理特点

妇产科病人包括不同年龄段的女性，由于患病部位多为生殖系统，治疗护理时她们常有紧张、恐惧、羞涩的心理，对疼痛的敏感度高。同时妇女的情感丰富、细腻，对外界事物和医护人员的反应敏感，医护人员的一个眼神、一个微笑都会引起病人的注意。妇产科的年轻女子就诊时更感到难以启齿，羞于暴露身体的隐私部位，有的因此延误诊治、加重病情。特别是发育异常、未婚先孕的青年女性表现得更为明显，担心被人议论、讽刺、耻笑，不能坦率说出实情，甚至拒绝治疗；青年女性担心疾病对怀孕、生育、性生活的影响；中青年女性则更担心疾病对健康、家庭和社会的不良影响。她们担心由此带来的疼痛，担心病情被他人知晓，担心疾病不能治愈，她们的紧张、恐惧心理会进一步影响疾病的治疗和康复，对护理人员也提出了更高的道德要求。

2. 妇产科护理工作的特点

妇产科的服务对象涉及各个年龄段，包括成年女性、孕妇、产妇及新生儿。服务范围接近总人口的一半，涉及各个社会层次。服务内容包括计划生育、人工流产、优生优育、生命质量、围生期保健及各种妇科疾病的预防治疗工作，还涉及妇女权利、婚姻法、计划生育政策等，关系到家庭的幸福和民族的繁衍。这就决定了妇产科护理工作的广泛社会性。同时，服务的内容也不断扩大，从单一的以治疗为主向预防保健过渡，增大了妇产科服务的范围和工作强度，也增强了护理人员的社会责任感。

（二）妇产科护理的道德要求

1. 同情关心、尊重病人

妇产科病人紧张、羞涩、恐惧的心理，对疾病的治疗和康复有一定的影响，护理人员应充分理解、深切同情她们，主动关心、体贴病人，态度和蔼、语言亲切、举止端庄。检查时向病人讲清检查目的和方法，尽量缩小暴露范围，严肃认真，动作轻柔。对病人的隐私，特别是生理缺陷、性生活方面等要严格保密，不向他人泄露。对未婚女子的检查更要特别注意保护，对未婚女子堕胎，不要讽刺或草率处理，要予以同情。对病人的不良心理要耐心引导安慰、鼓励关心，热情帮助。对手术治疗会造成性功能破坏的病人，一定要向病人讲清其利害关系，并征得病人及其家属的同意。总之，同情关心病人是做好工作的出发点，护理人员要体贴、尊重病人，帮助病人建立自信，取得病人的信任，促进疾病的治疗康复。

2. 果断敏捷的工作作风

妇产科护理工作因产妇妊娠或分娩时病情变化快且有很大的紧急性和危险性，随时有可能发生异常或意外，如妊娠合并心脏病突然发生心力衰竭，先兆子痫可能突发抽搐，分娩时突然发生羊水栓塞、子宫破裂等,都需要医护人员迅速、及时、准确地做出判断,冷静、果断地选择治疗方案,主动敏捷、有效地进行抢救,做到忙而不乱、急而不慌。如犹豫、拖延,怕担风险,都有可能造成严重的后果或不可挽回的损失。护理人员要和医生一起做出判断,及时采取有效的救治方法。

3. 不怕脏、不怕累的服务态度

妇产科护理工作社会性强、涉及面广,工作繁忙、辛苦,特别是产科分娩不分节假日与白天黑夜,随时有新生儿降生,造成工作忙闲不均。分娩时出血、羊水、大便及产后恶露的观察,都要求医护人员具有不怕脏、不怕累、不计时间、任劳任怨的奉献精神,都要求医护人员时刻把病人的利益放在第一位,随时观察病情变化,及时采取有效措施,想病人之所想,急病人之所急,一切从病人的利益出发,全心全意为病人服务。

4. 对妇女、家庭及社会高度负责的态度

妇产科护理工作涉及产妇及新生儿两代人的健康和安全,治疗护理处理不当,就会给母婴、家庭及社会带来很大损害。妇产科检查要详细、准确、细心;技术动作要熟练,技术要精益求精;手术及服用影响性功能的药物应严格掌握适应证和剂量,事先向患者及家属予以说明,并签订相关协议。对妇科传染病要讲清危害,采取有效的控制方法。同时,还要做好优生优育、计划生育、妇幼保健工作,要有对社会和民族高度负责的精神。禁止利用各种方法进行胎儿性别鉴定。要以高度负责的敬业精神对待每位患者,兢兢业业地做好护理工作。

三、老年患者护理道德

随着社会经济的发展,科学技术、医学技术的不断进步以及医疗卫生服务的日益完善,人民生活水平不断改善,人类的平均寿命逐年延长,老龄人口比例逐年递增,人口老龄化与老年保健已成为摆在我们面前亟待解决的社会问题。

(一)人口老龄化与老年保健

人口老龄化已成为当今世界一个突出的社会问题,世界卫生组织(WHO)已将人口老龄化及由此带来的老年保健问题看作是21世纪的国际问题,并给予高度重视。人口老龄化是社会发展的必然趋势,这既是社会进步的成果,又是人类面临的挑战。早在1979年,世界卫生大会就通过了以老年保健(health care of aged)为目标的决议,提出“全球老年保健纲要”。1982年,联合国召开了世界老龄化大会,颁布了著名的“国际老龄化行动计划”。1987年,世界卫生大会又提出“国际老龄化研究纲要”,并将“健康老龄化”(aging of the health)列为重点研究项目。1993年、1997年分别召开的第15届和第16届国际老年学会(IAG)都进一步探讨了这一问题。联合国确定1999年为老年人年。

人口老龄化即老龄人口的极大增加及所占总人口比例的不断增大的过程。1982年联合国规定:一个国家65岁以上人口占总人口7%或60岁以上人口占总人口10%的国家即为“老人型国家”。有资料显示,2002年全世界60岁以上的老人为6.29亿,占世界人口总数的10%,已步入“老人型社会”;到2050年,老人数量将猛增到19.64亿人,占世界总人口的21%,平均每年增长9 000万。据联合国的统计材料显示,世界上人口老龄化最严重的国家是西班牙、意大利和日本。预测显示,到2050年,西班牙老人占总人口的比例将由目前的22%

增长到44%，老人数量将由目前的884万增长到1 378万；意大利老人人口比例将增长到42%；而日本老人人口比例将增长到60%。此外，俄罗斯、瑞典、瑞士、德国和比利时等国也将是人口老龄化严重的国家。人口老龄化，在人口年龄结构上的变化主要表现在三个方面：即总人口中老年人口的比例增加，老龄人口中高龄人口的比例增加（高龄化），劳动力人口中老年劳动人口（45～59岁）的比例增加。人口老龄化毫无疑问地会对社会经济的发展产生巨大的影响。老年人口以及老年人口中高龄人口比例的增加，意味着老年抚养系数的增大和社会保障系统的负担加重。

中国老龄化的问题同样日益突出，中国是世界老年人口最多的发展中国家，全球60岁以上老年人1/5生活在中国。据统计，2000年10月我国正式步入老龄化社会，60岁以上的老龄人口达到1.32亿，占中国人口的10.3%，占世界人口的20%，由此我国已进入“老人型国家”。2005年，全国1%人口抽样调查显示，60岁及以上的人口为14 408万，占总人口的11.03%（其中，65岁及以上的人口为10 045万，占总人口的7.69%）。预测到2015年60岁以上的人口将超过2亿，大约占总人口的14%；到21世纪中叶将达到4亿，届时每4个人中就有1个老年人。更为突出的是，中国80岁以上高龄老年人以每年5.4%的速度增长，目前已达到1 300万，占世界80岁以上高龄老年人的18%。由于人口寿命延长，老龄人口增多，老年健康问题是摆在我们面前的重大课题。

（二）老年患者的特点

1. 老年患者的生理特点

由于老年人组织、器官的自然老化，使得老年人的发病率较高，患病种类多、时间长、住院率高、住院时间长。老年患者生理功能、调节功能衰退，表现出思维、记忆、智力减弱，视觉、听觉、嗅觉障碍；呼吸系统、消化系统、心脏功能减退，大脑自主神经调节功能下降，适应能力及免疫能力也不同程度地下降，从而增加了护理难度。老年疾病多以慢性病、多发病及退行性疾病为主，常伴有不同程度的功能障碍、功能衰退、智力低下等，也对护理人员提出了更高的道德要求。

2. 老年患者的保健特点

由于老年患者生理上的特点常常表现为体弱多病，亟须社会建立老年人的预防保健体系，这是社会的职责，也是老龄化社会的特点。老年人的预防保健体系包括老年病的预防、医疗保健、康复、生活照顾、精神安慰等。同时，需要社会制定老年保健教育指导，帮助老年人科学、合理地利用卫生服务；制定预防宣传措施，纠正不良生活习惯，提高生命质量；制定相应的老年人保护条例，使他们享有人格尊严和人身自由等。真正做到老有所养、老有所医。因此，老年保健具有更广泛的内容和更高的道德要求。

3. 老年患者的心理特点

老年人接触社会机会逐渐减少，感觉知觉能力、思维能力不断衰退。这些生理变化、社会角色变化，引起一系列的心理变化，同时，老年患者的心理活动状态也有很大的个体差异。

首先是悲观、恐惧、多疑心理。随着年龄的增长，许多老年人感到自己老了，如果身体上出现一些微小变化、轻微的不适，就怀疑自己患了不治之症，将不久于人世，从而紧张焦虑、惶恐不安、忧心忡忡、情绪悲观、意志消沉，经常想到自己临近死亡。遇到同事、病友或其他老人病故，就联想到自己，感到恐惧、担心。对疾病引起的疼痛、不适或治疗引发的痛苦，常产生悲观、恐惧、多疑的心理。

其次是孤独、寂寞、焦虑心理。许多老年人过去是长期紧张、忙碌，一旦退下来却不知做什么好，失去了目标，没有追求，无所事事。特别是一些从领导岗位上退下来的干部，过去被人们拥戴的感觉一下子消失了，产生孤独、寂寞感，感受不到生活的意义和乐趣，陷入极度空虚无聊之中，心情极其郁闷。老年人的这些特点增加了疾病的发生率和治疗难度，也对护理人员提出了更高的要求。

最后是自卑、消极、抑郁心理。由于老年人感觉、知觉的减退，从外界获得的信息量减少，从而降低了他们的心理活动水平；感觉不灵敏、注意力不集中、反应迟缓、活动能力差，产生不安全感、无用感、失落感等自卑、消极心理。一旦患病，身受疾病的折磨，特别是治疗不佳的患者，怀疑不能治愈或可能死亡，表现为精神抑郁、思想悲观、性格孤僻，常暗自伤心落泪，甚至陷入绝望的心理状态。这就要求医护人员了解老年患者的心理，多做解释、劝导工作，尽量消除患者的疑虑，满足他们的心理需求。

（三）老年保健护理的道德要求

1. 严谨、审慎的抢救诊治

由于老年患者感知能力衰退、器官衰老、功能退化、记忆减退、思维衰退、反应缓慢，身体耐受性差等生理性衰老，使老年疾病具有全身性、进行性和内在性等特点，临床表现为患病时间长，病情复杂、变化快。因此，护理人员对待老年患者要有高度负责的精神，谨慎地选择治疗方案，随时观察病情变化，不放过任何疑点和微小变化，以一丝不苟、认真负责的态度对待每位患者。遇紧急情况要冷静、果断、及时有效地进行抢救，以科学的态度及高度负责的精神审慎地做好护理工作。

2. 理解、尊重、关心老年患者

老年患者的自尊心很强，他们有丰富的工作和生活经验，为社会、国家和家庭曾做出很大贡献，他们在社会和家庭中有很高的地位，理应受到全社会的关心和尊重。医务人员要像对待自己的长辈一样尊重他们，言谈举止要文明礼貌、和蔼、亲切，处处关心体贴他们，使老年患者感到舒适、安全，感受到亲人般的关怀和家的温暖。此外，护理人员要了解老年人的生理、心理变化及老年人的疾病特点，体谅他们的疾苦，细心照顾、热情帮助他们。一些老年患者在多年的工作、生活中形成了特有的生活方式和行为习惯，护理人员要理解、尊重他们，尽量满足他们的合理要求。对一些不良习惯，如不良饮食习惯、不注意个人卫生等，护理人员要不厌其烦地加以引导和帮助克服。对一些行为过激的患者要耐心安慰、细心体谅，千万不能无动于衷、置之不理，甚至反感、训斥，这样会加重患者的心理压力。对老年患者的"诉苦"，护理人员应耐心倾听、正确引导，让他们把压在其心头的抑郁悲观情绪发泄出来，从而减轻心理压力。努力劝导患者面对现实，接受自我，积极地配合治疗，战胜病魔。

3. 积极沟通、热情服务

老年患者器官衰退、行动不便，身受多种疾病的折磨，经常表现为情绪激动或沉默寡言、唉声叹气。有的唠唠叨叨，有的担心不能治愈。医务人员应主动关心、帮助他们，为他们排忧解难，做到服务周到、治疗精心、患者放心。在生活上，细心照顾好患者的饮食起居，注意环境整洁舒适，认真听取患者的叙述，回答他们提出的问题，尽量满足其合理要求，特殊情况不能满足的要耐心加以解释。在治疗方面，经常为患者讲解医学知识，进行健康指导，使其正确了解疾病，消除对疾病的误解。指导患者正确锻炼，恢复功能、达到康复。

4. 加强心理治疗

在心理方面，经常与患者聊天、谈心，了解他们的心理状况，随时观察老年患者的情绪变化，消除他们的焦虑、孤独和恐惧等不愉快心情。帮助患者克服困难、战胜疾病，为他们提供全方位的医疗服务。

四、精神病患者的护理道德

精神病患者是患有先天遗传因素或后天社会等因素所致的大脑功能紊乱性疾病的患者。突出表现为精神活动及言行的异常。和其他患者相比，表现为对精神病的认识不清、自我控制能力差、行为异常甚至拒绝治疗。许多精神病患者在病态下，无法控制自己的行为，自伤、自毁甚至敌视医务人员，给病房管理增加了复杂性。长期以来，由于医学观念的落后和对精神疾病的不理解，使精神病患者受到社会的歧视，人们对其存在着不同程度的害怕、厌恶情绪，有的甚至以打骂、捆绑等暴力行为对待精神病患者。直到 18 世纪法国大革命后，法国医生比奈尔(Pinel)提出："精神病患者绝不是罪人，绝不应该惩罚他们，而必须给予人道的对待。"正是由于比奈尔第一个倡导以人道主义精神对待精神病患者，才使其待遇有所改善，对精神病患者的道德问题逐渐受到人们的重视。1977 年，在夏威夷召开的第 6 次世界精神病学大会通过了《夏威夷宣言》(*the declaration of Hawail*)，规定了医务人员对精神病患者的伦理原则。1978 年，VChiarugi 提出："把精神错乱的人作为一个人来尊重，是我们最高的道德责任和医疗义务。"1958 年，在南京召开的我国第一次全国精神病防治工作会议制定了《精神病工作常规制度》，对一些道德原则做了规定。随着医学的发展，人们已经认识到，精神病同其他疾病一样有其自身的发病原因及发展变化规律，认识到精神病患者也是人，而且是患者，同样需要得到良好的医疗服务和人格的尊重，维护其对生命和健康的自主权。精神病患者既不是"魔鬼缠身"，也不是由于患者的品质恶劣造成的，而是由患者无法选择、抗拒的先天或后天因素所造成的。此后，我国召开的历届全国精神病防治会议和医德学术会议，都对精神病防治工作的道德问题进行了探讨。医护人员没有任何理由去责怪、歧视精神病患者，而应同情、理解、帮助他们，积极为他们治疗。这不仅是一个医疗问题，也是一个涉及社会公德和医学道德的特殊问题，要求护理人员有较高的护理技巧和高尚的护理道德情操。

(一) 精神病患者的特点

1. 缺乏自知，拒绝治疗

精神病患者缺乏自知力、判断力、反省力。有些患者出现意识障碍而难以正确感知周围的事情，难以对他们的思想感情、语言、行为做出正确的判断，患者不能自述病史，不能正确地表述病情，医护人员只能从其亲属及相关人员那里间接地获取相关信息。治疗护理中患者因缺乏正确的判断力，不能正确反映治疗的感受及效果，从而增加了治疗护理的难度。有些患者否认自己患有精神病，对相应的治疗护理非常反感，不能配合，甚至拒绝，常需要强迫治疗或在相对封闭的看管条件下进行，也为诊治护理增加了难度。

2. 缺乏自制力及自我保护能力

精神病患者对自己的行为缺乏自制力，病情发作时，其思想、语言、行为异常，超出一般人的行为规范，有时会发生自伤、伤人、毁物甚至殴打医务人员的行为。有的精神病患者缺乏自我保护能力，对危险行为缺乏预见性，从而引发自伤或伤人事件，给病房管理增加了难度，对护理人员提出了较高的道德要求。不管患者是“清醒”还是“糊涂”，无论有无家属监督，护理人员都应自觉、主动地认真护理病人，不应采取恐吓、威胁、关禁闭等非人道手段。治疗中既要让患者自由活动，保持心情愉快，创造舒适的环境；又要保证患者的安全和健康。故对医务人员提出较高的道德素质要求。

3. 治愈难，复发率高

精神病患者在发病期间的治疗主要靠药物控制和心理治疗。疾病治愈或缓解后要回到家庭、社会中去，他们常会遇到外界环境的刺激或受到社会和他人的歧视，遭到围观、戏弄、讽刺、侮辱，甚至殴打等，这些刺激都可能使精神病患者的病情复发。特别是他们在恋爱、婚姻、家庭和社会工作等方面遭受挫折，感到苦恼、忧虑时，也易导致复发，有的复发后病情会更加严重。因此，护理人员不仅要尽职尽责为患者服务，还要大力进行精神病知识的宣传，使其亲属正确掌握精神病的家庭护理和康复知识，使社会成员给予爱护和帮助，使患者尽快摆脱疾病的折磨，早日恢复健康。

（二）精神病护理的道德要求

1. 同情关心患者，注重心理护理

精神病患者对外界事物的反应非常敏感，对挫折和不幸的承受力差。他们比普通患者有更多的不幸。我国有位精神病学专家曾说过：“内外科患者的病史是用笔墨写的，精神病患者的病史是用血和泪写的。”反映了老一辈精神病学工作者对精神病患者的不幸和痛苦的深刻体会。因此，护理人员在治疗护理中应给予患者更多的同情和关怀，给予他们人道主义的帮助。对患者的异常行为不能耻笑和愚弄，更不能按他们的特征或某些症状给其起“绰号”，要同情关心患者。接诊时要热情、和蔼、耐心；护理中要细心、关心，照顾好患者的饮食起居，创造条件，改善环境，营造和谐的生活环境，随时注意他们的情绪变化，及早发现问题，采取有效的控制措施。把患者当作自己的亲人来对待，在和谐、友好的气氛中收到满意的治疗效果。这是精神科护理人员首先要遵守的道德原则。

2. 严格操作规范，严守秘密

精神病患者自我保护意识差、反应迟钝、主诉不准确，护理人员要认真、仔细、全面收集有关的病史资料，及时了解病情变化，严守操作规范。由于精神病患者的精神活动失常，不可能正确地反映客观事物。要求护理人员恪守慎独的信念，自觉、主动、定时、准确地完成治疗护理任务，在任何情况下不得马虎从事。有的患者对护理人员的工作无法给予恰当的评价，护理人员不能认为精神病患者“糊涂”，少做一点或做错了也没关系。有些患者生活不能自理，需要护理人员主动关心。由于诊断、治疗的需要，护理中所了解到的精神病患者的相关情况，如患者的婚姻、家庭、性格、爱好及各种病态言行等，护理人员都要严格为其保密，不能随意谈论或向外泄露，更不能以此为笑料，寻求个人的满足等；否则，会伤害患者的自尊心，影响治疗效果，还会引起患者之间的矛盾，妨碍病房的秩序。对于患者的秘密和隐私情况，一切治疗以外的谈论都是不道德的。

3. 尊重患者的人格和权利

精神病患者也是人，而且是病人，他们同样有自尊和受人尊重的需要。护理人员要像对待其他患者一样尊重精神病患者的人格和权利，正确地对待他们提出的问题和要求，对合理要求应尽力满足，不合理的婉言解释，而不能都认为是“病态”不予理睬。对患者的称谓要呼其尊称，谈话中要平等相待，注意文明用语，耐心听取患者的意见，全面收集其有关病史资料。消除他们的陌生感、恐惧感。不歧视、耻笑、虐待患者。对治疗方面的安排要耐心解释其必要性，选择上尽量听取患者的合理要求，尊重他们的意见，保护其合法权益。要有高度的同情心和人道主义精神。

4. 因人制宜，选择恰当的治疗方法

精神病治疗方法可概括为行为引导和行为控制两大类。行为引导主要有心理治疗和工娱治疗，行为控制包括药物治疗、电休克治疗、胰岛素休克治疗、衰竭疗法及外科手术疗法等。精神病治疗护理方法的选择原则是：能用温和、无毒副作用的心理、工娱治疗，就不用药物治疗；能用药物治疗的，就不用昏迷、电休克、衰竭、外科手术治疗。对毒副作用越大的疗法，则越要慎重对待，要尽量使患者受到的痛苦最小，得到的疗效最大。在病情需要、监护人员同意的情况下，使用强迫疗法是道德的，但应向家属讲清后果。如果只是因为担心患者打人或伤害自己，便将其约束起来，这是违反职业道德的。如在约束过程中导致患者骨折或其他严重后果属于技术事故，若殴打患者则属侵权行为。对精神病患者应慎用约束，除非病情和治疗需要，不得轻易地约束患者，更不能作为报复、威胁、恐吓患者的手段。

5. 实施开放治疗，确保患者安全

治疗中严禁采用打、骂、捆绑等暴力手段，积极采取工娱疗法、心理疗法等行为引导。将过去封闭、强制的治疗方法改为开放的治疗方法。在保证患者安全的前提下，实行住院环境和管理方法的开放，使患者像在疗养院一样自由活动，在自然、平等、和谐的气氛中接受治疗。可以说，让精神病患者参加各种工娱疗法是使患者回归社会的一个过渡。有些精神病患者受幻觉、妄想的支配，常会发生冲动伤人或毁物行为，护理人员要冷静对待，做到打不还手，骂不还口，也不能以后借机报复。对狂躁失控患者，如患者拒不服药，有自杀、他杀等暴力行为，使用电休克昏迷和衰竭等行为控制疗法是道德的，但要特别注意患者的安全。注意了解每名患者的心理，并密切观察。对兴奋躁动、冲动的患者，护理人员要沉着机智、大胆处理复杂环境下发生的意外。对于实施电休克治疗、胰岛素治疗及进行约束的患者，要注意副作用和并发症的发生。总之，护理人员要严加防范，保证患者的安全。

五、传染病患者的护理道德

传染病(infectious disease)是指由病源性细菌、病毒、立克次体和原虫等引起的，能在人与人、动物与动物或人与动物之间相互传播的一类疾病。传染病是一种能通过多种介质和途径进行传播，并对人群健康产生严重危害的疾病。由于传染病传播面广，传播速度快，甚至会造成爆发流行，严重危害广大人民群众的健康，影响国家的建设、信誉和社会的安定。因此，在传染病护理过程中，对护理人员提出了特殊的道德要求。

（一）传染病患者的特点

1. 传染病患者常有各种心理问题

传染病患者精神压力大，心理错综复杂。由于患者害怕传染给家人，会产生紧张、焦虑的心理；因隔离治疗会产生被限制感、孤独感及自卑感。慢性传染病患者因恢复期长，脱离了工作和爱好而悲观失望，情绪随病情的变化而波动；急性传染病患者，因起病急、身体反应大，缺乏思想准备，极易产生焦虑情绪。

2. 病房管理要求高

传染病具有较强的传染性，每名传染病患者都是一个传染源，可通过一定的途径传染给他人，严重的可在人群中引起流行，严重威胁群众的健康和生命，甚至造成社会问题。因此，在治疗中对病房的管理要求高，既要安排好患者的活动，家属的探视、陪伴，又要做到患者物品、器械的严格消毒，这些都要求护理人员严格按照操作规程去做。

3. 社会责任大、对护理人员的道德要求高

护理人员在护理传染病患者时，不仅要对患者个体负责，还要对他人和整个社会人群负责。一旦消毒隔离不严格，势必引起传染病的爆发流行，会造成严重的社会后果。

（二）传染病护理的道德要求

1. 热爱专业、勇于献身

传染科护理人员和传染病患者朝夕相处，打针、发药、观察病情、抢救危重患者等，特别是在接触和清除具有传染性分泌物、呕吐物、排泄物等工作中，尽管非常谨慎，但受感染的机会要比护理非传染病患者的多得多。护理人员面对这种特殊的工作环境和重要的社会责任，必须具有高尚的职业道德精神和无私奉献的精神以及全心全意为患者服务的人道主义精神。要同情、理解、关怀、尊重传染病患者。在抢救危重传染病患者时，护理人员既要学会保护自己，注意避免传染，也要全身心地投入抢救工作，在祖国和人民的利益受到损失时，更需要护理人员不顾个人安危，具有献身精神。不仅积极采取有效的治疗措施，同时注意患者的心理调整，还要及时消除患者的思想顾虑和不良情绪，帮助他们树立战胜疾病的信心。

2. 严格消毒隔离，防止交叉感染

每名传染病患者都是一个传染源，为使患者尽快恢复健康，控制传染病流行，切断传染源，保护易感人群，对传染病患者要进行消毒隔离治疗。护理人员要严格控制院内交叉感染，建立完善的消毒隔离制度，本着对患者、对社会高度负责的精神，严格按规定执行传染病消毒隔离制度，对患者的衣物、生活用品、医疗器械及其分泌物、排泄物等都应严格消毒灭菌、妥善处理，牢固树立无菌观念，切断各种传播途径。

3. 争分夺秒，控制病情蔓延

传染病大多具有发病急、病情进展快、病情危重的特点。但多数传染病是可以治愈的，这就要求护理人员要树立强烈的时间观念，既重视传染病的治疗工作，又重视传染源的控制，一旦发现病情要及时切断传播途径和保护易感人群。要做到早发现、早确诊、早隔离和早抢救，争取在第一时间内及时、准确地抢救患者，将病情控制在最小范围内。

六、艾滋病患者的护理道德

当前艾滋病作为特殊传染病，在全球的迅速蔓延已引起世界卫生组织的关注，它具有病死率极高、传染性极强的特点，目前还没有治愈该病的有效药物和方法，因此，对医务人员提出了很高的道德要求。艾滋病即获得性免疫缺陷综合征（acquired immunodeficiency syndrome，简称AIDS），是一种由艾滋病病毒，即人类免疫缺陷病毒（human immunodeficiency virus，简称 HIV）侵入人体后破坏了人体免疫功能，使人体发生多种不可治愈的感染和肿瘤，最后导致被感染者死亡的一种严重传染病。美国疾病控制中心对艾滋病的定义是：① 艾滋病病毒抗体阳性。② 有一个或多个指标性疾病。③ T 淋巴细胞在 200/mL 以下。④ 排除其他免疫抑制原因。制定有效预防、治疗艾滋病的规划和政策，形成相应的伦理氛围，提高医护人员的医德水平是亟待解决的问题。

（一）艾滋病患者的特点

1. 焦虑、恐慌心理

艾滋病患者大都有焦虑、恐慌、自责、厌恶的心理，有的还会产生自暴自弃、轻生等强烈的心理情感反应，在社会中会受到周围人群的歧视、排斥、远离等。因此艾滋病患者需要全社会的关爱。

2. 疾病的蔓延速度快

对艾滋病这一特殊的传染病，应广泛宣传、普及相关知识，引起全社会的关注，否则会危害社会人群。艾滋病自 1981 年在美国被首次发现以来，其疾病的蔓延速度令人震惊。1985 年，我国发现了第一例艾滋病患者，到 20 世纪 90 年代中期，由于非法采血已使我国河南省某村艾滋病爆发和蔓延，使当地成为“艾滋村”，引起人们的极度恐慌和世界卫生组织的高度关注。

（二）艾滋病防治中的护理道德要求

艾滋病是一种病死率极高的严重传染病。由于目前还没有治愈的有效药物和方法，其惊人的传播速度使人们产生了高度的恐惧感，因此，对医务人员提出了特殊道德要求。

1. 不歧视艾滋病患者和感染者

虽然许多护理人员认为治疗护理艾滋病患者是他们的道德义务，但由于害怕感染上艾滋病病毒，他们中的大多数人仍不太愿意治疗护理艾滋病患者。目前整个社会对艾滋病的了解还不够深入，一些人对艾滋病患者抱有偏见甚至歧视的态度，认为患者的行为模式和生活方式不能为自己所认同，甚至认为不道德，得了艾滋病是老天对他们的惩罚。然而，艾滋病患者致病的途径多种多样，并非都是不轨行为所致。即便是通过不洁性行为感染了艾滋病，医务人员也不应有任何偏见，不应歧视、嫌弃他们，应该像对待其他患者一样，一视同仁、认真检查、精心护理。

2. 尊重患者的隐私权

护理人员在治疗护理过程中，要对艾滋病患者或感染者的个人资料保密，这些资料只供医务人员治疗时参阅，不得向外界透露，不得在其他患者面前或公共场合随意讨论患者的病情，要为患者的身心健康着想。鼓励他们采取积极的生活态度，改变不良行为，洁身自爱，遵守道德规范,防止艾滋病的蔓延,维护他人的健康,维护社会的安定。

3. 大力进行预防艾滋病知识的宣传

护理人员要呼吁全社会都来关爱艾滋病患者,给他们温暖和帮助,促使家庭和社会为他们营造一个友善、理解、健康的生活和工作环境,提高他们的生命质量,延长其生命,这是医护人员的道德责任。目前大多数人不知道在艾滋病病毒面前如何自我保护,这就需要医护人员和全社会大力进行预防艾滋病知识的宣传、普及工作,这是每名医护人员的道德责任。

4. 采取全方位的综合措施

艾滋病和艾滋病感染是一种生物心理社会现象。艾滋病是通过心理、社会的因素为中介,从而使人产生严重的心理、社会后果。一旦得知感染上这种病毒或发病,会在患者及其周围人群中引起强烈的心理、情感反应:焦虑、恐惧、羞愧、自暴自弃甚至轻生及恐慌、自责、厌恶、歧视、排斥等。因此,要积极防治艾滋病,提高全社会的道德责任,采取全方位的综合防治措施。

七、残疾人的护理道德

残疾(disability)是指因外伤、疾病、发育缺陷或精神因素造成明显的身心功能障碍,以致不同程度地丧失正常生活、工作和学习的一种状态。残疾人(people with disability, disabled person)是指心理、生理、人体结构上,某种组织、功能丧失或者不正常,使得部分或全部失去以正常方式从事个人或社会生活能力的人。残疾的原因有疾病、营养不良、遗传、意外事故、物理化学因素、社会心理因素。国际残疾分类为病损、残疾、残障 3 个独立的类别。我国按照 5 类残疾分类,即视力残疾、听力语言残疾、智力残疾、肢体残疾和精神残疾。

(一) 残疾人的特点

残疾人的独立生活、学习或工作均受到一定的影响,降低了个人生活水平。残疾程度严重者,不仅生活不能自理,更不能参与学习及社会工作,从而限制或妨碍其发挥应有的社会权利,因此,对残疾人身心伤害较大。由此产生不同程度的心理反应,特别是在获知自己残疾的初期,由于短时间内残疾所产生的功能丧失,造成身体、生活、职业、家庭经济等方面接踵而至的打击,使他们看问题易于走向极端,往往把残疾的范围和影响扩大化,而忽视自己尚存的功能,误以为丧失了一切。表现出自卑、茫然失措,精力不集中,思维混乱,抑郁、焦虑、绝望等。残疾认同过程中的心理问题表现为:依赖性增强,被动性加重,情绪波动、易发怒、容易伤感、恐惧猜疑、害怕孤独、自卑等。他们希望得到别人的关注、同情与关心。这些问题必须引起高度的重视。残疾人的心理反应及适应过程具有如下 3 个特点。

第一,存在个体差异。初期反应除了震惊和麻木外,有的表现出表面上的冷静,也有的表现为焦虑及歇斯底里的哭喊。因此,残疾发生的初期心理护理具有重要意义。

第二,情感反应多变性。残疾发生后,情感反应并不是遵循相同的方式,在接受残疾过程中也不是一次定位再无改变,人们情绪反应表现出多变性,人们解决危机的处理机制也有多变性。

第三,进入最后的接受和重新适应阶段的差异性。大多数残疾人适应行为最初都是低频、低强度、低价值的,取得残疾适应行为的结果是残疾适应的最重要的一步。

（二）残疾人治疗康复中的护理道德要求

1. 加强心理治疗和康复

护理人员面对残疾人的各种心理问题，应运用心理学技术和方法使其心理功能得以不同程度的补偿，以改善其心理状态，更好地适应社会生活，这是治疗康复的重要前提。通过对残疾人的安慰和支持，促进他们对现实情况的适应，增强和维护他们的自尊心和自我价值。要求医护人员要以健康的心理和态度去安慰、支持、影响、帮助残疾人，了解他们的心理状态，进行有针对性的治疗，从而使机体功能得到康复。

2. 理解、同情、帮助残疾人

护理人员要理解残疾人的心理，同情他们的痛苦，治疗中与他们进行诚恳的交流，要善于倾听他们的陈述，使残疾人体会到医护人员在严肃、认真地关心他们的疾苦，帮助他们树立战胜疾病的信心。临床工作中，护理人员和蔼可亲的态度可消除病人的焦虑、悲观，熟练的业务技术会减轻病人的痛苦和恐惧心理；反之，态度简单生硬、治疗操作粗暴、业务技术不熟练等都会形成康复中的阻力。因此，帮助病人冷静、全面地看问题，使他们认识到残疾的局限性和自己尚存的功能、能力和内在价值，找到自己的努力方向，尽快投入康复训练中去。同时，还应帮助他们认识到，通过康复训练，能掌握科学克服残疾的方法，达到生活自理、重返社会的目的。

3. 细心、耐心并充满信心

一些残疾人面对残疾，过于悲伤失望，这就提示我们要同情、理解他们，以高度负责的精神细心观察、精心照顾、耐心劝导、安慰他们，尽量解除他们的痛苦。有些残疾人的功能恢复、自理增进需要长期锻炼和不断的努力，护理人员要不断地进行激励。这是一个漫长的工作过程。在这个过程中，需要护理人员与残疾人共同充满信心和不懈的努力，更需要帮助残疾人树立信心，克服困难，从而改善其身心状况，使残疾人能够恢复功能、生活自理、回归社会、就业劳动、经济自立。对有些残疾严重者不能达到上述目标的，护理人员也要努力增进他们的自理程度，保持现有功能或延缓功能衰退。

4. 做好残疾预防工作

做好残疾预防工作，减少各种病损的发生，限制或逆转由病损造成的残疾，防止残疾转化为残障是预防工作的目的。要求医护人员要采取各种措施，预防各种致残因素，包括优生优育、预防接种、合理用药、防止意外事故、加强卫生宣传教育等；还包括各种康复医疗措施，如运动治疗、作业治疗、心理治疗、语言治疗、教育康复、职业康复、社会康复及社会教育等。

第六节　临终护理道德

每个人都有生老病死，临终是生命结束前的必经阶段。人的临终阶段具有其特殊的发展规律性，需要得到精心的照护和关怀。帮助临终病人安详、舒适、有尊严地死去，为临终病人和家属提供心理、社会及精神上的支持，是人道主义精神的体现，也是护理人员应负的职业责任。

一、临终关怀与临终病人的心理特点

（一）临终关怀

1. 临终

临终(dying)是指人的垂死状态。凡是由于疾病末期或意外等原因造成人体主要器官的生理功能趋于衰竭,生命活动走向完结,死亡不可避免将要发生的阶段,称为临终。

临终的时限,目前世界上尚无统一的界定标准。各国有不同的规定,如英国将临终定义为病人已无治疗意义,估计只能存活6个月以内,以预后半年以内为临终期;日本以病人只有2~6个月为终末阶段。有的学者提出,从社会意义上讲,生命的预期寿命在6个月之内即为处于临终期。我国不少学者提出估计存活时间为2~3个月的病人为临终病人。总之,“临终”的时限界定仍然是一个模糊的概念,大量的临床事实告诉我们:临终的过程可以很短暂,只持续几个小时或几天,也可以很长久,持续几个月甚至几年。临终的原因有很多,目前心血管病、脑血管病、癌症病人最易走向临终阶段。其他疾病的末期、自然衰老,导致全身新陈代谢衰退、各种脏器衰竭,最终使病人濒临死亡的情况,在临终病人中也占有一定的比例。

2. 临终关怀

临终关怀(hospice care)又称善终服务、安宁照顾等,是向临终病人及其家属提供的一种全面的照料,包括医疗、护理、心理、伦理、社会等方面,使临终病人的生命得到尊重,症状得到控制,生命质量得到提高,并使家属得到慰藉和居丧照护,是一门以临终病人的生理、心理发展和为临终病人及其家属提供全面照护,以实践规律为研究对象的新兴学科。临终关怀的研究内容包括临终病人的需求、病人家属的慰藉、临终关怀模式、临终关怀类型等。

3. 临终护理

临终护理是一种较为特殊的护理工作,是对处于临终阶段的病人实施良好的护理,帮助临终病人缓解躯体上和心理上的各种病痛,提高其尚存的生命、生活质量,维护其人格及死亡尊严的护理服务。临终护理在抢救治疗病人的同时,还要更多地关心其生命和生活质量,使逝者死而无憾,生者问心无愧。其医疗护理措施从以治疗为目的转变为对症处理为主要目的,注重改善病人出现的各种症状及痛苦反应,增强人们对临终生理及心理状态适应力的全面的立体护理。

（二）临终病人的心理及行为反应

临终病人在弥留之际的心理及行为反应主要表现为对生的留恋和对死的抗拒。由于躯体疾病的折磨,会产生一系列复杂的心理变化,甚至行为与人格的改变。国内外许多学者对临终病人的心理、行为变化进行了大量的研究,目前最有影响的是美国精神病学家库伯勒·罗斯博士(Dr. Elisabeth Kubler-Ross)于1969年在《死亡与濒死》一书中,将身患绝症的病人从获知病情到临终时期的心理反应和行为改变总结归纳为5个典型阶段。

1. 震惊与否认阶段

震惊与否认(shock and denial)阶段,病人获知自己患不治之症最初表现出震惊与否认。病人没有思想准备,认为可能是医生的错误诊断,企图逃避现实。有人很快度过这一时期,有人则直至死亡仍处于否认期。

2. 愤怒阶段

愤怒(anger)阶段,病人已知病情和预后,但不能理解,气愤命运对自己的捉弄,气愤的情绪几乎难以控制,甚至迁怒于医务人员和家属。这一阶段病人常需要有机会尽情地发泄或有人帮助他们充分地倾诉内心的愤恨和痛苦。

3. 协议乞求阶段

协议乞求(bargaining)阶段,病人已经承认和接受疾病的事实,不再怨天尤人,而是请求医生想尽一切办法治疗疾病并期望奇迹的出现。他们时而安静时而烦恼,努力配合治疗与护理。

4. 抑郁阶段

抑郁(depression)阶段,死亡不可避免,病人深感自己将失去一切而陷入意志消沉、忧郁、焦虑、叹息、伤感之中,他们深感死亡将近,变得沉默寡言,情绪极度消沉、压抑。

5. 接受阶段

接受(acceptance)阶段,病人已正视死亡的现实,接受死亡的到来,他们对死亡不再恐惧和悲伤,表现为比较平静、安详、少言,并常常要求陪伴者和来访者保持安静。

库布勒·罗斯博士提醒我们:以上 5 个阶段不是临终病人一成不变的“固定阶段”,通常在次序和程度上都会因每位病人情况不同而有所差异,每位病人不一定都会经历这 5 个阶段,各个阶段持续时间也会很不一样。

除上述心理行为反应及表现外,临终病人的心理、行为特点还可以归纳为以下表现:① 易发怒:病人常无端对自己的亲人和医务人员发泄不满,不配合治疗和护理。② 易恐惧:病人对亲属和医务人员的言语神态异常敏感,精神高度紧张。③ 易焦虑:病人常处于失望与期待的矛盾中,既想获知真情,又怕濒死获得证实。④ 易悲伤:病人常沉浸于事业、家庭、人生的追忆中,在即将诀别人世时,其心灵痛楚不堪、悲观伤感。

从社会学角度看,由于人们所处的社会地位不同,生活环境及文化背景、受教育程度不同,世界观及个性特征不同,人们的行为表现也有很大的差异。有的人意志坚强,面对死亡表现出积极的生活态度,主动配合治疗和护理;有的人表现出极度失望、精神崩溃、消沉被动;有的人则表现出十分淡漠,认为一切都是命运安排的。同时,病程的长短及年龄的不同也会引起其行为表现的不同,只有从一个人的各个方面去考虑其反应,才能全面、准确把握人的心理及行为规律,才能正确地给病人以帮助。

(三)临终病人的要求

临终病人未进入昏迷状态之前,在生理、心理、社会、伦理等方面对医疗服务均有一些要求。

1. 基本生活需要

病人首先要求医护人员帮助解决基本生理需要,使其处于舒适状态,提高临终生活质量。包括:保证营养、管理排泄、皮肤护理,缓解呼吸困难,促进休息和睡眠等。同时需要舒适的生活环境,如环境安静、病房清洁,空气、光线、温度适宜等。

2. 疼痛控制的需要

疼痛严重威胁着临终病人,特别是晚期癌症病人,有时病人对疼痛的恐惧胜于死亡的威胁,造成病人精神上极大痛苦以致产生绝望情绪,也会使家属感到极度失望。因此,控制或缓解疼痛,帮助病人从疼痛中解脱出来,较舒适地度过有限的时间是临终护理的主要内容。

3. 心理关怀需要

临终病人对死亡充满恐惧和不安,他们渴望得到关心和安慰,希望得到亲友们的探望和守护及医务人员的真诚照护,以帮助其以平静的心情面对即将到来的死亡。心理关怀包括:了解临终病人的心理需求,鼓励病人讲出心理痛苦,认真倾听,以真诚的人道主义精神和同情心安慰疏导病人,改变病人的心境,创造愉快和谐的生活气氛,减少病人的寂寞感,感受尚存生命的价值,使其达到最佳心理状态。

4. 关怀照护家属、提供良好的丧葬服务

临终病人家属几乎都有明显的心理反应,其身心遭受的困扰与痛苦也需要疏导、安抚、鼓励。当病人去世之际,对亲属亦应安慰规劝,给予相应的照护与关怀,在语言上表示同情,行动上镇静不慌。因此,支持并帮助家属顺利度过居丧期、重建未来的生活是临终护理的需求,提供良好的丧葬服务是深入开展临终关怀的新内容,既是义不容辞的神圣职责,也是医护人员的道德要求。

二、临终护理的伦理意义

临终护理的提出、发展始终体现出人道主义和伦理道德的真谛,其目的是使临终病人的生命质量得以改善,充分承认人的生命价值,减少人生痛苦,感受人间温暖,维护人的尊严,帮助临终者安宁走完生命的最后历程,并对病人家属提供全方位的护理服务。它的伦理意义有以下几点。

(一)人道主义的具体体现

每个人都希望生得顺利、活得幸福、死得安详,当病人处于治疗无望的生命末期时更加需要人间的温暖、照顾,社会的尊重和关怀,需要亲人的关照。临终护理是用科学的心理关怀方式精心护理病人,最大限度地减轻病人生活和心理的痛苦,使病人舒适、安详过世,并使其感到自身的生命尊严和生命价值。临终护理是以病人为中心,以生活护理和心理关怀为主,以提高病人生存质量为宗旨的护理服务。它解决了安乐死的道德难题和法律困惑,它改变了医护人员在临床上见病不见人的现象,让医护人员重新审视医学的本质及人类生命的意义。它突出地体现了尊重病人的生命,尊重病人的生命价值,尊重病人的人格和权利,这正是医学人道主义的具体体现。

(二)医疗卫生保健体系的自我完善

临终护理可以使临终病人在人生的最后过程也像初生时那样得到特别的关怀和照顾,在人生的终末历程中同样享有卫生保健的权利,是人类实施全方位医疗卫生保健服务的具体措施,它使临终病人的生活活得更有意义、有质量、有价值、有尊严,使人死得安详、舒适、无痛苦、有尊严,是人们对死亡提出的更高要求。它不以延长生命为主要目的,而主要是满足临终病人和家属在生理、心理、伦理和社会等方面的需要,从而促进医学科学的发展,使医疗卫生保健体系更加完善。

（三）护理道德水平的提高

临终护理的工作内容决定了做好这项工作不仅要有专门的护理技术，懂得心理学、社会学及人文学科的相关知识，还要有较高的护理道德水平，要富有同情心、责任心，做到尊重病人的人格、权利和生命价值，提高临终病人的生命质量，使临终病人充分享受人间关怀，使家属得到慰藉并妥善处理死者后事，这些都需要护理人员不断地提高道德水平。

三、临终护理的道德要求

临终护理是临终关怀的重要组成部分，是一种特殊的护理服务，要求护理人员有较高的职业道德。

（一）尊重临终病人的尊严和权利

临终病人只要没进入昏迷状态，就有思想意识和感情，就有维护自己尊严和利益的权利，护理人员要尊重和维护他们的尊严和权利，尽量满足他们的合理要求，尊重病人的人格。例如，保护病人的隐私，病人参与制定治疗护理方案的权利，获知病情的权利（除某些病情获知后会出现不良后果），选择自己生活方式的权利，选择死亡方式的权利等。因此，护理人员要努力按照病人对医疗护理的要求为其提供良好的医疗护理措施，依照病人嘱咐选择是否维持其生命，维护病人的尊严和价值，从病人的利益出发，用爱心、耐心、同情心给予病人鼓励、支持和帮助，使他们以平静乐观的态度度过生命的最后阶段。

（二）理解尊重病人的心理行为

临终病人面对死亡的威胁和疼痛的折磨，心里充满了恐慌和不安，会产生强烈、复杂甚至有时令人难以理解的心理行为反应。护理人员要理解临终病人在不同阶段所表现出来的各种心理反应和行为表现。熟悉、掌握病人的性格、行为特点和忍受能力，主动热情地和病人接触，经常与他们交谈，鼓励病人表露内心感受，坦诚地沟通心理，满足病人心理上的需求。鼓励病人面对现实，以真诚温和的态度、亲切关怀的语言改变病人的心态，以恰当的方式让临终病人对死亡有正确的认识，对家庭后事有所交代等。让病人认识到死亡是不可避免的，是生命的终结，树立正确的死亡观。对那些极端痛苦的病人要以同情理解的心情给予心理精神方面的安慰，尽最大努力解除病人的痛苦。对意识不清的病人，仍要进行对症处理，精心照料、不厌弃。对病人的某些失常行为要以善良的心态，宽容、谦让他们，如对愤怒责骂的病人应宽容谅解，不和病人计较，积极调整病人的情绪等。总之，对临终病人心理行为上的尊重、关心和照顾，使他们在生命的最后时刻得到精神上的安抚，是护理人员的职业道德要求。

（三）同情关心临终病人家属

病人处于临终阶段，其家属同样会受到不良心理的困扰，甚至出现过激情绪和行为，他们在感情上难以接受即将失去亲人的现实，在生活、心理、社会等方面承受着巨大的压力，往往引起一连串的痛苦心理反应，护理人员面对家属的悲痛、忧伤心理要予以解释、同情和帮助。经常与家属沟通，耐心解释病人生理、心理变化的原因，以健康向上的精神感染病人家属，引导他们振作精神、减少疑虑、摆脱不良的心理困扰，协助家属在医院安排好日常生活，尽量满足家属提出的合理要求，支持并指导家属为病人做力所能及的护理工作，对临终者家属实施心理关怀与悲痛疏导，帮助他们妥善处理死者后事，顺利度过居丧期，重建生活。

思考题

1. 什么是基础护理和整体护理？
2. 基础护理的道德要求是什么？
3. 简述门诊、急诊护理道德要求。
4. 心理护理的道德要求是什么？
5. 儿童、妇女、老年患者的护理道德要求是什么？
6. 叙述精神病患者的特点及护理道德要求。
7. 如何进行临终病人的护理？

案例分析

案例 1：一对农村夫妇抱着白喉病的患儿来院求治。患儿呼吸困难，医生决定马上做气管切开术，但患儿父母坚决不同意。这时患儿呼吸困难，面部发绀，生命垂危。医务人员反复解释劝导，患儿父母拒绝手术签字，不同意气管切开。急诊医生看到患儿病情危急，毅然将患儿抱到手术室，患儿父母不顾一切追到手术室，在这关键时刻，急诊医务人员以特有的权威劝服患儿父母，并实施手术，患儿得救，患儿父母给医务人员下跪致谢。

请对此案例进行伦理分析。

案例 2：患者贾某，男，64 岁，农民。经几个大医院确诊为肝癌晚期，故未能住院治疗。由家属陪着住在当地县医院，采取支持疗法，但病情日渐加重。一天，县医院一位颇有威望的医生来查房，看病人的状况说："这病人根本无康复希望，继续治疗无疑是一种浪费。"不久，病人出现呼吸困难，有痰鸣音，但无力咳痰排出体外，进而加重，此时家属万分焦急地找到医护人员要求抢救。而医护人员表现出无所谓的样子，慢慢吞吞地来到病人床前，为病人进行吸痰等抢救措施。然而，病人终因体弱、窒息，抢救无效死亡。为此，家属将县医院医生告上法庭，理由是抢救不及时，请求法院判定医院给予赔偿。

请问：医护人员是否负有责任？

案例3：某市一位被车撞成重伤的中年男子被4位路经此地的农民送到医院。一听说是车祸，医护人员很不耐烦，急诊室一名医生不紧不慢地说："人还有气没气，有气就送外科，没气就放在这儿吧。"农民把病人送急诊室，护士简单地听了一下心脏，用一块纱布随便裹在不断流血的腿上。在填写入院通知单时，医生说要先交押金。农民恳求说："这人是我们在路上遇到的，没顾上带押金，先赊着行不行？""那也得先找了保人"，农民再三恳求后，才把病人往外科送。伤员这时已昏迷不醒，呕吐物弄脏了单架，一名女护士竟厌恶地让农民把背心脱下把单架擦干净。在外科，当解开病人外衣后，发现病人背心上印着'××人民医院'字样，原来他是本院一位骨科医生。医院上下顿时改变了态度，但是已经太晚了，他死在了自己的医院里。

请对案例中医护人员的言行进行伦理分析。

案例4：某院外科收治一吸毒自残小指的病人，男，24岁。入院后，大家像躲瘟疫一样躲着他，为他治疗时小心翼翼，更不用说与他交谈了。因为他是吸毒者，他们把注射器都上了锁，将麻醉药转移到更安全的地方。根据惯例，手外科术后病人主诉伤口疼痛时，可连续注射3天哌替啶。但对于他护士顾虑重重：不注射止痛针，看到他疼痛难忍的样子，的确很同情；注射吧，不是一两针能解决问题的，还有可能引发他的毒瘾，虽然他一再强调已戒毒，并且以自残发毒誓，但大家还是不相信他。

请从伦理学角度分析，对这样的病人，护士应怎样做？

第五章 社区卫生服务中的护理道德

[学习要点]

1. 社区卫生服务主要特点和内容。
2. 社区护理人员的职责及角色。
3. 影响社区护患关系的因素以及改善护患关系的对策。

社区卫生服务是城市、农村公共卫生和基本医疗服务体系的基础，是实现人人享有初级卫生保健的基本途径，也是促进社会公平、维护社会稳定、构建社会主义和谐社会的重要内容。社区护理是社区卫生服务的重要组成部分，其服务功能体现于预防、医疗、保健、康复、健康教育和计划生育技术指导“六位一体”的服务体系中。随着医药卫生改革的开展，为控制病人的医疗护理费用，许多医院采用了缩短平均住院时间，将康复期病人及早转向社区的措施，也对社区健康服务机构的发展及社区护理提出了要求，社区卫生服务将成为21世纪护理发展的重要方向。

第一节 社区卫生服务的概念及护理特点

一、社区卫生服务的概念

（一）社区

“社区”(community)一词进入学科领域，源于德国社会学家藤尼斯(Ferdinand Tonnies)，以他于1887年发表的著作《社区与社会》为标志。其中德文gemeinschaft一词可译作共同体、团体、集体、公社、社区等，表示一种基于协作关系的有机组织形式。藤尼斯在该书中指出，“社区”是基于自然意志，如情感、习惯、记忆等，以及基于血缘、地缘和心态而形成的一种社会有机体，在社区中，社会关系的基础是包括感情、传统和共同联系在内的自然意愿，其特点表现为人们对本社区的强烈的认同感和归宿感。

世界卫生组织(WHO)认为：“社区是由共同地域、价值或利益体系所决定的社会群体。其成员之间相互认识、相互沟通及影响，在一定社会结构和范围内产生并表现其社会规范、社会利益、价值观念及社会体系，完成其特定功能。”

1933年，我国著名社会学家费孝通等燕京大学的青年学生，将英文单词community翻译成“社区”一词，融原文中的“社群性”(社)和“地域性”(区)两个意义于一词。应该说，如此翻译不仅较为准确地把握住了英文原词的要义，还保留了德文gemeinschaft的基本含义，即“社区”

不仅仅是一种"地域社会",而且还是具有共同归属感的社会共同体。费孝通提出:"社区是若干社会群体(家族、氏族)或社会团体(机关、团体)聚集在某一地域里所形成的一个生活上相互关联的大集体。"由以上社区的基本概念可以了解到,社区是社会学的基本范畴,社区是若干社会群体或社会组织聚集在某一个地域里所形成的一个生活上相互关联的大集体,是社会有机体最基本的内容,是宏观社会的缩影。构成社区要具备5个要素:有聚居的一群人;有一定的地域;有一定的生活服务设施;居民群具有特定的文化背景和生活方式,居民群之间发生种种社会关系;为谋求规章制度具体落实,产生各种社会群体和机构。

(二) 社区卫生服务

1. 基本含义

社区卫生服务(community health service)是指由全科医生(general practitioner,GP)为主体的卫生组织或机构所从事的一种社区定向的卫生服务。社区定向的卫生服务方式与医院定向的专科服务方式有所不同,它是在政府领导、社区参与、上级卫生机构指导下,以基层卫生机构为主体,合理使用社区资源和适宜技术,以人的健康为中心,以家庭为单位,以社区为范围,以需求为导向,以老年人、妇女、儿童、慢性病病人、残疾人、低收入居民为重点,以解决社区主要问题、满足基本卫生服务需求为目的,融预防、医疗、保健、康复、健康教育、计划生育技术指导为一体的,有效、经济、方便、综合、连续提供的基本卫生服务。

2. 基本原则

(1) 坚持社区卫生服务的公益性质,注重卫生服务的公平性、可及性和效率。

(2) 坚持政府主导,鼓励社会参与,多渠道发展社区卫生服务。

(3) 坚持实行区域卫生规划,立足于调整现有的卫生资源,辅以改扩建,健全社区卫生服务网络。

(4) 坚持公共卫生和基本医疗并重,中西医并重,防治结合。

(5) 坚持以地方为主,因地制宜,探索创新,积极推进。

二、社区护理及其特点

(一) 社区护理

社区护理(community nurses)是社区卫生服务的重要组成部分,是将公共卫生学与护理学内容相结合,用以促进和维护社区人群健康的一门综合学科。多数学者认同美国护理协会(american nursing association,ANA)的解释:社区护理是综合公共卫生学与专业护理学的理论,应用于促进与维护人群的健康,以人的健康为中心,以社区人群为服务对象,以促进和维护社区内的个体、家庭和人群的健康为主要目标。

社区护理的理论基础是公共卫生学和护理学。公共卫生学被称之为预防疾病、延长寿命、促进身心健康和提高工作效率的一门科学。护理学是在医学科学和人文社会科学基础之上产生的应用学科,以解决人群现存的和潜在的健康问题为宗旨,被誉为是科学、爱心与艺术的结合。社区护理是公共卫生学与护理学的融合交叉,形成以服务健康为实务的理论和技能体系,基本立足点是人群和健康,基本范畴包括预防、保护和促进。预防是指防止疾病和伤害的发生,保护是指使人群免受环境中有害物质的侵袭,促进是指通过指导、教育与咨询等社区人群主动性的活动增进健康。

1. 社区护理与医院临床护理的区别

社区护理的特点是在促进和维护健康服务中表现出来的,它是临床护理的延伸与扩展,并与临床护理相区别。

社区护理与医院临床护理工作有着密切的联系,但也有较大的区别。随着医学模式的转变,护理专业服务内容、形式都发生了变化,从疾病的护理扩展到疾病的预防,从单纯的生理护理扩展到心理和社会因素的控制,从医院内的病人护理扩展到院外人群健康的促进,这些变化使社区护理与医院临床护理出现明显的区别(表 5-1)。

表 5-1 社区护理与医院临床护理的区别

内容	社区护理	医院临床护理
服务时间	长期,连续	短期,连续
服务内容	健康教育、健康保健、预防为主	诊疗护理为主
服务方式	面向群体为主,上门服务	面向群体为主,迎候服务
服务关系	长期,相对固定	短期,不固定

2. 社区护理的发展过程

社区护理起源于西方国家,是由家庭护理、地段护理及公共卫生护理逐步发展、演变而成的。追溯社区护理发展的历史,可将其发展过程划分为 4 个阶段,即:家庭护理阶段、地段护理阶段、公共卫生护理阶段和社区卫生护理阶段。

(1) 家庭护理阶段(纪元初—1850)。社区护理的兴起和发展与宗教及慈善事业有密切的关系。纪元初期,希腊人圣菲比(St. Phoebe)就开始到病患家中探视,提供帮助,被尊称为访视护士的鼻祖。文艺复兴时期,圣文森·保罗(St. Vincent Depaul)出于宗教信仰,创办慈善姊妹会,有组织地帮助病人。另一位社区护理的先驱是玛丽·卡迪娜女士(Mary Gardner),著有《展现综合性和权威性的社区护理》一书,书中提到当时护理工作者多为修女或是高阶层社会里的女性基督徒。这个时期主要是基督教会和慈善医院为病人及贫困人员提供帮助。

(2) 地段护理阶段(1850—1900)。1859 年,在英国利物浦地区,威廉·勒斯朋(William Rathbone)的妻子患病在家并得到地段护士的良好护理,使威廉先生深深体会到地段护理的重要性和必要性。于是,威廉先生亲自参与地段护理服务的组织与管理。威廉先生的做法还得到南丁格尔女士的大力支持,南丁格尔女士帮助威廉先生开设地段护士的培训并给予专业指导。此后,地段护理服务在英国各地陆续开设并迅速发展。

19 世纪中期的美国在经济方面发展十分迅速,但民众健康却受到流行性疾病的严重威胁。于是,纽约市在 1877 年首先出现了一批地段护士,她们进入居民家庭,按照医嘱提供各种护理及保健服务。随后,布法罗、波士顿、费城等地先后于 1885 年及 1886 年成立地段护理协会。

(3) 公共卫生护理阶段(1900—1970)。自 20 世纪初,社区护理在其服务对象和服务内容上逐步拓宽,其服务对象由贫困病人扩大到地段居民,其服务内容也由单纯的医疗护理,扩展至预防保健服务。美国一位名叫丽莲·伍德(Lillian Wald)的女士率先开始了公共卫生护理服务,她带领一些经过培训的护士在医疗机构外,以家庭为单位,提供疾病预防、妇幼保健、环境监测等公共卫生护理服务及医疗护理服务,从而使地段护理逐步演变为公共卫生护理。1912 年,伍德女士在美国成立了第一所公共卫生护理服务机构,并制定了公共卫生护理的目标及相关规章制度。从此,公共卫生护理服务逐步发展起来,公共卫生护理服务的队伍也逐步壮大。在从事公共卫生护理人员中,绝大多数为公共卫生护士,少数为志愿者。

(4) 社区护理阶段。进入 20 世纪 70 年代后,世界各国越来越多的护士以社区为范围,以健康促进、疾病防治为目标,提供医疗护理和公共卫生护理服务。于是,从 70 年代中期开始,美国护理协会将这种融医疗护理和公共卫生护理为一体的服务称之为"社区护理",将从事社区护理的人员称为"社区护士"。1978 年,世界卫生组织给予肯定并加以补充,要求社区护理成为社区居民"可接近的、可接受的、可负担得起的"卫生服务。从此社区护理以不同的方式在世界各国迅速地发展起来,社区护士的队伍也在世界各国从质量和数量上逐步壮大起来。

(二)社区护理特点

社区护理与临床护理有着较大区别,社区护理扩大了护理工作的职能。服务对象从病人扩大到健康人群,服务范围从医院走向家庭和社会,工作内容从帮助病人康复扩大到预防保健和提高人群的生活、生命质量。其特点如下。

1. 以促进和维护社区居民健康为中心

社区护理的主要目标是促进和维护社区居民的健康,社区护理既关注患病人群,更关注健康人群。通过护理服务使患病人群恢复健康只是社区护理工作的一部分,是临床护理工作的延伸。而社区护理服务更多的是针对人群健康,如何使社区居民保持良好的机能状态,解决健康问题,提高身心健康水平。

2. 深入社会,涉及面广

社区护理的对象是社区全体人群,即包括健康人群和患病人群。社区护士直接服务对象有个体也有群体,通过为个体服务,收集和分析人群的健康状况,反映社区的健康问题和健康需求,以便解决人群中主要健康问题。社区护士要深入社会基层,直接面向社区人民群众。社区的每一户、每个人都是自己的服务对象,社区内的老弱病残、妇女儿童都是自己护理关照的重点。社区内的健康教育、卫生防疫、妇幼保健、康复治疗、家庭病床、紧急救助等多方面的工作,均与社区护士直接相关。

3. 具有较高的自主性与独立性

社区护士往往需要独自深入居民家庭进行各种护理,必须具备较强的独立工作能力和高度的自主性。社区护理工作涉及面广、内容多,社区护理工作的管理层次少,而且社区护士经常处于独当一面、单独执行任务的状况,面对不断变化的健康问题,需要自主地做出处理决定,许多工作从准备到操作,从实施到评价,都靠自己去把握。因此,社区护士要具备较强的应变能力、独立的处理问题能力和必要的实践经验。

4. 长期性与连续性

社区护理为社区居民提供基本的卫生服务,是社区与居民联系的纽带,居民与社区的依存关系，决定了社区护理的长期性，要求护理服务的不间断性，不因服务对象某一健康问题解决而中断，而是在不同的时间、空间范围内提供连续的、全面的整体护理。

5. 合作性与协调性

由于影响健康因素的多重性，健康问题表现的多样性，社区成员扮演着多种社会角色，有着不同的社会分工和社会地位。由于社区成员年龄段不同、健康状况不同，其健康需求多种多样。开展社区护理要争取当地各个部门的支持与合作，直至取得每个家庭的支持和配合；社区护士还是联系病人与上级医疗机构的纽带和桥梁。上述情况决定了社区护理人际关系的多样性。要求社区护士必须和其他相关人员密切合作。社区护理的内容及对象决定社区护士在工作中不仅仅要与卫生保健人员密切合作，还要与社区居民、社区管理人员等相关人员密切协调。

6. 一专多能，综合服务

社区护理首先要求护理人员成为“全科护士”。资料显示，全世界所有病人中只有 6% 能住院治疗，其余 94% 的病人均属社区卫生服务的对象。如慢性病无需住院者、骨折恢复期功能锻炼者、化学治疗给药者、作动态观察的心脑血管病病人等，都需要接受社区护理服务，不具备全科护士的素质就难以胜任上述工作。

（三）社区护理内容

社区护理是社区卫生服务的组成部分。根据社区卫生服务的工作范围，社区护理工作应以维护人的健康为中心，家庭为单位，社区为范围，社区护理需求为导向，以妇女、儿童、老年病人、慢性病病人、残疾人为重点，在开展社区“预防、保健、健康教育、计划生育和常见病、多发病、诊断明确的慢性病治疗和康复”工作中，提供相关的护理服务。社区护理是集预防、保健、临床护理、康复及健康教育为一体的综合性护理服务。社区护理人员的职能来自两个方面：其一是临床护理向社区的扩展，其二是社区卫生服务中相关工作向护理人员身上转移。根据我国开展社区卫生服务的试点情况，社区护理内容大致包括 4 个方面的工作。

1. 社区健康教育及家庭健康访视

社区健康教育是指社区护士以社区人群为教育对象，促进和维护居民健康为目的，有组织、有计划、有评价地开展健康教育活动，从而引导居民树立健康意识，养成健康的生活方式和行为，提高自我保健能力和群体健康水平。家庭健康访视是指社区护士以社区家庭为教育对象，促进和维护家庭成员健康为目的，有组织、有计划、有评价地开展家庭健康教育活动，从而引导家庭成员树立健康意识，养成健康的生活方式和行为。

2. 社区重点人群健康促进

社区重点人群健康促进是指社区护士针对社区婴幼儿、青少年、妇女、老年人等人群，根据其各年龄段人员发展特点和健康问题，提供身心保健服务，如参与预防保健（周期性体检、消毒防疫、预防接种等）。

3. 社区病人的身心护理

社区病人的身心护理是指社区护士针对社区内常见病、慢性病、传染病、精神心理疾病的病人，依据整体护理理念，提供护理技术和照顾服务。这是一般护理向社区延伸（门诊及家庭病床的护理服务等）。

4. 社区康复服务

社区康复服务是指社区护士利用社区和家庭资源，向社区的残障者提供康复指导和康复服务，以帮助他们改善健康状况，恢复功能，重返家庭和社会。它是以社区护士的身份担负某些力所能及的社区卫生管理工作（签订卫生服务合同、建立家庭健康档案等）。上述工作中既包括了通常意义上的护理服务，也包括了预防医学、老年医学、妇幼保健和卫生宣传教育、基层卫生管理等多方面的内容，从而拓宽了护士的职责范围，体现了护理学的多种社会职能。

5. 社区急危症的紧急救护服务

社区急危症的紧急救护服务是指社区护士对社区出现的急危症病人进行基本的、及时的救护，然后转入适当的医疗机构。

（四）社区护理的基本原则

1. 全方位服务与个性服务相结合

社区护理服务范围广，融合了预防、诊疗、保健、健康教育、康复等多项内容。同时，社区护士面对的是不同年龄、性别、职业、文化、经济等背景的人群，健康需求和健康问题各有差异。因此，社区护理工作既要全面服务，又要区别对待。

2. 社区资源与家庭资源整合利用

通过社区护理要达到为社区居民提供满意卫生保健服务的目的，要加大对社区的投入，不断完善卫生设施和服务机制，因为社区居民的健康要从个人、家庭做起，从日常生活方式和行为方式的调整做起。因此，社区护士有责任将各方面资源整合利用，发挥最大效用。

3. 强调服务对象主动性与参与性

随着社会经济的发展，人们的健康观念不断变化，健康需求出现层次化和多样化，社区护士就要顺从人群的健康变化趋势，积极引导人们参与健康保健行动，与服务对象共同制订健康计划，并付诸实施，调动服务对象自我保健的积极性，使社区护理取得事半功倍的成效。

4. 运用护理程序实施整体护理

整体护理是现代护理发展的新理念，这种理念指导社区护士融合生理、心理、社会因素对个体提供服务。同时，立足家庭，面向社区，运用护理程序评估个体、家庭、社区的健康需求，找出健康问题，制订护理计划，采取护理措施，评价护理效果。

第二节　社区卫生服务中护理人员的角色

当代医学模式正在向生物 - 心理 - 社会模式转变，护理也将向以人的健康为中心的整体护理方向发展。病人将不再是被动地接受治疗和护理。随着生活水平和受教育程度的提高以及医疗信息的普及，病人比以往任何时候都有能力参与个人及家庭医疗保健计划的制订。21世纪护理模式的转变主要体现在：从以疾病为中心转向以人的健康为中心，从以病人为中心转向以个人、家庭和群体为中心，从以医院为中心转向以社区为中心，从以照顾病人为中心转向以健康促进、疾病预防和康复治疗相结合的卫生保健为中心。21 世纪的护理专业人员的角色也相应地扩展。为了同上述趋势相适应，社区护理人员的作用将会越来越大，社区护理人员的角色应该是健康教育者，初级卫生保健的提供者、咨询者、协调者，健康管理者和积极的终生学习者的角色。

一、社区护理人员的职责

2002年，卫生部制定了《社区护理管理的指导意见（试行）》，规定了社区护理人员在社区服务中应承担的职责如下。

1. 参与社区诊断工作，负责辖区内人群护理信息的收集、整理及统计分析。了解社区人群健康状况及分布情况，注意发现社区人群的健康问题和影响因素，参与对影响人群健康不良因素的监测工作。

2. 参与对社区人群的健康教育与咨询、行为干预和筛查、健康档案建立、高危人群监测和规范管理工作。

3. 参与社区传染病预防及控制工作，参与预防传染病的知识培训，提供一般消毒、隔离等护理技术指导与咨询。

4. 参与完成社区儿童计划免疫任务。

5. 参与社区康复、精神卫生、慢性病防治与管理、营养指导工作。重点对老年病人、慢性病病人、残疾人、婴幼儿、围生期妇女提供康复及护理服务。

6. 承担诊断明确的居家病人的访视、护理工作，提供基础或专科护理服务，配合医生进行病情观察与治疗，为病人及家属提供健康教育、护理指导与咨询服务。

7. 承担就诊病人的护理工作。

8. 为临终病人提供临终关怀护理服务。

9. 参与计划生育技术服务的宣传教育与咨询。

二、社区护理人员角色

社区护理人员角色是指在社区护理服务中社区护理人员所特有的位置和职能，以及应当承担的义务，也反映出社区护理人员在社区与其他成员间的关系。社区护理人员角色应该是健康教育者和指导者，初级卫生保健的提供者和照顾者、咨询者、协调者，健康管理者，积极的终生学习者和研究者的角色。

1. 健康教育者和指导者

健康教育指导是指社区护理人员向社区居民提供各种卫生保健方面的教育指导与服务。包括病人教育、健康人群教育、病人家属教育等。如孕妇关心胎儿的生长发育，婴幼儿家长关心孩子的营养成长，社区居民对运动和营养的了解等，都可以通过健康教育的方式给予指导。

2. 初级卫生保健的提供者和照顾者

照顾者是社区护理人员最基本的角色。社区护理很多服务活动中都需要社区护理人员完成照顾者的角色，如家庭访视、慢性病病人的护理、残障者的康复训练等，都可经社区护理人员向个人、家庭、群体提供诊疗服务、技术服务和生活照顾。

3. 初级卫生保健的咨询者

咨询和教育不同，教育是以教育者为中心，主动陈述道理，予以指导；咨询是以寻求咨询者为主，解答他们提出的问题。社区护理人员有责任解答社区居民的疑问和难题。具备良好咨询素质的社区护理人员，能够有效地将咨询和教育相结合，更为全面地为社区居民服务。

4. 初级卫生保健的协调者

社区护士面对的是复杂的、开放的社区，在工作中要协调各类人群、各类机构的关系。要求社区护士要有较强的“亲和力”，在与社区卫生服务团队中的其他成员、社区组织、社区服务的群体、个人、家庭的协调中，学会思考、评价、反思。

5. 健康管理者

凡是有共同劳动的地方就有管理，任何一个参与共同劳动的人都具有管理职责，只不过管理职责的内容、范围不同。所以，社区护理人员具有管理职能，在社区服务中要组织有关人员共同劳动，制订计划，对社区护理工作进展情况进行控制等。

6. 积极的终生学习者和研究者

社区护理人员在工作中离不开收集资料、观察问题、分析问题，而要更好地解决问题，提升服务成效，就要进行科学研究。所以，社区护理人员要保持终身学习和质疑的态度，养成观察的习惯，培养分析问题的技能，塑造执着的精神。

三、社区护理人员素质要求

素质是指一个人的生理、心理、智能和知识等多方面的基本特征。社区护理人员素质是对社区护理人员承担角色的基本要求。卫生部在《社区护理管理的指导意见(试行)》中提出，社区护理人员的基本条件是具有国家护士执业资格并经注册，通过地(市)以上卫生行政部门规定的社区护理人员岗位培训。独立从事家庭访视护理工作的护理人员，还应具有在医疗机构从事临床护理工作 5 年以上的工作经历。

社区护理人员根据承担的角色要求，应具备的素质有以下几个方面。

(一) 职业道德素质

社区护理人员应有开阔的视野和崇高的职业道德，使自己充分具备与深入社会、广泛接触群众这一新特点相适应的社会公德和职业道德素质。

1. 热爱社区护理事业，有为之奉献的敬业精神。
2. 有高度的责任感和同情心，关心社区居民的健康，并乐于做他们的朋友。
3. 尊重服务对象，对他们一视同仁，为服务对象保密，维护服务对象的合法权益。
4. 忠于职守，维护职业信誉，不做违法和违反道德的事情。

(二) 专业理论素质

社区护理人员应形成综合的专业理论知识结构，即以必要的科学文化知识为基础，以医学基础理论和护理专业理论为核心，以社会科学、人文科学知识为支撑的多层次立体式结构。

(三) 专业技能素质

1. 实践操作能力

护理学是一门实践性很强的学科，社区护理人员要掌握护理学的基本技能操作，在实践中提高解决问题的能力。

2. 沟通表达能力

社区护理人员的服务对象是个体、家庭和社区人群，与人沟通是工作的基本方式之一，因此要学会沟通，善于沟通，并能清楚、准确地表达信息和情感。

3. 计划管理能力

社区护理工作繁杂、琐碎，社区护理人员要使工作有条不紊，就要具备计划管理能力，对人员、物品、工作进行安排、协调和控制。

4. 科研创新能力

社区护理人员在日常护理服务工作中，面对不断变化的健康需求、服务环境和资源状况，要善于发现问题，总结经验，在解决问题的过程中，不断探索，有所创新。

5. 组织协调能力

社区护理人员在工作中要协调各类人群、各类机构的关系，这就要求社区护理人员必须具备较强的组织协调能力。

（四）身体心理素质

社区护理人员不仅需要有娴熟的操作技术，更应具有健康的体魄和良好的心理品质。

1. 身体健康

社区护理工作繁杂、琐碎，任务重，没有健康的身体很难适应。社区护理人员还要具有整洁大方的仪表、端庄稳重的举止。

2. 良好的心理素质

社区护理人员要具有敏锐的观察力、敏捷的思维、准确的记忆力、丰富的想象力和良好的心理素质。能够承受一定的困难和压力。

3. 健全的人格

社区护理人员要具有乐观、开朗的性格，积极稳定的情绪和坦诚、宽容的胸怀。要具有高度的同情心、较强的适应能力、良好的忍耐力。要具有强烈的进取心、不断求知的欲望，丰富和完善自己。

第三节　社区卫生服务中的护理道德要求

随着医学模式的转变及护理事业的发展，护理模式已发生了很大的转变，主要体现在：从以疾病为中心转向以人的健康为中心，从以病人为中心转向以个人、家庭和群体为中心，从以医院为中心转向以社区为中心，从以照顾病人为中心转向以健康促进、疾病预防和康复治疗相结合的卫生保健为中心。此种转变使护理与社会的关系越来越密切，特别是社区卫生服务已成为护理走向社会化的重要标志。因此，探讨护士与社区卫生服务的关系及护理道德是护理伦理学研究的重要课题。

一、突发公共卫生事件应急护理伦理

突发公共卫生事件是公共卫生、急救医学及急救护理学的特殊领域。由于突发公共卫生实践环节的严峻与危险、护理条件的艰苦与复杂、护理任务的艰巨与繁重，对护士在道德上提出了更高的要求。

（一）突发公共卫生事件及护理人员应具备的能力

1. 突发公共卫生事件的含义

突发公共卫生事件是指突然发生，造成或者可能造成社会公众健康严重损害的重大传染病疫情、群体性不明原因疾病、重大食物和职业中毒及其他严重影响公众健康的事件；亦指突然发生的、不可预测的，有公共卫生属性的，危害性和影响达到一定程度的突然事件。近年来，各类突发公共卫生事件时有发生，严重危害人民健康，甚至影响社会安定。

2. 突发公共卫生事件的分类

（1）重大传染病疫情。它是指传染病在集中的时间、地点发生，导致大量的传染病病人出现，其发病率远远超过平常的发病水平，如鼠疫、霍乱、病毒性肝炎、痢疾、流行性出血热、炭疽、SARS等引发的重大疫情流行。

（2）群体性不明原因疾病。它是指在一定时间内，某个相对集中的区域内同时或者相继出现多个（3～20个）有共同临床表现的病人，但又暂时不能明确诊断的疾病。这种疾病可能是传染病，可能是群体性癔症，也可能是某种中毒。

（3）其他事件。它是指重大食物和职业中毒以及有毒气体泄漏等其他严重影响公众健康的事件。如中毒人数多或引发大量危重病人的细菌性、化学性食品污染、中毒及有毒动植物中毒，因地震、水灾、风灾、火灾、泥石流、山体滑坡、各类交通事故、非人为因素爆炸、建筑物倒塌、煤井坑道坍塌及生产事故，以及恐怖事件等危及群体生命健康安全的事件。

3. 突发公共卫生事件中护理人员应具备的能力

（1）应急处理能力。突发公共卫生事件往往难以预测，不仅危害严重、波及范围及影响面广，而且时间紧、随机性大、突击性强，救治工作是否及时、准确，直接影响到病人安危和高危人群的健康，也关系到社会的安定。在突发公共卫生事件应急护理中，要求护理人员应具有快速决策、紧急救护、现场控制及有效预测等综合素质与能力。护理人员应掌握内、外科等临床各科常用的急救知识和技能，能够区分常见突发公共卫生事件对人所造成的损害并掌握相应处理方法，并能根据其发展变化实施适当的护理。对于新出现的传染病或中毒事件，能及时观察其临床特点，为有效地防止疾病蔓延提供科学的依据。

（2）沟通组织协调能力。在处理突发公共卫生事件中，不仅面临现场抢救和现场控制的紧急任务，还有大量的需要诸多部门协调合作的工作，如转运救治、善后处理等，而且其政治性强、法律责任重。护理人员必须具备良好的沟通、协调与合作能力，通过良好的语言和非语言交流，组织协调好突发公共卫生事件中的护理工作，既从微观上护理好每位病人，又从宏观上安排好整个事件中的所有护理工作，与各部门及其他专业人员有效合作，最大限度地控制险情、减少危害。

（3）职业防护能力。突发公共卫生事件发生后，护理人员往往是最先进入事件现场的医务人员之一，掌握突发公共卫生事件的职业防护知识和技能具有重要意义。尤其在重大传染病疫情发生时，护理人员应能正确地选用隔离系统，采取有效措施及时进行消毒、隔离，同时根据分级防护原则做好个人防护。有效职业防护措施的采取不仅能保护护理人员自身安全，而且对减少传播、控制疫情、保护公众健康和安全起到极为重要的作用。

（4）心理护理技能。在突发公共卫生事件中，病人及高危人群通常会出现心理危机，产生恐惧、绝望等严重心理问题，不仅危害个体及公众健康，而且影响突发公共卫生事件的防治工作。因此，心理护理是护理人员应尽的职责。护理人员应能针对不同突发公共卫生事件中的生理性、心理性、社会性、文化性应激源所致的应激反应，实施有效的心理疏导，以缓解应激产生的压力，提高人们的心理素质和应对能力。

（二）突发公共卫生事件应急护理伦理规范

1. 恪守职责，发扬人道主义精神，敬业奉献，勇于献身

在突发公共卫生事件应急护理中，护理人员往往身处危险和艰苦的工作和生活环境，有时甚至生命安全会受到威胁。这就要求护理人员应具有高度的责任心和自我牺牲精神，在疫情面前不退缩，在抢救现场勇于克服一切困难，敢于承担风险，积极投身于突发公共卫生事件的救护工作中，充分利用自己的专业知识和技术，最大限度地救治病员。任何背离医务人员救死扶伤这一崇高职责的行为都是不道德的。

2. 树立崇高的职业责任感和科学态度

突发公共卫生事件的处理是一项复杂的工作，需要多部门、多专业的相互支持、相互协作。在突发公共卫生事件应急护理中，护理人员应具有高度的责任心和科学的态度，与各部门及其他专业人员密切合作、团结一心、共同应对。在任何环节，都不能发生相互推诿、敷衍塞责的不道德行为。要本着对病人负责、对公众健康负责、对社会负责的态度，团结互助，处理好突发公共卫生事件。

3. 贯彻法治原则

在突发公共卫生事件的紧急状态下，全社会的任务首先是考虑如何采取有效的措施来控制和消除紧急状态，尽快恢复生产、生活和法律秩序，优先保护公共利益和人民群众的生命安全，这就需要政府利用法律手段来调整紧急状态下的各种社会关系，稳定国家和社会秩序，保障公民的权利不受侵犯。护理人员应认识到突发公共卫生事件的紧急状态下贯彻法治原则的重要性，应个人服从集体，遵守和支持政府执行《突发公共卫生事件应急条例》等紧急状态法，将突发公共卫生事件造成的损害降到最低限度。

二、社区保健和家庭病床护理伦理

保健是指对个人和集体所采取的医疗预防与卫生防疫相结合的综合措施。按其服务人群一般分为妇女保健、儿童保健、老年人保健和伤残人保健等，按其服务范围分为社区保健、家庭保健。搞好保健工作是卫生系统对社会所做贡献之一。做好这项工作，不仅是医生的任务，同时也是护理人员的职责，保健中的护理道德问题是现代护理伦理学应当加以研究的重要内容之一。

（一）社区保健及其护理伦理规范

1. 社区保健的概念

社区保健是为了预防疾病，恢复、维护和增进健康，或最大限度地减少疾病和伤残对人群

健康的影响而在社区实施的综合卫生保健服务。社区保健的主要内容是初级卫生保健。它是以社区所有居民为对象,并有赖于社区团体和居民的积极参与,通过基层组织或行政方式加以实施的卫生保健。

1978 年 9 月,WHO 与联合国儿童基金会在苏联阿拉木图召开了国际初级卫生保健会,并发表了著名的《阿拉木图宣言》。1981 年,第 34 届世界卫生大会决议正式通过了“2000 年人人享有初级卫生保健”的全球卫生战略目标,各成员国可自愿参加这一卫生协议。自阿拉木图会议以来,初级卫生保健逐步成为世界各国,特别是发展中国家卫生工作的中心任务和主要目标,社区保健因而也进入了一个崭新的阶段。

从 1980 年开始,随着我国与 WHO、联合国儿童基金会、联合国开发计划署以及世界银行关于初级卫生保健合作项目的开展,初级卫生保健的试点工作相继展开。随着试点工作的深入开展,我国社区保健工作日益蓬勃起来。与此同时,护理人员也将越来越多地参与到这项事业中,并发挥重要作用。

2. 社区保健的内容与特点

(1) 社区保健的内容。社区保健是一项综合性卫生保健,集卫生、预防、医疗及康复于一体。根据我国卫生的实际状况,社区保健主要开展以下工作:① 持久、深入地开展爱国卫生运动,改善城乡卫生条件。要深入宣传良好的个人生活卫生习惯,逐步建立和完善卫生设施等。② 搞好传染病的计划免疫工作,落实防治措施,开展疾病监测、控制,消灭影响居民健康的传染病的蔓延,降低发病率。③ 开展妇幼保健工作,做好孕期、围生期保健,普及新法接生,定期普查和治疗妇女和婴幼儿疾病,降低孕、产妇和婴幼儿病死率。开展儿童卫生保健活动,搞好计划生育技术指导工作,落实优生优育的措施。④ 加强对环境、劳动、食品、学校、放射等卫生的监测管理,清除环境、生物与遗传、精神心理、生活方式和行为等因素对人体健康的不良影响,促进居民的身心健康。⑤ 加强健康教育工作和家庭健康管理,普及家庭保健、自我保健以及疾病防治的科普知识和方法。⑥ 搞好常见病、创伤的医疗护理和基本药物的供应。对危重病人做好初步抢救和转诊工作。

(2) 社区保健的特点。社区保健是现代社会发展中的一项系统工程,它区别于传统的卫生保健观念,在保健原则、对象、方法和内容等方面都具有其自身的特点:① 群众性:社区保健是以居民群体为对象。既为群体提供服务,又是居民充分参与、支持合作的基层组织。它包括对社区保健形势的分析,帮助制订保健计划,采纳符合卫生要求的生活方式,主动接受防治措施、健康教育等。② 社会性:当今影响居民健康和危害居民生命的致病因素是综合性的,消除这些综合性致病因素,必须依靠卫生部门及其他多种社会和经济部门的共同参与。③ 预防性:社区保健的重点在预防,通过开展健康教育、预防接种、计划免疫、妇幼保健、爱国卫生运动、改善环境与营养等措施,对各种致病因素加以控制,贯彻预防方针,提高社区居民的健康意识,改变其不良的生活习惯,降低发病率。④ 全程性:人从出生到死亡的全过程都需要得到科学护理,社区保健是对社区人群提供终身保健服务,旨在提高居民的身心素质和生活质量,社区保健具有全程性特点。⑤ 长期性:社区保健是一项长期的任务,需从卫生行政部门到其他多种社会职能部门,从医疗保健业务机构到卫生专业人员,从社区到每个居民,建立起一个完整的医疗保健体系,保证卫生保健在社区切实实施,是一项艰巨的任务。

3. 社区保健护理伦理规范

社区保健在整个社区卫生服务中起着十分重要的作用，护理人员应遵循社区保健护理的伦理规范。

(1) 尊重服务对象的人格。社区护理人员面对不同患者，无论地位高低、权力大小、关系亲疏、容貌美丑或不同的信仰、民族等，都应一视同仁、平等对待。对任何患者的正当欲望和合理要求都应尊重，在力所能及和医疗条件许可的情况下尽力给予满足。

(2) 对服务对象要文明礼貌、主动服务。护理人员礼貌待人，积极热情、文明的服务，会给社区服务对象的心理带来良好的影响，有利于开展社会保健工作，同时也有利于促进整个社会的精神文明建设。

(3) 克服困难，竭诚服务。社区保健人员深入社区为居民服务，条件简陋，工作性质艰苦，在发生疫情时还要深入疫区防病、治病。因此，要求社区保健工作者要时刻不忘自己的职责，视人民利益高于一切，为保障人民的身心健康而尽职尽责，竭诚服务。

(4) 任劳任怨，无私奉献。社区保健护理以预防工作为主，产生效益的周期长。因此，社区保健护理人员要脚踏实地、默默无闻、任劳任怨地做好本职工作，应有甘当无名英雄的无私奉献精神。

(5) 坚持知情同意的原则。社区保健工作中任何一项医疗行为的选择，都应取得服务对象的知情和同意，即使某项医疗行为确认对服务对象有利，仍需得到其知情和同意。

(6) 恪守规章，遵守纪律。医务人员的行为应是科学的、道德的、符合现行卫生法规和医疗规章制度的，并具有严肃性和合理性，绝不是一种随意的行为。社区保健护理人员要以认真、严谨的科学态度，恪守操作规程和各项规章制度。如疫苗接种要及时、无遗漏，技术操作要符合规程，对危重病人及时做好转诊工作，卫生保健宣传要科学且生动活泼、注重实效等。参与卫生监督、卫生执法任务的护理人员要秉公执法、遵守纪律。

（二）家庭病床及其护理伦理规范

1. 家庭病床的含义、护理内容及其特点

(1) 家庭病床的含义。家庭病床是医疗单位为适合在家庭进行计划治疗和管理的病人而就地建立的病床。它既是医院医疗服务的有机组成部分，也是医疗保健的有效形式和社区卫生服务的重要组成部分。家庭病床将医、护、患、家庭联成一体，融预防、保健、医疗、康复为一体，其主要收治对象是老年病人、慢性病病人、晚期肿瘤病人、康复期病人、经住院治疗或急诊留观病情稳定但仍需继续治疗的病人、需要住院治疗却因种种困难不能住院而又符合家庭病床收治条件的病人等。家庭病床的使用对象决定了家庭病床护理的内容及其特点。

(2) 家庭病床的护理内容。① 认真执行医嘱，及时、准时到病人家中进行各种注射、灌肠、输液、导尿等治疗护理。并严格执行操作常规，及时填写护理记录，并向家属说明注意事项和出现问题的处理方法，防止事故发生。② 细心观察病人的病情变化，发现问题及时报告给有关医师。③ 宣传防病知识和护理知识，指导家属做好日常生活护理及简易的技术护理工作，培养、指导病人自我护理。④ 发现传染病及时登记，做好疫情报告，指导家属参与消毒隔离工作。⑤ 当病人病情发生突变时，应协助病人转院治疗；遇有紧急情况，护士可以进行对症处理，并做好记录，及时向医师汇报。⑥ 做好心理护理等工作。

（3）家庭病床的护理特点。① 护理内容全面。家庭病床护理与医院护理相比，护理内容增多，更趋全面、繁重。护士除了要做辅助治疗以外，还要深入地了解病情，与病人、家属谈心，进行心理护理；协助家属改善环境，合理安排病人生活，宣传卫生预防保健、康复知识，并向病人家属做护理示教，提高家庭互助保健和自我护理的能力。② 护患关系密切。建立家庭病床，变病人“登门求医”为医护人员“上门送医”，体现了医务人员全心全意为病人服务的优良作风。由于病人家庭为治疗护理的场所，家人对病人可以进行系统的观察和护理，能对病情和护理效果提出意见和建议，这样就密切了家庭病床的护患关系，既调动了护士的积极性，也调动了病人家属的积极性，使其密切配合治疗护理，这样就有利于护患之间建立起“共同参与型”的关系模式，有利于医患之间、护患之间平等交往，有利于病人康复。③ 护士素质要求高。开设家庭病床的目的之一，是在客观条件不如医院的情况下，给予那些面临看病难、住院难的病人以与医院基本相同的治疗和护理。这就对医护人员的综合素质提出了更高的要求，必须有强烈的事业心、责任感和不怕任何困难的坚强意志，同时要有娴熟的操作技能与深厚的专业理论知识，有良好的应变能力和在紧急情况下独立解决问题的能力。④ 有利于开展心理护理。家庭病房的病人，大多是病残或慢性疾病的病人，疾病对病人自身和家庭产生多方面的影响，不仅会引起家庭经济生活、社会和人际关系的改变，还会引发病人严重的心理问题。家庭病床护理的开展，有助于护士了解病人及其家属的心理活动、心理需要。病人和家属的负性情绪向护士倾诉的过程，也是病人和家属的负性情绪宣泄的过程，这为做好心理护理提供了条件。护士可以针对病人的心理状况，有的放矢地进行心理疏导、心理咨询，使病人以最佳的心理状态接受治疗和护理。

2. 家庭病床护理的伦理道德要求

由于家庭病床护理工作在服务对象、内容、形式和环境上，同医院常规的门诊、病区护理有很大的区别，因此，对护士提出以下相应的伦理道德要求。

（1）要尊重病人的人格，平等待人，热心服务。在建立家庭病床和病人护理的过程中，护士不应因病人的职业、社会地位、文化程度、风俗习惯、宗教信仰不同而态度有异，也不能以居住条件、卫生面貌、距离远近、交通状况而取舍。应根据病情，一视同仁地热情服务。家庭病床的病人居处分散、管理不便，在服务上门时必须按时定点、遵守诺言，绝不能以天气不好、交通不便等理由贻误治疗和护理，给病人造成不应有的痛苦。

（2）坚持按医疗法规和规章制度办事。家庭病床护理的护士的行为应是科学、符合现行卫生法规和医疗规章制度的，其具有严肃性和合理性，绝不是一种随意的行为。在为家庭病人服务过程中，不仅要求护士在业务技术上过硬，而且在道德修养上要忠于职守、遵守纪律、照章办事，尤其要加强自我约束，自觉恪守各项规章制度和操作规程，不以职谋私，不弄虚作假，努力做到慎独。同时，在解释、答复病人及其家属所提出的问题时，要讲究语言修养，做到亲切、简明、通俗易懂，注意运用保护性医疗语言。由于与病人、家属接触较多，护士可能会了解到病人或家庭的隐私，必须保守秘密。总之，护士要自律慎独，为病人提供优质的服务。

（3）密切协作，目标一致。家庭病床病人的病种复杂、病情多变，有时需要与预防及临床多科医护人员协作配合。在护理过程中，护士不仅要与各专业人员密切协作、相互支持，还要调动病人及其家属的各种积极因素，形成目标一致、规范有序的医疗护理秩序。对于无表达能力及无人守护的病人，护士应设留言簿，通过留言及时传递信息，以便及时了解病人的需求，促进病人的康复。

（4）坚持知情同意的原则。家庭病床病人的任何一项医疗行为的选择，都应让病人知情，并取得病人的同意，即使某项医疗行为确认对病人有利，也需得到其同意。

三、康复护理伦理

康复护理的对象主要是伤残者，即由于身体的结构或功能不同程度的丧失，而造成生理或心理缺陷的病人。在促进病人达到康复目标的活动中，护士承担着重要的角色，发挥着重要作用，因此，必须遵循相应的护理伦理规范。

（一）康复护理的含义、内容及其特点

1. 康复护理的含义

康复护理学是一门旨在研究伤病者与伤残者身体、精神康复的护理理论、知识、技能的科学。康复护理是指根据对伤残者总的医疗计划，围绕全面康复的目标，通过护士与康复医师及有关的专业人员密切配合，帮助伤残者达到功能恢复或减轻伤残、预防继发伤残为目的的护理活动。康复包括医学上的康复、社会上的康复和职业上的康复等。康复医学是一门对疾病伤者或残疾者在身体上和精神上进行康复的学科，它的目的是消除或减轻病人功能上的障碍，根据其实际需要，帮助病人在条件许可的范围内，最大限度地恢复其生活能力和劳动能力，重新参加社会活动。康复医学的服务对象最初主要是残疾人，随着医学模式的变化，社会、心理因素在人的身心健康中的作用日益明显，康复医学作为一门新兴学科其外延也日益拓宽。目前，康复医学的服务对象不单是有先天发育障碍和异常的先天性病残者，也有由于疾病（包括急性病、慢性病、老年病）所致的病残者，如脑血管意外所致的失语、偏瘫及白内障病人等。

2. 康复护理的功能和内容

（1）康复护理的主要功能。① 在评价伤残者或疾病者实际需求的基础上制订康复护理计划。② 为使病人或伤残者达到最佳的躯体和精神上的健康，提供直接的护理服务，保证康复医疗计划的顺利完成。③ 通过护理预防继发伤残和并发症的发生，保证其环境安全和舒适。④ 在密切医患之间、护患之间关系上起到桥梁作用。⑤ 参与伤残者或病人恢复日常生活能力和职业能力的再训练。⑥ 对伤残者或病人的情况变化、个人需求和对治疗的反应等进行观察，准确及时做出记录和报告。⑦ 制订出院后的康复护理计划，必要时提供出院后的继续护理服务。⑧ 对护理目标执行情况作出全面评价。

（2）康复护理的主要内容。由于康复护理的对象大多数是伤残或慢性疾病者，这些人有些是躯体功能障碍，有些是精神障碍。因此，康复护理主要有以下内容：① 评价病人的残疾情况。② 预防继发性残疾和并发症的发生。伤残者大多数是肢体活动受限，因此，护理过程中应特别注意体位变换，帮助病人进行被动活动，保持关节的功能位置，避免并发症的发生。③ 日常生活活动能力的训练。康复护理的目标之一就是帮助病人训练、恢复日常生活所必需的活动能力。训练过程中要细心照料病人，如就餐、穿脱衣裤、整理床铺和个人卫生

等，防止意外损伤的发生；要循序渐进，恢复一项、巩固一项，增强病人生活自理的信心。④ 加强心理护理。伤残者由于肢体功能障碍，大多数容易有自卑心理和病态人格；有些病人因住院时间长，康复进程慢、效果不显著等原因，而产生急躁、孤独、焦虑等心理状况。这就要求护士要深入了解病人的心理状况特征，有针对性地进行心理疏导，以真挚的感情与他们交往。通过优质的护理服务，帮助他们树立康复治疗的信心。⑤ 功能训练的护理。康复是一个长期的过程，病人在医院经过短期的康复治疗后，仍需在家中继续锻炼、巩固、提高，才能真正“回到社会”。因此，护理工作需要持续进行，要定期家访指导、咨询及进一步落实活动能力恢复的新要求等。⑥ 假肢、矫形器、自助器、步行器的使用指导及训练。⑦ 康复病人的营养护理。

3. 康复护理的特点

当代康复医学强调全面康复、长期康复和注重提高生活质量。因此，康复护理具有以下特点。

（1）协调性。当代康复医学要求全方位的康复，包括医疗、教育、职业和社会等康复。其中，医疗康复是全面康复的基础，即为达到康复目的而采取的功能诊断、治疗训练和预防技术；教育康复主要是针对伤残的幼儿和青少年，对其进行普通教育和针对听力、语言、视力、智力的缺陷进行特种教育，为他们适应社会创造条件；职业康复是为伤残者达到从事某种适当工作的能力，而进行就业咨询指导、职业智力测定、就业前职业培训、就业安置及就业后随访等；社会康复是全面康复中的制高点，即为消除环境障碍而采取的措施，包括全社会推进和保证对伤残者进行的医疗、教育、职业康复，依法为伤残者创造良好的社会环境，如尊重伤残者应有的尊严、权利和使之得到公正的待遇。全面康复需要全社会的协同努力，护士要与医生、工程技术人员、特种教育工作者、社会工作者、家庭及各级领导等共同协调，才能使康复护理更有成效。

（2）连续性。伤残者的康复是一个慢性、长期的过程，不能寄希望于住在医院完全达到康复。因此，除了短期的住院治疗外，出院后还需要继续康复治疗，包括门诊治疗、社区治疗、家庭病床治疗或家庭康复指导等。随着护理的社会化，康复护理是一个连续的纵向服务过程，护士积极地投入整个服务系统，对促进伤残者最大限度的康复发挥着巨大的作用。因此，连续性也是康复护理的重要特点。

（3）整体性。当代护理已从功能制护理向整体身心护理转变，伤残者除了身体结构或功能不同程度的丧失外，还轻重不等地存在着心理障碍。因此，在伤残者功能恢复过程中，除了躯体的康复外，还必须重视其心理康复。对于轻度心理障碍的伤残者，护士要通过心理疏导、咨询，使伤残者恢复心理平衡和稳定。对严重心理障碍的伤残者，护士还要配合心理医师、心理咨询师，运用心理咨询和心理治疗技术，使伤残者的心理功能得到部分补偿，以减轻或消除症状，改善心理状况，使之适应社会生活和提高其生活质量。

4. 康复护理应遵循的原则

（1）“自我护理”和“协同护理”，变被动护理为主动护理。训练伤病残者，充分发挥其潜能，使他们部分或全部地照顾自己。鼓励家属参与，以使伤残者适应新的生活，为重返社会创造条件。

（2）功能训练贯穿于康复护理的始终。早期功能锻炼，可以预防残疾的发生与发展，同时可以预防继发残疾。后期功能训练，可最大限度地保存和恢复机体功能。

（3）心理护理。伤病残者、慢性病病人、老年病人的心理特点为因突然面对功能障碍或丧失，而产生悲观、气馁、急躁，甚至可能绝望、丧失信心。因此，应针对病人的心理特点施以心理护理。

（4）协作是取得良好效果的关键。因此，护理人员应主动做好协作工作。

（二）康复护理的伦理要求

由于护士是病人功能恢复的主要指导和训练者，护理效果的好坏直接影响了病人能否达到预期的康复目标，因此，应突出遵守以下几个方面的道德要求。

1. 尊重病人的人格

伤残人致残的原因大致分为两类：一是先天性残疾，如先天性聋哑、智力发育不全等；二是后天因疾病、创伤、烧伤、意外事故等原因所致的伤残。伤残者特别是后天致残者，他们遭受的是意外的、严重的创伤，这种挫折不但躯体痛苦，而且由于中断了正常的学习、工作、生活，心理上更加痛苦。因此，伤残者往往出现焦虑、抑郁、恐惧、痛恨、愤怒、烦躁不安等情绪反应，继而出现孤独感和自卑感，甚至导致人格障碍或神经症。护士应同情、理解、帮助他们，增强他们生活的信心和勇气，使之密切配合医护人员以尽快达到最大限度的康复。同时，要尊重病人的人格和权利，以文明的语言、诚挚的态度对待他们。

2. 体贴与帮助

对日常生活的一些活动，如洗脸、漱口、吃饭、穿衣、大小便等，正常人都能轻而易举地完成，但这些生活琐事对伤残者而言却非常困难。因此，护士除了做好共同性的日常生活护理外，还要有针对性地体贴与帮助病人。例如，扶持视力不好、肢体残疾的人去厕所大小便和到室外散步；为盲人读报、读信件和代写书信；与聋哑病人交谈时要有耐心，反复解释或用手势、用笔表达意图；对长期卧床者要注意帮其变换体位，被动运动，保持关节功能位置，防止失用性萎缩等。总之，护士要理解病人的困难，真心实意地帮助他们，增强其康复的信心。

3. 耐心与尽责

残疾人比一般病人护理难度大，而且相对住院时间长、显效缓慢，护士应该耐心与尽责地对待他们。如帮助残疾者进行功能训练时，要细心照料、循序渐进，恢复一项，巩固一项，不可产生急躁和暴露出信心不足的情绪，否则会影响残疾者的早日康复，甚至会出现残疾加重或出现新的伤残。为此，护士要有不怕苦、脏、累的精神和高度耐心以及强烈的责任感，使残疾人的身心功能得到最大限度的恢复、补偿和提高。

4. 坚持知情同意的原则

任何一项康复治疗的选择，都应让病人知情，并取得其同意，即使某项医疗行为确认对病人有利，仍需得到其同意。

思 考 题

1. 社区护理内容有哪些？
2. 社区卫生服务中护理人员的角色是什么？社区护理人员应承担哪些职责？
3. 社区卫生服务中的护理道德要求有哪些？
4. 家庭病床护理和康复护理的道德要求是什么？

案例分析

案例1:北京市某社区医院莫柳洁同志先进事迹

2003年,在北京市面临SARS严重疫情的危急时刻,医护人员成了这场没有硝烟的战争中冲在最前方的勇士。在疫情发生的短短1个月时间里,该社区医院的医护人员在院领导的带领下,同心同德,默默地为抗击SARS努力工作着,期间,原外科病房年轻的护士莫柳洁同志,更是任劳任怨、无私无畏,凡事都冲在最前头,表现尤为突出。

4月22日下午,该院突然接到上级指令,要求派4名医护人员去小汤山支援,正巧莫柳洁刚刚来接夜班。因她平时工作表现突出,院长点名派她担当重任。时间仓促,在毫无准备的情况下,莫柳洁同志只简单地给家里打个电话,就准备出发了,没有一点怨言。尽管因某些原因最终取消了这次任务,但她这种敬业的精神给大家留下了深刻的印象。

由于疫情变化快,任务总是突如其来。当天夜里,该院刚刚腾出的三楼外科病房就收治了11位“密切接触留观人员”。第二天一早,从家中赶来上班的莫柳洁,又主动要求第一批进入观察区。因医院的条件所限,各项工作又是在摸索阶段,没有充分的准备,留观人员的一切生活所需都要由工作人员亲力亲为,诸如打水、发饭、收垃圾、隔离区消毒等,还要对留观者进行体温监测。虽然当时天气不是很热,但穿上密不透风的防护衣,即使什么都不干,也会憋出一身汗。莫柳洁平时就是个非常热心的人,对这些留观人员更是关怀备至,尽量满足他们的需要。由于缓冲区没有电话,又加上捂着两层厚口罩,她与留观人员的交流都只能大声喊,一天下来,衣服都湿了,嗓子也哑了。尽管如此,她依旧精力充沛,在轮休的时候还抢着打扫工作人员生活区的卫生。当4月29日医院又接到准备外出支援的任务时,已整整一周没有回家的她又积极报了名,并郑重地向党组织递交了入党申请书。

在家里经过短短一周的休整待命,莫柳洁返回医院做隔离区外的联络工作。5月19日晚,医院突然接到上级指示,留观人员次日全部转移到一家三星级宾馆。同时派10名工作人员随行,暂定2周后轮休,其中又有莫柳洁的名字。莫柳洁当日8点下班,因家远无法回家,接到通知后,她又是二话不说,给家里打个电话,让爱人第二天上午送来一些必需品,义无反顾地再次奔赴前线。从20日下午2点开始,她和其他9位同志一直在宾馆收拾房间,配送物品,直至夜间12点留观人员陆续到达宾馆,她又继续穿上防护衣安排房间,协助留观者搬运物品。由于高温再加上连续工作的劳累,莫柳洁几次出现虚脱的感觉,但最终她凭着顽强的毅力坚持到了最后。当终于可以喘口气的时候,已是凌晨4点!短暂的小憩之后,新的一天的工作开始了。换了一个陌生的环境,一切又得从零做起。10名工作人员照看3幢楼共50多名留观者,光是一日三餐的发放及生活垃圾的处理就已是极为繁重的体力活儿。每天的垃圾就足足装满了30多个大垃圾袋。由于宾馆只许垃圾从二楼的一个窗口往外运,因此要先从窗口跳到外面平台。莫柳洁冲锋在前,扛起一大袋垃圾就跳出去了……当结束了一天的工作,她浑身上下都已被汗水湿透。

莫柳洁在这次抗击SARS斗争中的出色表现,绝不是偶然的,而是平日工作中一点一滴的积累。曾经担任过该院共青团组织委员的她,在近12年的护理工作中,一直勤勤恳恳、认认真真,专业技术过硬,经常受到患者的表扬,并荣获过区级"优秀团干部"称号。至今仍然工作在一线的她虽然没有说过一句豪言壮语,但用实际行动证明了自己是一名英勇的白衣战士,更是一位可亲可敬的"白衣天使"!

讨论:我们应如何向莫柳洁同志学习,正确对待和处理好护患关系?

案例2:患者刘某,女性,25岁,因上班途中不幸遭遇车祸,左下肢粉碎性骨折,在医院经手术治疗好转后转回所在社区医院继续进行康复治疗。患者车祸前身材修长、苗条,车祸后,双下肢不等长5cm,行走不便。想到以后的工作、生活和社会活动,该患者的心理压力巨大,出现焦虑、失眠、心境低落等症状。

作为社区护士,我们应该如何去帮助她呢?

案例3:患者黄某,女,62岁,退休教师。因车祸导致右下肢粉碎性骨折,在医院经手术治疗好转后出院,建议患者回所在社区卫生服务中心继续康复治疗。该患者住在小区6层楼的3层,无电梯,有一个孩子,常年在国外工作,丈夫也体弱多病。患者要求社区医生和护士到自己家中进行康复治疗和护理。

作为社区护士,应用本章的知识分析患者的要求是否合理。

案例4:患者张某,男,68岁,退休工人。患糖尿病10余年,曾定期在某三甲医院治疗,由于该患者饮食控制不佳,血糖一直控制不理想,时常有较大波动,本次在医院住院治疗后,血糖已控制,病情稳定,医生建议该患者回社区卫生服务中心继续治疗。

作为社区护士,运用本章的知识,如何制订该患者的护理方案?

第六章 人口控制与生育的护理道德

[学习要点]

1. 人口控制的含义及意义。
2. 计划生育的伦理依据。
3. 控制人口增长措施的伦理。
4. 优生学的含义和伦理意义。
5. 优生护理的范畴及伦理要求。

人口爆炸、环境污染、能源匮乏是当今世界面临的三大难题,其中人口问题又是解决其他两个难题的前提和关键。为此,联合国将人口控制提到重要的议事日程,各国政府也根据国情纷纷制定不同的人口政策,从宏观上控制国家人口数量和质量、改善国家人口结构。但由于各国历史、文化等背景的不同,在人口控制的问题上,至今仍存在着诸多的伦理争议。护理人员需从本国国情出发,正确地认识和评价这些伦理争议,遵守相应的伦理道德规范,并认真履行自己的工作职责。

第一节 人口控制伦理

人口控制,是用人为的方法调节人口数量、提高人口素质和改善人口结构。人口控制的根本目的在于使人口和自然、社会协调,实现人口与社会资源的长期可持续发展和人口与社会的共同进步。早在古代,人们就已认识到人口与社会经济、国家安全的密切关系,主张对人口数量实施控制。如古希腊时代的柏拉图在其《理想国》中提出,城邦人口和规模必须有一定限制,人口规模必须保持在一定数量内,才能确保城邦国家的统一。我国古代韩非分析上古不争的原因时也说,"人民少而财有余",并提出限制人口的思想。但由于在相当长的历史时期内,人类的生存和繁衍都处在非常不易的状态,因此20世纪前的绝大部分思想家都主张鼓励人口增长,直到近代,世界日益紧迫的人口形势和资源环境危机才再次敲醒人类的警钟,人口控制再次被提上人类发展的重要议事日程,有关人口控制的伦理也应运而生。

一、人口控制伦理概述

(一)紧迫的人口形势

近年来,人口增长已成为世界性问题。世界人口总体上在20世纪实现了高出生率、低死亡率、高自然增长率的突破,100年里,人口净增了45亿,几乎是过去几个世纪人类人口总和的 3 倍，特别是 1950 年以来，世界人口比 20 世纪初人口增长近 2.5 倍，占 19 世纪人口增长的 80%。目前，世界人口增长速度相对稳定，但由于人口基数大、增长速度快，每年世界仍有约 7 700 万人的人口增长（相当于每秒钟出生 2～3 人），世界人口每增长 10 亿人需要的时间呈现缩短趋势（表 6－1），如从 50 亿人增加到 60 亿人仅用了 12 年（1987—1999），这是迄今为止人类增长 10 亿人口所用的最短时间。2011 年，世界人口已突破 70 亿，2050 年将超过 90 亿，人口的快速递增成为人类难以回避的现实。

表 6－1　世界人口里程碑

年代/年	1804	1927	1960	1974	1987	1999	2011
人口/亿	10	20	30	40	50	60	70

（资料来自：联合国：《人口、环境与发展简要报告》，联合国经济及社会服务部人口司，2001 年）

人口激增给有限的地球带来沉重的压力，人类面临粮食短缺、资源短缺、环境污染等生存危机。国外权威研究机构估计，早在 1978 年，人类总人口就已超过了地球的综合承载能力，2000 年则超过了这一承载能力的 1.4 倍；如果按人类居住适合环境标准，将 12% 的土地用于维护自然环境，则在 1972 年，世界人口就已超过地球的承载力。另据联合国经济与社会事务署人口处发布的 2050 年世界人口数量（最有可能）预测区间（90 亿～100 亿），全世界所有用于食物、住宿、交通、能源、商业及废物处理的能产地与浅海的人均占有量（我们保守按 80 亿人口计算，全世界平均为 2.1 hm^2），在现有的技术和相关的条件下都达到目前美国的生活水平（9.6 hm^2），则还需要增加 4 个地球。

世界人口的激增除给地球生态、食物、住宿、交通、能源、教育等带来巨大压力外，在许多发展中国家，人口问题也常常成为社会矛盾加剧的根源，甚至导致动乱与战争的发生。印度和孟加拉国，萨尔瓦多与洪都拉斯之间，都曾爆发了因人口增长引发的武装冲突。世界银行前行长罗伯特·麦克纳马拉认为，除核战争外，人口增长是世界面临的最严重的问题。德国前总理维利·勃兰特也指出，如不控制人口增长，地球上的居民将被生态灾难或剧烈的迁移过程所毁灭。

由此可见，人口问题是攸关人类生存，解决当前资源、环境以及社会矛盾的关键因素，从人类长远生存考虑，世界人口应该维持在合适的数量水平。

（二）人口控制的理论依据

除上述现实压力外，学者们也发展了不同的人口理论，从不同角度为当代人口控制提供了科学的理论基础。这些理论主要有马尔萨斯“人口陷阱论”、坎南“适度人口论”、马克思主义人口理论及舒尔茨和贝克的“人力资本论”等。

1. 马尔萨斯“人口陷阱论”

马尔萨斯是现代人口理论的先驱，《人口原理》是其人口理论的集中体现。马尔萨斯“人口陷阱论”认为，人口增长应与经济处于适合生存的平衡状态。如果不对人口进行预防性地控制，经济就不能提高到维持人类生存的水平上。因此，他主张通过战争、饥荒以及控制出生率等措施来阻止人口增长，使经济处于长期发展的状态。

2. 坎南“适度人口论”

坎南是19世纪英国经济学家,他以经济学边际报酬递减规律为依据,提出达到产业收益最大化的人口为适度人口,人口过多或过少都不利于经济的发展,只有适度数量是最好的,应对人口进行适度控制。

3. 马克思主义人口理论

马克思主义人口理论认为,社会生产包括物质资料的生产(如衣、食、住、用、行等资料及所需的生产)和人类自身的生产(即人类的繁衍)。两种生产互为条件、相互制约:物质资料生产决定人口发展,而人作为物质资料的生产者和消费者,其生产如果与物质的生产相适应,则能促进经济发展,否则就延缓社会经济的发展。物质资料生产和人自身的生产应该要维持一个合适的比例关系。

4. 舒尔茨和贝克的“人力资本论”

20世纪60年代以来,舒尔茨和贝克大力倡导“人力资本理论”,他们从人口的内在质量出发,指出人力资本的大小才是经济发展的关键,倡导要增加人的生产技能,提高人口素质。

5. 其他

澳大利亚经济学家T.D.皮切福特认为,人口应有一个理想适度值。在这个理想值下,适当使用资本设备(如工厂设备)、维持再生性资源(如土地)供给数量不变以及适度开采不可再生性资源(如金属、石油),人均消费(包括物质消费、教育等非物质消费以及清新空气、公共绿地等影响生活质量的资源消费)能维持在较高的水平。也就是说,一个理想的人口既能维持人类的可持续发展,也能较高、较快地提高人们的生活水平。

(三)世界人口控制措施简介

从历史上看,世界范围的人口生育控制经历总体有3种形式:自然生育、计划生育及选择生育,不同生育控制形式有其特定的社会发展和生产方式背景。自然生育的特点是生育行为顺其自然,想生多少、能生多少就生多少,是人类社会在低水平生产方式下的生育行为。计划生育兴起于19世纪初西方的节育运动,其目的是调整人的生育意愿和行为,以适应社会和国家的长远发展需要。联合国人口基金会《2012年世界人口报告》指出,计划生育对世界有不可估量的益处,是人的一项基本权利。计划生育目前已成为以发展中国家为重点的全球性家庭计划生育行动,也是许多发展中国家人口控制的政策组成。选择生育随着现代生物科技的进步而产生,如体外受精和胚胎移植,其特点是生育行为变得具有可操作性,选择生育目前在世界范围内引发了广泛的伦理探讨。

从各国的人口控制政策上看,整体上,使人口控制与社会经济发展、人民生活生平提高以及国家可持续稳定繁荣相适应,越来越成为一种共识,因此,在人口控制的问题上,各国根据自己的国情因地制宜地制定了不同的人口控制措施:认为自己人口少了的国家,其人口控制政策常常是鼓励生育的,如法国长期以来人口年自然增长率为负数,日趋严重的老龄化使政府出台了一系列鼓励育龄夫妇生育的措施;有的国家认为本国人口过剩,影响了国家的长远发展,因此采取措施限制生育,如印度、中国等人口大国;有的国家的人口政策则根据育龄人口特点而具有一定的灵活性,如新加坡政府为提高国民素质,在20世纪八九十年代曾出台政策鼓励高学历妇女生育,同时对学历层次较低的妇女进行一定程度的生育限制。另外,有的国家的宗教文化不认同节育等避孕措施，因此其人口政策倾向于自然控制，如一些传统的罗马基督教国家。由此可见，各国的人口控制政策常常受其本国的国情、传统文化、宗教等诸多因素的影响，站在不同的立场，各种不同的人口控制政策在一定范围和特定时期内都有其合理性。因此，在人口控制伦理的判定问题上，应从具体的国情出发进行思考，而不能简单地一概而论。

二、计划生育伦理

计划生育是我国的一项基本国策，也是当前我国人口政策的核心，我国宪法明确规定"国家推行计划生育，夫妻双方有实行计划生育的义务"。计划生育倡导晚婚晚育、少生优生、一对夫妇只生一个孩子(但对依照法律法规合理安排确有困难的、要求生育第二个孩子的夫妇可生育第二个孩子，农村中确有困难的夫妇经过批准可以间隔几年后生育第二个孩子，少数民族地区计划生育的做法和要求由各省、自治区根据实际情况制定)，从国家范围内控制国家人口数量、提高人口素质，促使国家人口增长同国内的社会经济发展水平相适应。

(一) 我国人口控制政策的演进

我国人口控制政策并不是一开始就限制生育的，相反，在新中国成立初期，国家估计中国人口为4 亿 ~5亿，在"人口众多是国家重要财富"思想的指导下，推行鼓励生育的人口政策。1953 年国家第一次人口普查，惊奇地发现国内人口已高达 5.8 亿(比预计值高出整整 1 亿)，年人口自然增长率超过 2%，一些人口增长过快导致的矛盾也开始逐步显现。因此，1954 年的全国第一次人民代表大会出现了控制人口增长的主张。1957 年，著名人口经济学家马寅初先生在人民日报上发表了"新人口论"，主张人口政策与经济计划协调，实行计划生育。1962 年，《中共中央、国务院关于认真提倡计划生育的指示》，明确指出"在城市和人口稠密地区的农村提倡节制生育，适当控制人口自然增长率，使生育由毫无计划的状态，逐步走向有计划的状态"，并正式在全国试行。但在"文化大革命"时期，我国计划生育工作又停滞不前。直到 20 世纪 70 年代，在周恩来总理的亲自主持和毛泽东主席的批示下，中央才重新开始在全国推行"晚、稀、少"的生育政策(倡导女性 23 周岁后、男性 25 周岁后结婚，一对夫妇最好只生育一个孩子，最多不超过两个，生育间隔 3 年以上)。20 世纪 70 年代末 80 年代初，我国人口已超过 10 亿，国家逐渐调整"晚、稀、少"生育政策为"晚一孩"政策，并经过 30 多年来的修订完善，形成现行计划生育政策的基本内容。近年来，由于我国人口结构的老龄化，以及空巢家庭、失独家庭养老等社会问题的出现，部分地区正在研究在现有计划生育政策基础上，适当放宽生育限制，允许双独生子女夫妇生育二胎。2013 年 11 月 15 日，十八届三中全会通过的《中共中央关于全面深化改革若干重大问题的决定》对外发布，其中提到"坚持计划生育的基本国策，启动实施一方是独生子女的夫妇可生育两个孩子的政策"，这标志着"单独二孩"政策将正式实施。截至 2014 年 4 月，北京、广东、内蒙古和安徽已经实施"单独二孩"政策。

(二) 计划生育政策的伦理争议

目前有关计划生育的伦理争议主要集中在计划生育政策与生育、生命"两权"的关系上：计划生育是否剥夺了人的出生权，贬低了人的生命价值；计划生育是否破坏了人的生育权。

1. 计划生育是否剥夺了人的出生权，贬低了人的生命价值计划生育政策的执行,最终落实到避免出生不适度的生命数量的各个环节,影响了一些未来可能的新生命的孕育和诞生,在传统生命观看来,这无异于"杀人""犯罪",是对人出生权利的剥夺和对人生命价值的不尊重,有违人道主义原则强调的"尊重、爱惜和维护人的生命"的伦理要求,在道德伦理上绝对不能接受。

评价这一问题,需要了解不同的关于生命本质的观点。生命的本质主要包括对生命属性问题和生命起止问题的探讨。生命的属性问题主要探究生命的生物属性和社会属性是否缺一不可,是否只要具有生物属性即可视为生命。生命的起止主要探究人生命形成的时间,当前有4种观点:生命开始于受精卵形成的那一瞬间,生命开始于胚胎具有独立生存能力后(通常是28周左右),生命开始于胎儿离开母体,胎儿离开母体并得到亲属和社会的承认才能算作生命的开始。传统生命观正是在"受精卵、胚胎是人"的基础上得出"计划生育措施无异于杀人"的观点。而现代生命观认为,人不仅是生物的人,还是社会的人,同时具备生物和社会双重属性的生命才能称为真正意义上的人。因此,计划生育措施与"杀人、犯罪"毫无关系,不存在违反人道主义"尊重、爱惜和维护人的生命"伦理要求的问题。现代生命观进一步认为,减少"多余"生命的诞生,是社会和父母考虑未来未出生生命情感、教育、健康、物质等需要后做出的理性抉择,正体现了对未出生生命的生命价值和生命尊严的维护和尊重,以更广阔的眼光看,这恰恰是对全人类长远生存权利的尊重。

2. 计划生育是否破坏了人的生育权

生育权是指符合法定生育条件的自然人拥有的决定是否生育、生育多少以及如何生育的自由或资格,它包括生育的自由和不生育的自由。在计划生育和人的生育权利的关系问题上目前主要有4种观点:① 女权主义观认为,生育是妇女的权利,应该由妇女本人决定是否生育以及生育的数量等问题,国家不应该对其进行干涉。② 人权主义者认为,生育是个人的基本人权,政府有意识地控制人口出生的政策违背了人权和相关的伦理法则。③ 国家主权的观点认为,各国政府有权制定和实行自己所需要的人口政策,这是各国的内政,他国无权也不应该干涉。④ 多元化的观点认为,对生育的国家控制政策涉及了不同的价值观念,各国的情况不同,难以形成统一的定论。

面对上述不同观点,北京大学学者高崇明等人从生育权利的自利性、权利是社会需求的认可以及人的社会责任角度对这一问题进行了探讨。高崇明等人认为,首先,生育从本质上说具有自利性。从个人角度,生育后代既是个人传宗接代的必需途径,同时也寄托了个人对未来的希望,是个人对未来的一种选择,尤其在一些贫苦地区,多生一个孩子,意味着多一份劳动力、多一份财产、多一份养老的依靠,多一种家庭未来命运的转机;从社会角度,人口数量通常是社会权力取得的重要保障,如在我国封建社会及西方资本主义初期,人丁兴旺是国富民强的标志和保障;在某些社会权力更迭替换的伊斯兰国家,人口数量还是各派系权力之争的重要筹码。因此,无论是个人角度还是社会角度,生育权利都是自利的,不同国家在生育问题上的不同政策其实是各国不同利益的体现,反映了该国该民族的整体利益。其次,个人权利是建立在一定的社会需求基础上的,权利是社会需求的认可。社会需求改变,个人的权利也应该发生改变。因此,如果个人权利和人类需要发生冲突,权利应该让位于需要。再次,人具有自然和社会双重属性,个人在行使自己的生育权利时,必须顾及个人的社会责任——为绝大多数人提供尽可能好的生活条件。如果个人自由生育过多的孩子可能对社会大部分人的生存权利造成损害,个人就必须要遵守社会制定的相应的人口控制政策。

（三）我国计划生育政策伦理

1. 现实依据

当前我国实行计划生育，提倡晚婚晚育、少生优生、一对夫妇只生一个孩子的人口政策有其特殊的现实背景——我国是世界人口第一大国，人口基数大、人口增长快、人口素质不高。国家统计局2011年公布的全国第六次人口普查结果表明，截至2010年11月1日零时，中华人民共和国大陆人口已逾1 370 536 875人。虽然较过去而言，当前我国人口自然增长率和人口增长的绝对值总体呈下降趋势，但由于人口基数大，人口增长惯性强，一个很低的人口自然增长率也会使人口规模产生一个很大的绝对值，如我国人口2000—2010年间年增长率虽然已下降到0.57%，但这10年仍然增加人口约7 390万，我国仍然面临严峻的人口形势。

（1）巨大的生态环境压力。中国仅有全球7%的耕地面积和8%的淡水资源，却要养活世界21%的人口。有限的自然资源和日益增长的资源消耗使中国生态环境承受了巨大的压力。据《世界报告2006》，仅2005年，中国就消耗了全球全年26%的粗钢，32%的稻米，37%的棉花和47%的水泥。当前，中国每100万城市人口每天要消费6.25×10^{8} kg水、2×10^{6} kg食品、9×10^{6} kg燃料。另外，为养活日益增长的人口，有限的土地资源被无计划地开垦利用，导致我国森林和草原覆盖面积不断减少、水土流失和沙漠化问题严重、环境污染治理压力大。仅1990年一年，全国水土流失面积就高达1.5亿hm^2，相当于全国国土面积的15.6%。增长的人口还带来日益严重的淡水资源危机。20世纪90年代，水利部门对全国324个城市作了调查，有180个城市严重缺水，缺水城市超过50%。我国人口基数过大和人口增长快还造成人均耕地、人均粮食、人均森林资源、人均矿产资源等长期处于低水平，我国的生态环境压力长期存在。

（2）社会发展基金积累困难。庞大的人口数量需要消费大量的资金才能维持较高的人民生活水平，也需要消耗资金来养活新增的大量人口，这就使那些本可用于经济发展的资源和资金被新增人口消费所化解，导致资本积累率和经济增长率的下降，制约了国民经济发展和人民生活水平的提高。新中国成立后，我国经济发展带来的生活水平的提高就在很大程度上被人口增长抵消掉了。如20世纪90年代中期，我国人口每年新增加的消费基金中就有58%必须用来满足新增人口的需要，提高原有人口消费水平的部分只占到42%。

（3）紧迫的就业形势和社会公共服务压力。从20世纪80年代中期开始，我国第二次人口生育高峰（1962—1976年）出生的人口陆续进入劳动年龄，平均每年新增劳动年龄人口在1 000万人以上，相当于欧洲某些国家全国人口的总和。即使国内经济长期持续稳定增长，每年解决1 000万劳动年龄人口的就业缺口对任何政府都是相当严峻的考验，当前大学生就业难和“在职失业”现象已成为社会关注的热点问题。另外，巨大的人口数量和每年增加的大量人口也使我国教育、交通、住房、医疗等社会资源面临前所未有的考验。目前，社会上报道的上学难、住房紧张、看病难等社会问题，以及假期交通和旅游景点人满为患的现象，一定程度上正反映了当前社会公众资源在人口过多现状下面临的巨大压力。

2. 历史经验

我国实行计划生育政策不仅是出于现实的需要，还来自历史经验的总结。

（1）沉重的历史教训。学者们估计，从新中国成立初期到20世纪60年代我国开始实行计划生育的十多年的时间里，我国至少多出生人口2亿，新中国成立初期实行的鼓励生育政策也带来了20世纪50年代的第一次人口生育高峰。而在"文化大革命"时期，由于计划生育工作的中断，在1965—1971年短短6年时间里，中国净增人口1.2亿多（相当于新中国成立前109年间中国人口增加的总数），第二次人口生育高峰也提前到来，我国失去了控制国内人口增长的一个重要时机。1977年国家人口统计资料显示，我国人口已达9.4亿，在新中国成立后不到30年的时间里，增加了近5亿人口，当前我国人口基数过大的人口格局由此基本形成。

（2）计划生育的历史成就。鉴于新中国成立后我国人口迅猛增长以及人口增长带来的社会环境压力，国家及时调整了人口控制政策，在推行计划生育30多年的时间里，在经济还不发达的情况下，实现了低增长率、低生育水平的目标，取得了举世公认的成就。1999年国家社会基金项目《中国计划生育效益》课题组的研究结果显示，在1971—1998年的28年间，在计划生育因素和社会经济发展因素共同作用下，我国共计少出生人口6.34亿，其中因为计划生育因素所减少的出生人口数达3.38亿；此外，我国因计划生育而少出生的大量人口为家庭节省少儿抚养费大概6.4万亿元，为国家节省少儿抚养费1万亿元。对比我国对计划生育的财政和非财政投入（累计约为905亿元），计划生育的投入-产出比可以达到1∶82，计划生育具有显著的经济效益。学者袁建华等人的研究测算也表明，1979年以来，如果没有坚持实行计划生育政策，我国人均GDP的年平均增长至少放慢1个百分点。计划生育也促进了人口素质的提高，据《人民日报》（2002年）报道，计划生育家庭13岁及以上子女继续初中学习的比例比非计划生育家庭高约6%。另外，我国的计划生育政策也为控制世界人口做出了突出贡献，我国人口出生率的大幅度下降，使全球50亿人口日至少推迟了2年，使欠发达地区人口翻番的时间推后了4年。应该说，我国人口与计划生育政策的落实，有效地抑制了人口的过快增长，促进了我国人口再生产模型向低出生、低死亡、低增长的转变，为我国经济的发展、综合国力的提高以及人民生活水平的改善创造了有利的条件，并对缓解我国乃至世界的人口、环境、资源危机有着积极的作用。

综上所述，我国计划生育政策是建立在我国严峻的人口形势、社会经济发展需要以及我国的环境资源危机等基础上的，是国家新中国成立后人口控制政策历史经验总结的结果。开展计划生育、控制人口增长有利于国家和社会的可持续发展，符合全国人民的根本利益和人类生存的长远利益。有鉴于此，2007年1月《中共中央国务院关于全面加强人口和计划生育工作统筹解决人口问题的决定》强调，中国政府将继续推行计划生育的人口控制政策，继续协调人口与资源、环境的关系，促进我国社会经济的可持续发展。

三、控制人口增长的具体措施及其伦理

控制人口增长的方法主要有避孕、人工流产和绝育等，每种措施都各有其伦理争议。

（一）避孕及其伦理问题

1. 避孕概述

避孕（contraception）是为满足社会调节人口和其他医学与非医学需要而采用的破坏受孕条件、阻止妊娠的一系列节制生育措施，是生育控制的重要手段。避孕的方法主要有物理避孕

（如避孕套）、化学避孕（如避孕药）以及自然避孕（如避开排卵期性交）三种。避孕并不是现代人才有的发明，早在公元前 1900—前 1100 年，古埃及就有通过椰枣仁、药西瓜瓤等杀死精子达到避孕目的的方法记载，古印度、古罗马、古中国等也曾有避免妊娠的药方在民间流传。

2. 避孕伦理

历史上，避孕是被作为"不道德"的行为存在的，宗教和世俗都曾是反对避孕的力量。① 宗教的反对。教会一直是避孕的强大反对力量，如犹太教认为，生育是人的天职，《圣经》中要求每个男子与女子都应有自己的孩子，不育的行为应受到诅咒。新教也反对避孕，认为结婚的目的就是为了生育，避孕中断了性交与生育间的神圣联系，是极其可耻的行为。② 世俗的排异。过去社会经济的发展没有节制人口的需求，避孕主要还是个人行为，但由于一些避孕方法安全性和有效性得不到保障，常常危害当事者的身体健康，因此，医学界和其他社会各界人士强烈抵制避孕。随着宗教的世俗化、社会控制人口需要的产生、女性解放运动的发展以及避孕方法安全性和有效性的改进，避孕逐渐为人们所接受，甚至在一些宗教氛围浓厚的国家（如伊朗），避孕的合法地位也已得到确立。

当前人们对避孕伦理的担忧主要表现在 3 个方面。

（1）避孕会不会使人们放弃生育的义务，影响人类种群的延续。避孕使人们可以纯粹地享受性的快乐而不必承担婚姻和生育的义务，越来越多的人选择不结婚或不要孩子，独身、同居以及"丁克"家庭已不是社会的个别现象，社会学家不禁忧心忡忡：越来越多的人放弃生育义务是否会给人类带来种族灭绝之灾。

（2）避孕会不会导致性关系的失控。避孕技术的发展，减轻了人们对性交后果担心的压力，随之而来的是人们对性问题越来越宽容的态度，性自由和性散漫似乎已成为一种社会必然。人们自然会产生忧虑：这是否会导致人类性关系的混乱。

（3）避孕失败，人们会选择人工流产终止妊娠，这使人们担心：避孕会不会导致更多的人工流产？

应该说，这些担忧都有一定的合理性，但并非都是避孕的必然后果。首先，避孕的本质是让人们更有节制地生育，使家庭和社会能更自由地根据需要安排生育，无论家庭还是社会，在时机合适时，都会重新选择承担生育义务。其次，规范性关系是人类历史发展的必然，人们可以通过教育、法律等形式帮助人们树立正确的性观念、规范健康的性行为，人们对性关系失控的担忧可以消除。再次，人工流产的施行取决于社会和个人对生育的意愿和要求，而非避孕本身，避孕和人工流产没有必然的联系，例如，当人们选择不生育并且不采纳任何避孕措施时，人工流产的发生仍然不可避免。

（二）人工流产及其伦理问题

1. 人工流产概述

人工流产（abortion）是人为地用药物或机械的手段诱发终止妊娠的方法，又称诱发流产和堕胎，是避孕失败或不合理妊娠的补救性措施。据世界卫生组织统计，全世界每年有 3 600 万～5 600 万妇女施行人工流产，占育龄妇女的 32‰～46‰，人工流产已成为当今世界上最为普遍的节制生育方法。在人工流产的问题上，不同宗教、不同民族的人们对其认识差异巨大，各国针对人工流产的法律法规也表现不同。当前世界上约有 38% 的人口居住在可自由人工流产的国家,9%的人口生活在禁止人工流产的国家。人工流产根据性质的不同可分为治疗性流产和非治疗性流产两类。治疗性人工流产是考虑母亲生命健康的需要而施行的流产;非治疗性人工流产则有着多样的个人或社会原因,如妊娠是强奸或其他非婚性行为的结果,育龄夫妇出于事业、家庭经济负担等原因选择不要或暂时不要孩子,避免缺陷新生儿的诞生以及社会为控制人口增长过快等。

2. 人工流产伦理

人工流产一直是备受争议的话题,争论的议题主要涉及胚胎的法律和道德地位如何、生命究竟始于何时、胚胎的权利如何、人工流产在何种程度上能被伦理接受等。围绕这些争论主要形成了四派观点:① 激进自由派认为,胎儿不过是母亲的一块组织,在没有脱离母体前不能拥有人的任何权利。人工流产在任何阶段、由于任何理由在伦理学上都是可以接受的。② 中庸的自由派认为,胎儿虽然不是人,但毕竟不是一块组织、一个器官,而是一个生命,施行人工流产必须提供令人信服的理由,尤其是怀孕后期的人工流产一定要慎重。③ 中庸的保守派认为,虽然胎儿从怀孕起就是人,具有生命的权利,但他(她)的权利不是绝对的,当他(她)的权利与母亲的权利发生冲突时,母亲的权利应得到优先考虑。因此,治疗性人工流产在伦理学上应该得到接受。④ 激进保守派以天主教为代表,反对任何形式、任何阶段的人工流产。他们认为受精卵一旦形成,胎儿就已具备生命的特征和人的所有权利,因而一切形式的人工流产都是不道德的,甚至是非法的,应该受到惩罚。

我国是允许自由人工流产的国家,在20世纪90年代初,我国每年约有1 000万人做人工流产术,我国对人工流产术的宽容态度与我国的传统思想文化及国情不无关联。受传统儒家"实用理性"思想以及"生男"传统生育文化的影响,我国及东亚的一些地区并没有将处在各个不同阶段的胎儿视为真正的人,新中国成立前一些地方也曾流传"新生婴儿在未啼哭之前溺死不算杀生,因为此时婴儿尚未投胎成功"的说法,因此,人工流产在我国及东亚地区(如日本)很容易得到人们的认可。另外,我国当前的紧迫人口形势也推动了人工流产在我国的施行,为保证实际存在的人的生存权利(母亲的权利以及社会需求的意义),国家允许人工流产。

(三)绝育及其伦理问题

1. 绝育概述

绝育(sterilization)是用手术等医学手段使有生育能力的男性或女性永久丧失生育能力的生育控制办法,是永久性的节制生育措施。绝育有手术与非手术两种形式,我国目前广泛采用的是用手术切断或结扎男性输精管或女性输卵管,使精卵不能结合的绝育方法。绝育的目的主要有:① 惩罚目的。历史上某些民族对于犯罪或反社会行为常用绝育作为惩罚的手段,如我国古代刑法中就有宫刑。② 治疗目的。如继续怀孕会对母亲或(和)胎儿带来生命的危险。③ 避孕目的。育龄夫妇出于个人的考虑或社会控制人口数量要求选择不(再)要孩子。④ 优生目的。如为改善人类基因库质量,造福社会,对严重遗传性疾病患者尤其是智力严重低下者施行绝育。⑤ 社会工作目的,绝育的施行是为某类工作的需要,如我国古代宦官、现代国外某些女性性工作服务者,以及某些工作具有危险性(如放射性环境)的人采取的绝育。

2. 绝育伦理

绝育使人永久地丧失了生育能力,破坏了人体功能的完整性。因此,绝育的伦理仍然较为敏感。对于治疗性绝育,由于伦理学及医学实践都强调母亲的生命价值,一般不会引发道德伦理的争议,大多数人对此也持认可的态度;对于避孕以及优生目的的绝育,从社会长远利益考虑,绝育能控制人口数量、提高人口素质,在动机上有一定的合理性,能在一定范围内得到伦理学的接纳;而对于惩罚性质的绝育,社会一般持反对的意见;社会工作目的的绝育,一般认为只要其动机合理、不影响社会和他人,伦理学就可以接纳。

四、控制人口增长技术的护理道德

控制人口增长技术是政策性很强的工作,其执行的方式与质量关系到个人的健康、家庭的幸福以及社会的和谐。护理人员作为控制人口增长技术的重要实践者,在具体的工作中应注意遵守相关的护理道德,维护个人健康和社会利益。

(一)尊重原则

护理人员在实行各种控制人口增长技术的过程中,应注意尊重服务对象的人格和服务对象的生育权利,热情地接待每位接受控制人口增长技术的受术者,特别是对那些由于婚姻外性行为而寻求帮助的受术者,护理人员不能对他们有歧视的态度,应该像对待其他患者一样平等地对待他们。当服务对象的生育需求与社会的利益相冲突时,护理人员切忌强行施术,而应该将提供技术服务和健康教育、政策法规宣传结合起来,帮助服务对象认识国家相关政策的意义,使服务对象自觉将个人权利和社会国家利益结合起来,自愿接受节制生育的技术方法。

(二)有利原则

护理人员应遵守国家相关法规,不参与违反国家政策规定和损害服务对象利益的各项活动。各项控制生育技术的实行应该有利于服务对象的身心健康,有利于促进家庭幸福和人民生活质量提高,有利于促进社会发展。那种为了个人私利进行非法的人工流产、参与推销各种不合格避孕药品等损害国家与服务对象利益的行为应受到谴责。

(三)保密原则

控制人口增长的各项技术涉及国人敏感的话题——生殖与性。护理人员在提供技术服务的过程中,要特别注意保护服务对象的隐私,减轻服务对象的后顾之忧,让服务对象放心接受各项控制生育技术服务。

(四)知情同意原则

对于接受控制生育技术服务的人群,护理人员有义务告诉他们有关控制生育技术的方法、原理、程序、风险、随访要求等信息,任何控制生育的手术都必须在服务对象或其授权人签署书面知情同意书后才能进行。

(五)其他原则

护理人员在参与控制生育技术服务的过程中,应和其他医务人员密切配合,认真做好各项准备工作,严格掌握各项技术的适应证和禁忌证,积极、细致地配合医生完成好各项操作技术,保证各项技术实行的质量和保护服务对象的身心健康。护理人员还应勤于钻研业务，对涉及护理服务的各项技术精益求精，提高个人业务技术水平，为服务对象提供更优质的服务。

第二节 优生学中的护理道德

优生是提高人口素质的重要环节，也是人口控制的重要组成，我国计划生育国策中就明确倡导优生。优生的落实，对于人类后代健康和人类素质提高有着重要意义，也关系到千家万户的幸福。作为优生技术的重要提供者，护理人员不仅要了解有关优生服务的具体内容，更要明确并掌握优生技术护理道德，才能更好地履行自己的工作职责。

一、优生学伦理概述

（一）优生学简介

1. 优生学概念

优生是人类用以改善遗传、提高素质、保证后代优质的一系列措施，优生学（eugenics）则是研究如何改善人类遗传素质的科学。优生学作为一门科学最早由英国生物学家高尔顿提出。1883 年，高尔顿在其论文《对人类才能的调查研究》中首次使用了“优生学”一词，并将其定义为“在社会的控制下，全面研究那些能够改善或削弱后代身体与智力种族素质的各种动因”的科学。

2. 优生学的发展

优生的思想自古有之，原始部落的乱伦禁忌、斯巴达人的“去劣存优”习俗、《犹太教法典》中禁止表亲结婚的教律以及我国《左传》中“男女同姓，其生不蕃”的记载，都体现了古人朴素的优生思想。但是这些思想更多的是人类经验的总结，并没有形成系统的知识体系，优生学的发展是近 100 多年来的事。高尔顿提出“优生学”的概念后，大力在西方倡导和推广优生，优生学逐渐在西方各国得到发展。各国相继成立优生组织，颁布优生的法规条例：1905 年，德国、瑞典、瑞士、奥地利等国学者组成了第一个国际性优生组织——国际民族卫生学会；1907 年，人类第一部优生单行法在美国印第安纳州通过；1910 年，美国纽约冷泉建立了优生学纪念馆；1912 年，英国伦敦召开了第一届国际优生会议，并成立了国际永久优生委员会。到 20 世纪 30 年代，美国已经有 20 多个州制定了优生相关的法律条文。但在第二次世界大战时期，优生学被法西斯种族主义者利用，成为法西斯种族灭绝政策的工具，数百万被当作“劣等种族”的犹太人、吉卜赛人和塞尔维亚人被纳粹德国屠杀，优生学因此蒙上耻辱，在西方社会逐渐沉寂，至今在许多西方国家，人们谈到“eugenics”就会联想到种族灭绝的血腥事件，人们对“eugenics”的使用依然非常敏感。20 世纪 50 年代后，随着对遗传学研究的深入，人们认识到通过积极的措施，遗传疾病是可以避免的，优生学才重新得到重视和发展。经过 100 多年的发展，现代优生学与早期的优生学已有显著的不同，已成为一门涵盖遗传学、临床医学、社会学、人口学等多学科的发展中学科。

3. 优生学的分类

根据美国遗传学家斯特恩的分类，优生学通常可分为积极优生学（positive eugenics）和消极优生学(negative eugenics)。① 积极优生学,又称正优生学(或演进性优生学),主要研究如何促进身体素质和智力素质优秀个体的繁衍,改善和提高出生者素质,提高人群中优秀素质者的比例。现代科学研究表明,人的个人素质受到先天的遗传因素、妊娠期保健因素、后天的教育因素等影响。因此,各种致力于改善遗传、保健与教育等因素的措施广义上讲都属于积极优生学的范畴,如现代生殖技术(如人工授精、基因工程)、提高产科技术和围生育期保健等。② 消极优生学,又称负优生学(或预防性优生学),主要研究如何采取措施,降低或防止严重遗传病和先天性疾病个体的出生,降低人类有害基因的比例。消极优生学的主要措施有产前诊断、遗传咨询、选择性人工流产以及通过社会手段对特殊人群(如严重遗传疾病患者、严重精神分裂症患者、重度智力低下者等)实行生育限制等。

4. 优生学的学科体系

优生学的内容当前主要分为 4 个部分,这 4 部分内容相互补充、协调发展,共同推动优生学科的整体发展。

(1) 基础优生学。主要从生物学和基础医学方面研究哪些因素可导致出生缺陷,了解其作用机制和预防方法,揭示优生和出生缺陷的一般规律,为优生提供理论和事实依据。目前有关全国遗传性、先天性疾病的种类、分布和发生率的流行学调查,便是很有意义的基础优生学研究,可以为优生政策、优生立法和优生技术措施提供可靠的基础资料。

(2) 临床优生学。主要指对优生医疗技术的研究,内容偏重医学,以针对母体和胎儿的医疗预防技术措施为主,包括优生技术、婚前检查、围生期保健、新生儿保健等。

(3) 环境优生学。主要研究如何消除公害,防止各种有害物质对母体、对胎儿和整个人类健康的损害,内容上偏重人类生态学和预防医学,以改善人类的生活环境为主。

(4) 社会优生学。主要从社会科学和社会运动方面研究优生课题,目的在于推动优生立法、贯彻优生政策,展开优生宣传教育,使优生工作群众化、社会化,达到提高人口素质的目的。社会优生学的内容偏重社会学,措施上以改变政策、法令、舆论、道德、教育、经济等人文环境为主。

(二) 优生的伦理问题

受希特勒种族灭绝政策影响,优生学一度在伦理道德上受到谴责,直到新的优生学消除了对种族和阶级的偏见,优生学才又重新得到人们的认可。但由于新的优生学涉及现代先进技术的运用和国家政策法规的执行,现代优生学仍然存在大量的伦理问题,包括个体的生育权和社会的生命控制权、胎儿的生命权和出生权利、生命的本体地位、人伦关系以及先进技术的伦理规范等。目前,优生学整体面对的伦理争议主要集中在 4 个方面。

1. 如何处理个人权益和社会利益的关系

优生涉及对生育者个人生育愿望和生殖行为的限制,不可避免会遭遇生育者个体生殖权利和社会要求的冲突,是遵从伦理学重视自主和自觉的传统,还是发扬伦理学的公益性原则,优生学陷入伦理的困境。在这一问题的观点上,有学者认为,代表个人利益的个人权利是建立在社会多数人整体利益的基础上的,如果个人行使的权利影响了社会整体的利益,个人的权利就必须做出让步。另有观点认为,优生的实行减少了缺陷胎儿的出生,提高了生育者后代的质量,是减少家庭不幸、促进家庭幸福的措施,长远地看,符合生育者个人及其后代生活质量的利益。因此,优生本质上是有利于生育者个人和社会的双赢行为,个人权利和社会利益间的关系不是对立的,而是统一的。

2. 人类的遗传学现状是否已经恶化到必须纠正的程度

优生的目的在于改善人类的遗传、提高人类素质,人们不禁发出疑问:人类的遗传现状难道已恶化到必须采取措施纠正的程度吗?就目前的资料而言,我们没有理由说人类的基因已发生恶化,但世界范围内的人口激增以及伴随而来的缺陷基因携带者增加却是不争的事实。并且,随着人类社会的飞速发展及环境的变化(如环境中各种有害物质的增加),人类基因的健康正面临前所未有的考验。据相关资料统计,从全球来看,遗传疾病近 10 年来平均每年增加 100 种以上。我国的研究也表明,胎儿和婴儿的先天性畸形的发生率有逐年增加的趋势。如果现在不采取措施进行优生,防患于未然,人类基因的恶化将有可能成为现实。

3. 基因优劣的判断标准

优生致力于改善人类的基因,减少不利基因,增加优秀基因的比例。那么,人类究竟以什么标准来判断基因的质量呢?是社会的标准,还是生物学的标准?这些标准科学吗,会不会“误判”?这些都是人们对优生改善基因的种种忧虑。应该说,这些忧虑都有一定的合理性,毕竟基因的表达受到多种因素的影响,即使是“健康、有利”的基因,在环境等变化时也可能发生突变,成为“不利”的基因。此外,不同的有害基因也有不同的判断标准。因此,在基因质量的判定上,人们需要慎重地对待,对有关优生的各种方法具体问题具体分析。

4. 遗传因素在个人素质方面究竟起多大的作用

在这一问题的争议上,存在着两种不同的观点:遗传决定论者认为遗传决定一切,环境决定论者则强调环境的影响。如俄国生理学家谢切诺夫就曾说:“在绝大多数情况下,人类精神上的特性,广义说来有 99.99% 是由于教育造成。”事实上,现代科学研究的结果发现,影响出生人口素质的因素至少有 5 种:① 父母的健康和生活方式,如父母有无身体和精神发育不全,有无烟酒等不良嗜好。② 生殖细胞是否带有不利的遗传基因。③ 胚胎与胎儿的宫内生长环境是否正常。④ 母亲的生活与工作环境有无有害物质的污染。⑤ 胎儿的出生过程是否顺利,有无不足月、窒息、感染等情况的发生。此外,人的品德、能力等更多地与后天社会环境和个人努力关联。因此,在优生的问题上,既要重视遗传因素的影响,也不要片面地夸大它在个人素质形成中的作用。

(三) 优生的伦理意义

1. 有利于提高国家人口素质

在这个充满大量知识信息的社会中,人口素质是决定国家竞争力的重要筹码,国家近年来的人口调查结果多次表明,我国目前人口素质情况总体还处于较低水平,我国人口素质亟待提高。以出生缺陷及智残人口状况为例,我国每年有 80 万 ~120 万出生缺陷儿出生,占全部出生人口的 4% ~6%。如果不采取优生措施,这些已存在的不利基因将会在我国未来人口中得到传播,势必加重我国人口素质低的不利形势。但是,如果能通过产前诊断、遗传咨询、新生儿疾病预防等一系列优生措施,就可以有效减少这些不利基因遗传的路径,提高我国人群中有利基因比例,增进我国人口素质。

2. 有利于减轻家庭和社会负担

出生缺陷胎儿以及严重智残人口会占据国家大量的医疗和生活资源，影响社会和家庭资金的积累。以智残人口为例，当前我国严重智残人口已超过 2 000 万，每年占用资源总值超过 200 亿美元，按人均寿命 50 岁计算，这部分人口累计占用资源量将高达 10 000 亿美元，相当于我国 2000 年的 GDP 总值，而严重智残人口的家庭承受的精神压力以及花费的时间和精力更是难以以金钱计算。从这个意义上讲，优生的开展，无疑会减轻社会和家庭负担，有利于增进家庭幸福和社会发展。

3. 有利于促进计划生育工作的顺利开展

优生思想的提出和贯彻执行，有利于人们转变“多子多福”的传统生育观，将生育行为关注的重点从数量转移到质量，自觉接受“少生优生”的思想，从而推动计划生育工作的顺利实行。

二、优生护理的范畴及规范

（一）婚前检查

1. 婚前检查概述

婚前检查是指申请结婚当事人在结婚登记之前所做的全面身体检查，是减少出生遗传性缺陷新生儿、提高出生人口素质的重要途径，也是优生的第一个有效措施。发达国家已普遍开展婚前检查，一些国家甚至已将婚前检查写入法律制度，如日本在 1960 年公布了现行的优生保护法，规定在结婚前男女双方需交换健康证书。另外，除一般健康检查及确诊有无遗传性疾患外，还要检查血型，以防母子血型不合所造成的危害。目前，我国已取消强制婚前检查制度，婚前检查是未婚男女自愿的行为。

2. 婚前检查内容及意义

婚前检查包括全面的身体检查（又分全身一般检查和生殖器检查），健康询问及家族史调查，必要的性教育、优生学，以及计划生育指导 3 方面的内容。进行婚前检查，至少具有 3 方面的意义：① 有利于后代的健康。婚前检查是一次优生监督，通过婚前检查和进行家族调查，以及医务人员根据检查结果提供的相应指导建议，可以减少出生遗传性缺陷新生儿，有利后代健康成长。② 有利于即将结婚男女双方的健康。婚前检查提供了一次全面的、系统的健康检查的机会，可以帮助未婚男女早期发现疾病、早治疗、早处理，利于维护和促进未婚男女双方健康。③ 有利于婚姻幸福和计划生育。健康的身体、恩爱的感情和科学的性生活，是性生活和谐、夫妻关系融洽、婚姻幸福的 3 个不可缺少的条件。通过婚前检查，未婚男女双方能及时发现和治疗生殖器官的发育缺陷或疾病，了解到性知识、受孕原理和避孕方法等相关知识，有利于未婚男女安排计划生育，有利于促进未婚男女婚后性生活和谐。

3. 婚前检查规范要求

婚前检查结果不是结婚登记必需的材料，但却是医务人员对未婚男女的医学忠告，体现了现代医学对人的人文关怀。因此，护理人员应热情地接待前来自愿婚前检查的未婚男女，秉承认真、负责、耐心的态度，提供婚前检查的各项护理服务，并根据当事人的检查结果给予科学、专业的建议：① 患有严重遗传性疾病并且后代再现风险高者，应建议双方采取长效避孕措施再结婚。② 指定传染病（艾滋病、梅毒、麻风）和其他医学上认为影响结婚生育的其他传染病在传染期内的，建议暂缓结婚。③ 有关精神病（如精神分裂症、躁狂及抑郁型精神病）和其他重型精神病在发病期内的，建议暂缓结婚。护理人员还应注意，在给出建议的过程中应尊重男女双方的知情权和自主决定权，并保护被检查者的隐私。此外，无论是旧婚检条例还是新婚检规定，处女膜完整性检查都不是必须检查的内容。对于男当事人提出的对女方的处女膜检查要求，护理人员在对男方进行必要的解释和教育工作后应坚决地予以拒绝。

（二）遗传咨询

1. 遗传咨询概述

遗传咨询（genetic counseling）也称遗传商谈，是遗传咨询人员与咨询者就其提出遗传性疾病相关问题给予系列的科学解答和指导性意见，以供咨询者参考决策的全过程。遗传咨询是预防遗传病和提倡优生的重要措施之一。遗传咨询人员包括：临床医生、护士、医学社会工作者、计划生育工作者、医学遗传学专家、其他专门人员及辅助人员。咨询者可以是遗传病患者本人及其家属，也可以是普通咨询者。遗传咨询的内容包括某遗传性疾病的病因、遗传方式、诊断、治疗、预后和复发风险等，步骤主要包括：① 对所咨询疾病进行判断，确定是否为遗传病。② 确定该遗传病的遗传方式。③ 推算疾病复发或遗传风险。④ 给予对策和建议。必须进行遗传咨询的咨询者主要包括：① 严重遗传性疾病患者或有遗传病家族史者。② 其他遗传疾病及疑似患者。③ 有严重遗传疾病或出生缺陷儿童分娩史的夫妇。④ 有 3 次以上自发流产者以及具有早产史、死胎史、不孕不育史者。⑤ 接触有毒有害物质或长期使用某种药物者。⑥ 年龄在 35 周岁以上的高龄产妇。另外，WHO 建议，每个家庭或个人在计划生育前都应进行遗传咨询。

2. 遗传咨询伦理

遗传咨询是在家庭范围内预防严重遗传病患儿出生的有效方法，是降低遗传病发病率、减轻家庭和社会的精神负担与经济负担、改善社会人口素质的重要措施，是影响个体、家庭、社会的重要工作。护理人员在参与遗传咨询过程中，应注意遵循：① 有利和公正原则。护理人员应注意遗传咨询的各项调查和检查，都应有利于咨询者个人、家庭，符合遗传咨询“有利于患者及其家庭的终生幸福和社会的可持续发展”目标。护理人员还应注意，对前来咨询的咨询者，应该一视同仁地给予关怀和关心，同时应做好心理护理，减轻咨询者的紧张、焦虑和不安，消除咨询者的种种心理顾虑。② 尊重原则。护理人员首先要尊重咨询者的自主权，除非咨询者的情况违反国家相关法规，如《中华人民共和国婚姻法》《中华人民共和国母婴保健法》《中华人民共和国人口与计划生育法》等，各种建议和意见应当是指导性和帮助性的，只有咨询者本人才拥有对自己是否婚育的决定权。③ 知情同意原则。护理人员还应尊重咨询者的知情同意权，告之咨询者有关其咨询问题的详细信息，对于遗传咨询需要做的各项检查，护理人员还应告诉咨询者其检查目的、方法、程序等信息，帮助咨询者抉择。④ 保密原则。遗传咨询只涉及遗传疾病相关问题，不涉及具体的个人，护理人员在参与咨询过程中应注意保护咨询者及相关人员（如其家族中遗传疾病患者）的隐私。⑤ 其他。如遗传咨询是一项重要的优生工作，承担有重要的社会责任，护理人员需要全面掌握和及时更新有关遗传优生的相关知识，科学、审慎地解答咨询者的问题,准确、完整地记录遗传咨询内容,认真负责地完成好遗传咨询各项检查的操作配合,并注意做好相关资料的保存备份工作和随访工作。

(三)产前诊断

1. 产前诊断概述

产前诊断(prenatal diagnosis)又称宫中诊断或出生前诊断,是指在胎儿出生前,通过各种直接或间接的方法(如影像学、细胞遗传学、分子生物学等技术)了解胎儿的孕期发育状况,了解胎儿发育是否正常,是否患有先天性遗传病或其他先天缺陷,以便及时地作出胎儿留舍的选择,最终达到优生目的。根据检查内容的不同,产前诊断可分为 4 类:① 胚胎性别的产前诊断,主要用于伴性遗传疾病的诊断。② 染色体病的产前诊断。③ 先天性代谢病的产前诊断。④ 先天畸形的产前诊断,主要用于先天性畸形的诊断(如神经管缺陷、脊柱裂、无脑儿等)。《中华人民共和国母婴保健法实施办法》规定,发现孕妇患有严重疾病(包括严重的妊娠合并症、严重的精神病、国务院卫生行政部门规定的严重影响生育的其他疾病)或接触物理、化学、生物等有毒、有害因素,可能危及孕妇生命安全或者可能严重影响孕妇健康和胎儿正常发育的,应当对孕妇进行医学指导和医学检查。国家《产前诊断技术管理办法》也规定,孕妇具有下列情形之一,医务人员应建议其做产前诊断:① 羊水过多或者过少。② 胎儿发育异常或者胎儿有可疑畸形。③ 孕早期时接触过可能导致胎儿先天缺陷的物质。④ 有遗传病家族史或者曾经分娩过先天性严重缺陷婴儿。⑤ 产妇年龄超过 35 周岁。此外,有学者建议,多年不育的男女,经治疗后妊娠者,孕妇也应在妊娠的早、中期进行产前诊断,以防止缺陷新生儿的出生。

2. 产前诊断伦理

产前诊断是降低或防止严重遗传病和先天性疾病个体出生,降低人类有害基因比例的重要措施,其优生学意义得到了人们的接受和认可,并在世界各国较普遍地得到推广。当前有关产前诊断的伦理争议主要围绕产前诊断有关选择性人工流产的建议,以及产前诊断在胎儿性别鉴定中的应用是否符合伦理。前者涉及有关胎儿本体地位和生命权利的争论,请参考人工流产伦理,这里不再赘述。后者主要涉及胎儿性别鉴定的问题。

胎儿性别鉴定本来是用于一些伴性遗传疾病(如血友病、自毁容貌综合征)的出生筛查,为避免伴性遗传疾病胎儿的选择性流产提供科学依据。但在一些“重男轻女”生育思想严重的地区,胎儿性别鉴定被错误地用于一般胎儿的性别判定,其后果造成了社会性别比例的严重失调,引发系列潜在的法律和社会学问题,这在我国表现尤其明显。如我国第六次人口普查结果显示,2001—2010 年间,我国人口男女结构比例基本稳定在男性 51.5%,女性 48.5% 左右,这意味着未来进入婚育年龄的男性明显多于女性,婚姻挤压问题将凸显,由此引发的社会秩序混乱将成为影响未来社会稳定的严重隐患。我国明令禁止非医学需要的胎儿性别鉴定,如我国 1995 年颁布的《中华人民共和国母婴保健法》就明确以法律方式禁止非医学需要的胎儿性别判定。

另外,护理人员在参与产前诊断过程中,还应遵守其他相关的法规(如我国 2002 年颁布的《产前诊断技术管理办法》),注意贯彻知情同意原则,向妊娠夫妇说明相关技术的安全性、有效性和风险性等信息,尊重妊娠夫妇的自主决定权。若遭遇较为敏感的伦理问题,应及时提交医学伦理委员会讨论。

（四）围生期保健

1. 围生期保健概述

围生期是胎儿分娩前后的一段重要时期，国际上对围生期的定义有 4 种：① 妊娠满 28 周至产后 1 周。② 妊娠满 20 周至产后 4 周。③ 妊娠满 28 周至产后 4 周。④ 从胚胎形成至产后 1 周。我国产科保健通常采用第一种定义。围生期保健是运用围生医学的理论、技术和方法，围绕妊娠、分娩前后，对孕产妇和胎、婴儿进行的一系列保健服务。围生期不管对孕妇还是对胎儿都是一个关键时期，世界卫生组织对 34 个国家婴儿死亡率的统计表明：出生 28 天以内的新生儿死亡率占正常婴儿死亡率的一半以上，其中 30% 以上是死于 7 天以内的新生儿。因此，国际上均以围生儿死亡率和孕妇死亡率的高低，作为衡量围生期保健工作的质量和评价一个国家医疗卫生工作质量的参考。现代医学研究结果也表明，不少先天性疾病发生与遗传无关，而与围生期胎儿受损情况关联。例如，胎儿在分娩过程中如果脑缺氧，则可能导致先天性脑性瘫痪。由此可见，围生期保健不仅是降低新生儿死亡率的关键措施，也是影响新生儿健康及其未来生活质量的重要环节，其实施的质量，关系到“提高出生人口质量和未来国家民族人口素质”优生目标的达成。当前，围生期保健的内容主要有孕期监护、分娩监护、新生儿保健与产褥期保健，围生期保健不仅要及时诊断和预防孕产妇、胎儿、新生儿生理上的异常情况，降低孕产妇及围生儿死亡率、围生期并发症发病率及远期致残率，同时也要加强孕产妇心理健康维护，全面提高妊娠和分娩质量，达到提高人口素质的最终目的。

2. 围生期保健要求

围生期保健是科学性、社会性、群众性很强的工作，社区护理人员应加强与相关部门的横向联系，积极宣传围生期保健知识，使围生期保健的重要性及相关知识深入人心。护理人员同时要帮助孕妇建立孕妇保健卡，督促孕妇定期参与围生期保健的各项内容。在实施围生期保健具体内容的过程中，护理人员还要加强与其他医务人员的团结协作，积极参与围生期保健研究，努力学习新业务、新技术，不断扩充自己的知识水平，并在技术上严格各项操作技术规程，与其他医务人员一道共同提高围生期医护水平。

（五）出生缺陷新生儿的处理

1. 出生缺陷概述

出生缺陷（birth defect）是一种胎儿在母亲子宫内便已发生的发育异常，即出生时就存在的结构、功能和代谢方面的异常，但不包含产伤性缺陷。目前，出生缺陷已成为全球性的重要人口健康问题，我国的出生缺陷发展情况尤其令人担忧，卫生部 2010 年公布的全国妇幼卫生监测结果显示，2009 年出生缺陷总发生率为 167.52/万。出生缺陷的发生给个人、家庭和社会造成了严重的健康和经济损失。我国政府十分重视减少出生缺陷工作，将减少出生缺陷列为儿童健康发展的优先领域，并在 2002 年开始实施出生缺陷干预工程，以全面提高出生人口素质和生命早期的健康潜能。

2. 出生缺陷新生儿处理的伦理

对出生缺陷新生儿的处理,一直是伦理学争议较大的问题。在这个问题的看法上,存在三种观点:① 生命神圣论认为,人的生命不可侵犯具有至高无上的道德价值,有出生缺陷的新生儿也是如此。因此,医务人员有义务竭尽全力维护严重缺陷新生儿的生命。② 宿命论认为,人的命运是上天决定的,在出生缺陷新生儿的处理上应采取听天由命的态度,让上天决定严重缺陷新生儿的存亡,医务人员只需要给予一般性的人道照顾即可。③ 生命质量论和生命价值论认为,生命的质量和价值决定生命的存在,而判断生命质量和生命价值的标准有二:一是生命的内在价值,即生命本身的质量;二是生命的外在价值,也即生命对于他人和社会的意义,强调生命的社会和人类意义。因此,如果严重缺陷新生儿没有任何的社会意义,反而给其家庭成员以及社会带来负担,医务人员就应该放弃对他(她)的救治。

针对上述争议,有学者提出“积极救治、选择舍弃、完全舍弃”三条标准来处理缺陷新生儿问题:① 积极救治。出生缺陷对新生儿未来生理功能和智力发展无影响或只有轻度影响,如耳前赘生物、小血管瘤等,医务人员应给予积极的救治。② 选择舍弃。出生缺陷虽对新生儿有重度影响,但达到一定年龄后可以矫正或部分矫正而可能具备一定劳动力或一般智力,如严重唇腭裂、某些先天性心脏病等,医务人员可根据情况给予相应的治疗和处理。③ 完全舍弃。出生缺陷具有完全不可矫正性,并对新生儿未来智能或生理有严重影响,新生儿不能发育为成人,或虽然可以发育为成人,但却不能具有最低限度的人类经验,不可能作为有意义的人存在,如无脑儿、严重的内脏缺损等,医务人员在不违背国家法律法规和尊重父母意愿的前提下,采取舍弃救治的措施。

3. 出生缺陷新生儿处理的要求

我国对出生缺陷新生儿的处理有严格的法律规定,护理人员在面对严重缺陷新生儿处理的伦理难题时,应注意遵守国家相关法规。发现出生缺陷患儿应及时按有关规定上报,绝不能按个人的意愿和理解而随意处置严重缺陷新生儿。护理人员还应明确,对严重缺陷新生儿处置的决定权不掌握在医务人员手中,医务人员的责任只在于对出生缺陷的种类和程度做出客观公正的判断,对各种可能的后果做出科学的预测、评价和建议。患儿的父母或监护人在知情情况下才拥有对严重缺陷新生儿处理的自主决定权。如果必须对严重缺陷新生儿进行处理,护理人员应注意仔细地核查相关的手续是否完备、医生的诊断是否确切、各种审查和处理程序是否合理、处理的方式是否恰当:① 严重缺陷新生儿的处置,必须具有医生的诊断证明和明确的医学结论,必须持有专门的咨询委员会明确的处置意见和建议。② 必须具有患儿父母或其监护人的处置决定,并有两名或两名以上家属或监护人的共同签名。③ 处置应由受过专门训练的三人或三人以上处置小组成员共同执行。④ 处置应在非公开场合进行,并在一定范围内予以保密。

思考题

1. 人口控制的伦理依据有哪些?
2. 如何从伦理学角度评价我国的计划生育政策?
3. 控制人口增长的措施有哪些?相关的伦理争议是什么?
4. 你是如何理解优生的伦理问题的?优生有哪些伦理意义?

5. 优生护理的范畴有哪些？其规范要求是什么？

案例分析

案例1：邵氏夫妇，多年前已育有一女。近年来随着家庭收入的改善，邵氏夫妇计划生育二胎，以偿多年生育儿子的夙愿。邵氏夫妇的理由是"中国人嘛，总希望有儿子继承家业。而且，多一个孩子，既可以增加孩子绕膝之乐，也可以为未来养老多一份保障。另外，对多生的孩子，我们也会按规定缴纳社会抚养费，也不会增加社会负担"。

试请从伦理学的角度对邵氏夫妇的做法和理由进行分析。并结合当前社会上的"富人超生""名人超生"谈谈自己的看法。

案例2：许某，32岁，某妇产儿童医院护士。近日，许某表妹找到许某，请其帮忙联系做胎儿性别鉴定。许某为表妹联系了一位在B超工作室的同事，探听到表妹B超胎儿性别结果，许某将结果告知了表妹。由于胎儿性别与许某表妹夫妇期望不符，许某表妹又请求许某帮忙联系做胎儿的流产手术。许某再次答应了表妹的要求，联系同事帮助表妹做了堕胎手术。许某领导得知此事后，批评了许某。但许某的理由是"我并没有亲自为表妹做胎儿鉴定和堕胎，错的人不是我"。

试从伦理学角度分析，许某的做法及其理由是否合理，并说明理由。

第七章　预防保健与环境保护中的护理道德

[学习要点]

1. 预防医学的护理特点。
2. 三级预防策略及护理道德要求。
3. 环境保护中的护理道德要求。

我国卫生工作的基本方针是:"以农村为重点,预防为主,中西医并重,依靠科技与教育,动员全社会参与,为人民健康服务,为社会主义现代化建设服务。"随着人类对自身的健康、疾病和环境的高度认识,提出了预防、治疗、康复与保健一体化的大医学、大预防观念,并受到社会和政府的重视。进入21世纪,全面建设小康社会的奋斗目标赋予卫生工作新的内涵和时代特征。全国人民为实现人人享有初级卫生保健,形成比较完整的现代全民健身和医疗卫生体系,可持续发展能力不断增强,生态环境得到改善,资源利用率显著提高,促进人与自然的和谐,推动整个社会走上生产发展、生活富裕、生态环境良好的文明发展道路的目标而奋斗。因此,加强护理道德修养,协调预防保健与环境保护中的护理道德关系,对于防治疾病,保护人民生命健康,维护社会安定,促进经济发展有着重要意义。

第一节　预防医学活动中的护理道德

预防医学作为从医学中分化出来的独立学科,肩负着贯彻预防为主的方针和研究群体健康的重任。加强预防医学是降低人群发病率和病死率,提高健康水平及生命质量的战略措施,这是适合我国国情的最有效和最经济的重要途径。预防医学是现代医学中发展较快的一门学科,并对整个医学向预防为主的方向发展起着促进作用。目前,预防医学服务面越来越宽,参与的行业和部门也越来越多,对其道德要求也越来越高。

一、预防医学的概念

预防医学是医学科学的重要组成部分,它是以群体研究为主要对象,依据预防为主的指导思想,研究自然因素和社会环境因素对健康和疾病的影响及作用规律并予以评价,采取卫生措施以达到预防疾病、促进健康、延长寿命及提高生命质量和劳动能力的一门综合医学学科。

预防医学道德是指从事预防工作的人员所应遵循的道德及行为准则。护理健康保健作为预防工作的一个方面,对促进、保持及恢复人们的健康起着相当重要的作用。护理人员的道德意识、道德行为及道德修养将直接影响到护理工作的质量。特别是由于预防医学特殊的服务对象及工作范畴,对从事预防保健工作的护理人员在道德方面提出了新的要求。护士必须根据预防医学道德的特点来规范自己的行为。

二、预防医学与护理的关系

社会的进步、经济的发展、高科技的创新以及在医学领域中的应用,人类对健康认识的改变、医学模式的转变以及护理学理论的发展,促使护理工作的内容更加丰富。护士的职责扩大为"促进健康,预防疾病,恢复健康,减轻痛苦"。护理工作范围从个体扩大到社区人群,从对疾病护理扩大到全身心的整体护理,从临床治疗期扩大到预防、康复、保健。护理工作是预防保健中不可缺少的一支主要力量,发挥着以下的重要作用。

(1) 树立"救死扶伤、防治和护理疾病、实行社会主义的人道主义、全心全意为人民的健康服务"的思想,提高医疗护理质量。

(2) 密切观察患者病情变化,了解患者在医疗、生活、心理等方面的需要。保证患者在住院期间得到妥善、舒适的医疗和护理。积极主动配合医生做好治疗工作。

(3) 指导患者增强自我保健能力。合理营养,安心治疗,不滥用药物,并耐心解释病情,消除患者的思想顾虑,促进其早日康复。

(4) 对患者进行健康教育、出院指导及必要的随访或家庭护理。

(5) 护理工作面向社会、面向群体,直接为人民的健康服务。

(6) 在预防保健方面,护士要做好卫生宣传教育,宣传常见病的防治知识,当好预防医学知识的宣传员、保健工作的指导者。

(7) 严格做好当地卫生部门规定的法定传染病、职业病、癌症的确诊、食物中毒患者的计划报告卡的填写,出生、死亡登记,做好资料的收集整理和有关信息工作。

(8) 协助医生对本地的新生儿和儿童按时做好计划免疫接种,进行物品、药品的管理和卫生宣传教育等。

(9) 协助医师对学校学生的发育和健康状况进行监测,对学生的常见病、多发病、传染病进行治疗和预防,对学生进行健康教育、卫生指导、监督。

总之,护士在预防保健中是护理工作的具体实施者、预防疾病的宣传者和指导者、预防疾病护理科研的参与者。

三、预防医学的内容

(1) 开展传染病、寄生虫病、地方病、职业病等方面的防治工作,对原因不明的疾病进行流行病学调查和灾后的卫生防疫和控制工作。

(2) 研究环境因素、社会因素、营养与健康状况的关系,提出改善和防治措施。

(3) 提供制订卫生防疫工作规划的有关数据、信息,参与制定卫生政策,并指导预防工作的开展。

在"预防为主,防治结合"的方针指导下,我国采取了三级预防策略。

第一级预防,又称病因预防,主要任务是针对疾病发生的生物、物理、化学、心理、社会因素提出综合性预防措施，改善生产、生活环境，消除致病因素，防止各种致病因素对人体的有害作用。重要措施是通过健康教育，提高卫生知识水平和自我保健能力，改变不良生活方式以及合理营养、体质锻炼、计划免疫、优生优育优教、妇幼保健等。

第二级预防，又称临床前期预防或"三早预防"，即早期发现、早期诊断和早期治疗；对传染病还应有早隔离、早报告措施。重要措施包括普查、定期健康检查、重点监护高危人群及设立专科门诊等。

第三级预防，又称临床预防，着眼于康复，力求减轻疾病的不良后果，对患者及时有效地采取治疗措施，防止病情恶化，预防并发症，防止伤残。对已丧失劳动能力或残疾者，通过康复医疗，尽量恢复或保留功能，延长寿命。措施有专科治疗或由社区建立家庭病床，开展社区康复，加强心理咨询和指导。

通过三级预防和康复医学服务，可以减轻医院的压力，减少老弱病残者的过早死亡，减轻经济负担。

实施三级预防，使预防医学不仅在疾病发生之前承担任务，而且在疾病的发生、发展和转归的全过程中承担责任。随着时间的推移，预防医学将逐渐成为医学的主体。

四、预防医学的护理特点

以保证人类健康的生活和生产，预防疾病，促进健康，提高健康水平为目的的预防医学有如下特点。

（一）涉及领域的广泛性

当生物－心理－社会医学模式取代生物模式后，预防医学的思想和成就体现了超前性的价值导向。预防医学涉及范围越来越广泛，从研究环境、营养与健康状况等诸多领域到探讨医学、健康、疾病与社会因素之间的关系，承担着卫生防疫、卫生监督、卫生宣传、疾病普查、推行卫生保健措施和预防医学科学研究等诸多任务。不断地从人与其生存环境的关系之中寻找和确定更高、更超前的价值导向，不断地改善和优化人类生存环境，实现人民的生理和心理健康。

（二）预防性质的前瞻性

预防医学工作的目的就是"防患于未然"，通过采取预防措施，防止人类受到各种不良环境、社会、劳动、生活等因素的影响和损害。预防工作要打主动仗，立足于把影响人体健康的不利因素，消灭或控制在病发之前。根据疾病发生和流行规律，采取各种预防措施保障人民健康，提高生活质量，延年益寿，从而带来巨大的社会效益和经济效益。

（三）服务对象的群体性

预防医学服务对象不是个体病人，大多数情况下是健康人或受感染威胁但尚未形成疾病的群体。例如，为了控制传染病的流行，迅速对受感染者进行隔离、观察、治疗；对外环境进行消毒，有计划地实施预防接种；加强卫生检疫，积极开展健康教育，实施自我保健等系列工作都是在一个较大的区域，甚至在全国乃至全球范围内进行，而且预防工作需要社会的重视、支持和参与,需要各部门间的配合与协作,所以预防工作又具有群体性和社会性的特点。

(四)工作效益的滞后性

预防医学是以群体,甚至以全人类为服务对象,以消除病因为根本任务。同时,受到社会政治、经济、文化、道德、心理、环境等诸多因素的制约,因而,其工作效益乃至道德责任是长远的、滞后的,许多工作往往要经过数周、数月甚至数十年才能取得明显的社会效益。例如,烈性传染病天花的控制和消灭是人类经过几个世纪的艰辛努力才得以实现的。霍乱、鼠疫、回归热、黑热病被消灭或基本消灭,寄生虫病、地方病的有效控制;我国1岁儿童的卡介苗、脊髓灰质炎疫苗、百白破疫苗、麻疹疫苗97%以上的接种率;我国人口平均预期寿命由新中国成立前的35岁提高到现在的71岁,达到中等发达国家水平,所有这些成就的取得是与预防保健工作者的不懈努力密不可分的。

五、预防医学中的护理道德要求

(一)敬业爱岗,全力以赴

由于我国地区间的社会经济发展不平衡,有些群众文化素质不高、保健意识不强,对预防工作重要性认识不足,往往存在重治疗轻预防、“医学就是治病”等片面观念。预防工作多数情况下面对的是健康人或亚健康状态的人,他们通常没有临床症状,对医疗护理、服务的要求不迫切,信赖程度不高,对预防工作不理解、不配合;甚至当个人或单位利益与预防工作发生冲突时,干扰抵制预防工作的开展,使预防工作处于被动状态。因此预防保健工作者应具有崇高的道德修养,坚强的毅力和韧性,不怕困难、不计名利、尽职尽责,主动、热情、耐心地开展各项工作。

随着预防工作日益受到人们的重视,护理人员除在医院和门诊为病人服务外,逐渐打破原有的传统,将工作范围扩大到农村、厂矿和基层单位,参加初级卫生保健、健康教育和健康咨询。护理人员要充分利用病人就诊、候诊、家庭病床等机会和场合,通过多种形式广泛向群众传授预防保健知识,指导群众相信科学,破除迷信,纠正不良卫生习惯与行为,改善社会环境,提高自我保健意识和保健能力。

(二)坚持公益,高度负责

预防工作是以保护和改善环境,预防疾病,增进健康,延长寿命为己任,直接面向广大群众。预防工作的群众性决定了预防保健工作者要对全社会人群的身心健康高度负责,所承担的道德责任不仅仅是对病人个体,而是与某些人群或整个人类社会的利益息息相关,所以在处理各种利益关系时,必须把社会利益放在首位。具体要求:一是坚持个人利益、小团体利益服从社会利益;二是坚持局部利益服从全局利益,近期利益服从长远利益。这是预防工作职业道德的精髓和核心,是卫生事业公益性和福利性的集中体现。护理人员在预防工作中必须将“义务论”与“公益论”有机结合起来,规范自己的言行,使之符合社会公众的利益。

（三）严于律己，秉公执法

预防医学的许多工作是通过实施卫生法规进行的。我国的卫生法以宪法、卫生法律、卫生法规、卫生规章、技术性法规等形式颁布，如《中华人民共和国食品卫生法》《中华人民共和国环境保护法》《中华人民共和国传染病防治法》《中华人民共和国国境卫生检疫法》《突发公共卫生事件应急条例》等法律条文，许多地方还制订了适合当地要求的卫生法规，使预防工作走上了有法可依的轨道。预防保健工作中的护理人员是卫生法规的宣传、执行和监督者，应该学法、懂法、用法，在工作中做到以法律为准绳，以事实为依据，坚持原则、秉公执法、执法必严、违法必究、不徇私情。自觉地履行自己的神圣职责，正确处理个人、集体和国家利益之间的矛盾。维护广大人民群众的根本利益，维护法律的尊严，照章办事，只有这样开展工作才有说服力，才有权威性。根据卫生违法行为的性质不同，要求违法者承担相应的行政责任、民事责任、刑事责任。护理人员如果发现突发公共卫生事件发生，造成或者可能造成社会公众健康严重损害的重大传染病疫情，群体性不明原因疾病，重大食物和职业中毒以及其他严重影响公众健康的事件，要立即报告，并采取应急处理措施。如果卫生执法者滥用职权、有法不依、执法不严、违法不究、徇私舞弊或者不服从指挥、推诿扯皮、擅离职守、临危退缩，就会危害预防保健工作，甚至酿成严重的社会后果。上级主管部门就要追究执法人员的责任，给予行政或纪律处分；构成犯罪的，由司法机关追究责任人员的刑事责任。

（四）综合治理，团结协作

预防工作是一项综合性的系统工程，必须增强全体公民的预防保健意识，明确预防工作是全社会的共同责任，需要政府领导、部门配合、社会支持、国际卫生组织协作和广大群众的参与。因此，护理人员必须树立整体观念，顾全大局，分工合作，密切配合，坚持“预防为主，综合治理”的方针，严格把住生产、工作、学习、生活等环节的卫生质量要求，控制和减少疾病。

2003 年 4 月 17 日，中共中央政治局常委会召开专门会议研究和部署关于 SARS 的防治工作。要求有关部门沉着应对、措施果断、依靠科学、有效防治、加强合作、完善机制、控制疫情蔓延。要求坚持分类指导，全面加强预防。抓紧建立公共卫生应急处理机制，加强国际和地区合作，交流预防治疗经验，提高防治效果。广泛发动群众，动员社会力量，加强疫情的跟踪监测，建立和完善防疫网。对生活困难的患者，实行医疗救助，保证他们及时获得有效治疗。关心医务人员的健康，配备必要的防护设备。准确掌握疫情，如实报告并定期对社会公布，不得缓报、瞒报。这些措施的实施有效地控制了疫情，为以后的预防工作积累了宝贵的经验。

第二节　环境保护中的护理道德

环境是人类赖以生存和从事生产等各种社会活动的基本条件。环境污染，特别是自然生态系统的破坏，不仅危害人民的健康，而且将会危及人类子孙后代的繁衍和发展。因此，研究环境与健康的关系，了解环境污染对人类健康的危害，增强环境意识，明确环境保护的道德原则，是预防工作者义不容辞的社会道德责任。

一、环境与健康

（一）环境概念

环境是指一切客观存在的与人类生存有关的自然环境和社会环境。自然环境是指环绕人类周围的各种自然因素的总和，主要由地球表层的大气圈、水圈、岩石、土壤圈、生物圈等构成，是人类赖以生存的物质基础。社会环境是指人类所处的一定社会各种因素的总和，包括政治、经济、思想、文化、宗教及伦理等社会关系。两者与人类的疾病和健康，以及人口素质关系极为密切。良好的环境，有利于人类的生存和发展；而环境的污染和破坏，将恶化环境质量，直接或间接地影响人体健康水平和人口素质的提高。

（二）人类与环境的关系

人类与环境的关系极为复杂。一方面，人类本身就是地球物质发展的产物，人类不能脱离客观环境而生存，而是在环境中不断地进化和发展，与环境不断地进行物质与能量的交换；环境中的物理因素（如阳光、气温等）、化学因素（包括天然的及非天然的）、生物因素（细菌、病毒）对人体健康产生很大的影响。另一方面，人类活动对环境也产生了巨大的影响（环境污染、生态平衡破坏），引起了环境因素的改变，这些变化对人体健康又会产生直接、间接或潜在的影响。

（三）人类对环境的反应

由于客观环境的多样性和复杂性以及人类特有的改造环境和利用环境的主观能动性，人体可以不断地调节自己的适应性，从而与环境保持平衡。环境中很多因素往往对人体呈现有利与有害的双重性，许多环境因素如在一定数量范围内，通常为机体所需要或不会对机体产生有害作用，但是，人体的适应能力是有限的，如超过一定范围（过低或过高），则对机体健康产生有害影响，引起疾病，甚至危及生命。

（四）生态平衡与环境保护的概念

人类或生物群落与生存环境间不断地进行着物质交换过程的统一整体称生态系统。生态系统各个环节的质和量相对稳定和相互适应的状态称之为生态平衡。人类在长期的自然发展过程中与环境之间通过新陈代谢不断地进行物质和能量交换，环境中各种物理、化学、生物因素对人体的作用，经常保持动态平衡，而且人类与环境通过自身的不断变化，互相适应，从而实现了人类与环境的统一。环境保护是指人们采取积极有效的措施，防止和消除人类生存环境的污染和维持生态平衡，保护人类自身利益和社会的健康发展。

（五）环境问题与疾病

1. 社会环境与疾病

社会环境是指人的心理状况、生活方式和社会行为。正常人的人格特性受到社会文化、社会经济和遗传因素的影响，是人为适应社会环境的结果，使人的行为生活方式符合一定的社会状态，即人的社会规范、道德准则与价值观，使人的人格与社会相适应，促进社会人格的完善。反之，社会不良因素可给人们以不良刺激，通过特定的途径激起神经系统的活动，产生某种激素的分泌变化，直接影响人的生理、心理行为，产生消极的行为，使人们产生性格异常，出现不良的生活和行为方式，如酗酒、吸烟、吸毒等不良行为，危害人体健康，发生诸如肿瘤、支气管炎、冠心病、高血压、糖尿病、肝硬化、脑血管疾病、胎儿畸形、艾滋病等严重危及生命的疾病。

2. 自然环境与疾病

环境破坏和污染日益严重给人类生存造成了威胁。环境破坏和污染造成资源、能源的浪费、枯竭与退化，影响着社会的发展。如人类不合理地开发利用自然资源，破坏了需要更新资源的恢复、增殖能力和生态平衡，引起水土流失、气候异常、土壤沙化、疾病流行等；另外，环境污染和破坏，降低了大气、水等环境因素的质量，直接影响到人类的健康与安全。现代工业化的发展和大城市的兴起，引发了“三废”（即废气、废水、固体废弃物）污染、农药污染、放射性污染等环境污染问题，使人类健康受到极大的损害。

二、环境问题的现状

（一）自然环境的污染

1. 大气污染

大气污染是指因生产和生活中排放出大量的某种有害有毒物质进入大气而导致大气中的化学、物理、生物特性改变，从而对生态环境、生活环境和人体健康造成损害的现象。目前主要以PM2.5（细颗粒物）在空气中的含量浓度来表明大气污染的程度。PM2.5越高，污染越重。大气污染对人体的健康损害主要有急、慢性中毒，变态反应，免疫力下降，致癌等。2012年，联合国环境规划署公布的《全球环境展望5》指出，每年有70万人死于因臭氧导致的呼吸系统疾病，有近200万人过早死亡与大气污染有关。

2. 水的污染

造成水污染的物质种类很多，主要有无机有毒物质、有机有毒物质、病原体污染物及放射性污染物等，这类污染物质可危害人体健康或者破坏生态环境，造成水质恶化，影响水的有效利用，影响人类的社会生存。据统计，在发展中国家，80%～90%的人类疾病和1/3以上的死因与受细菌感染或化学污染的水有关。

3. 噪声污染

噪声污染是指人类生产或生活中，由于物体产生干扰人们休息、学习、工作的声音而危害人体健康的现象。噪声来源于工厂、交通和社会生活，噪声不仅有损听觉，还会给人的神经系统、心血管系统、消化系统造成危害，并发神经症、高血压、心脏病等。

4. 放射性污染

放射性污染是指由放射性物质所造成的环境污染，其污染源来自核试验沉降物、“三废”排放物、放射性同位素的生产和应用等。放射性物质可造成人类的多种疾病，对人类健康的威胁极为严重。

5. 食品污染

食品污染是指食品在生产、制造、储存、运输、销售等过程中被有害物质污染造成对人体的危害。如引起急性食物中毒、机体的慢性危害、致畸、致突变和致癌等作用。食品的污染一般又有生物性、化学性和放射性三个方面。

6. 其他方面

如医院污染等。

（二）资源和生态遭到破坏

1. 森林草原资源的破坏

森林具有储水保土、调节气候、改善环境的功能。保护森林是保护和改善环境，增强人民健康，促进经济发展的需要。由于人口增长过快导致资源过多地被消耗，造成草原被破坏，森林被大量砍伐与焚烧，破坏了生态运转规律，打乱了人与自然之间的和谐，人类为此付出了较大的代价，并引起严重的水土流失和土地沙化，使大片的沃土变成不毛之地，最终造成粮食供应匮乏和整个经济运行环境被破坏。

2. 水土流失土壤沙化

由于盲目开垦，滥砍滥伐，超载放牧，造成水土流失和土壤沙化。据报道，世界土壤耕作层每年减少 70%。目前我国水土流失面积已达到 350 万 km^2，占全国陆地面积近 40%，每年流失土壤约 5×10^{12} kg，相当于把全国的耕地表层刮去 1 cm。

3. 水资源和水产资源的破坏

据统计，水占据了地球表面的 70%，水总储量为 13.86 亿 km^3。其中 97.5% 为海水，淡水量为 2.5%，而淡水中又有 70% 在两极及雪山冰川，只有淡水总量的 0.34% 与人类关系密切。所以水不是取之不尽、用之不竭的资源。我国水资源总量居世界第 5 位，但实际人均量只有 2 500 m^3，仅占世界平均水平的 1/4，居世界第 110 位，已被联合国列为 13 个贫水国之一。由于水污染使水质恶化，加上工农业用水剧增和人口过多以及过量开采地下水，使水位下降，我国目前总供水量为5 600亿 m^3，大中城市中有 400 多个缺水，其中 100 多个城市严重缺水；全国有 50% 以上的城市用水受到程度不同的污染，且仍在恶化。主要的流域和湖泊的水质，只有 26.9% 的断面可供人体接触或做饮用源；已有 37.7% 工农用水污染严重，失去可利用价值。

环境问题是指人类生存和发展的环境遭到破坏，是人类同自然界相互作用的结果，实质上反映了地球自然系统“运载能力”的全面负担过重。按照问题成因可把环境问题分为三类：第一类是原生环境问题，主要来自自然力作用的各种自然灾害和地方性疾病；第二类是次生环境问题，主要是由于经济和社会活动等人为因素导致的环境污染和生态破坏；第三类是社会环境问题，主要是由于经济和社会发展水平或结构因素而引起的各种社会问题。

目前，人们所瞩目的主要是第二类和第三类环境问题，特别是第二类的环境污染和生态破坏问题。因为这类环境问题和人类的生产、生活及健康有着直接关系。

20 世纪末，21 世纪初，有三件震撼国人的大事：一是 1997 年创纪录的黄河断流（全年 226 天），二是 1998 年的长江大水灾，三是 2000 年波及北京等地的空前频繁的沙尘暴。这三件大事标志着中国环境史一个新时期的来临。

三、保护环境的意义

环境问题正严重影响着人类的生存与健康，威胁着人类的前途命运，影响着社会和经济的可持续发展,是全社会非常关注的问题。预防工作人员应从人类自身和未来出发,自觉地珍爱自然,义不容辞地担负起保护环境的道德责任。

我国政府高度重视环境、人口、发展问题,“可持续发展能力不断增强,生态环境得到不断改善,资源利用率明显提高,促进了人与自然的和谐,推动了整个社会走上生产发展,生活富裕,生态良好的文明发展道路”,这是党的十六大提出的全面建设小康社会的远景目标之一。保护环境,加强生态文明建设,不仅对于当代,而且对于未来,都有深远意义。

(一)有利于维护人民的健康

人类身体健康的基础是清洁的空气、足量而干净的水和完整的生态系统。这些物质可以提供人类适宜的生存环境,充足而丰富的食物,并保护人们免受过多阳光辐射的损伤。而不断扩展工农业对能源的过多消耗,过度的废物排放和对自然不可再生资源的持续开采等人类活动,将对环境造成不可逆的破坏,使生态系统功能失常,使人类和地球上的其他生物种类的健康与生存受到威胁。所以保护环境能提高生活和生产质量,有效地降低公害病、职业病、传染病、食物中毒的发病率,提高群体身体素质,保护生产力,使人民身心健康,延年益寿。

(二)有利于社会和经济的可持续发展

可持续发展就是既要考虑当前发展的需要,又要考虑未来发展的需要,绝不能以牺牲后代人的利益为代价来满足当代人的利益。实现可持续发展必须转变人类的发展模式,将环境保护从“修补”的位置纳入发展模式中,将资源型发展模式转变为技术型发展模式;依靠科技进步,节约资源和能源,减少废物排放,实施清洁生产和文明消费,建立经济、社会、资源与环境协调发展的新模式。

我国是一个发展中的人口大国,也是一个环境大国。我国的环境保护工作做好了,不仅对本国,对周边国家和地区,甚至对于世界都是一个巨大贡献。

(三)有利于造福子孙后代

据研究,工农业生产环境中的某些毒物、农药、放射线和某些药物可干扰胚胎的正常发育,造成胎儿畸形。例如,日本水俣病流行地区的某些孕妇本身虽无明显中毒症状,但甲基汞可通过胎盘使胎儿中枢神经系统畸变,出现小头怪胎、先天性麻痹性痴呆。环境污染也是造成儿童疾病的重要原因,全球每年大约有 1 400 万 5 岁以下儿童死于环境污染直接相关的疾病和营养不良。可见,保护环境对于提高人口素质,为子孙后代造福意义深远。

四、环境保护中的护理道德要求

(一)加强宣传力度,增强环保意识

环境保护是我国的一项基本国策,关系到广大人民健康和造福子孙后代。其基本方针是“全面规划、合理布局、综合利用、化害为利、依靠群众、大家动手、保护环境、造福人民”,既要合理开发和利用资源,发展生产,又要尽可能消除或减少污染,全方位综合治理,保护环境,保障人民健康。

环保工作涉及范围广，工作难度大，必须唤起全社会树立以大自然为友、热爱大自然、保护大自然的环保意识，必须尊重和保护自然环境，尊重自然环境的价值。每个人、每个单位都不得污染环境，破坏和浪费资源。而不尊重自然环境规律的行为，是不合乎道德要求的。护理人员要积极配合有关部门广泛进行环保知识的宣传和环保法制的教育，使国家机关、企事业单位、社会团体和公民，明确自己在环保中的权利和义务，树立环境保护观念，增强群众的自我保健能力，形成自觉爱护环境的良好社会道德风尚。要实行环境保护责任制，要把经济建设、城乡建设、环境建设同步规划、同步实施、同步发展与实现经济效益、社会效益和环境效益统一起来。

（二）严格环保法规，保护生态环境

环境保护人员要根据《中华人民共和国环境保护法》《中华人民共和国水污染防治法》《中华人民共和国大气污染防治法》等环保法规的要求，严格卫生监督，将预防性监督和经常性卫生监督结合起来，认真做好环境监测，努力提高监测质量。对达不到环境卫生标准的单位和个人，要限期整改；问题严重的，要采取卫生行政强制措施或给予卫生行政处罚。在执法中做到执法必严、违法必究、廉洁奉公、不徇私情。对已经形成的环境污染，应同有关部门积极治理。医护工作者要遵守环境保护法规，对实验室和医院污水的排放，一次性医疗器械的处理，生物制品和血液制品的生产、运输、贮存，实验动物尸体的处理，有毒药品和放射源的管理，病人的排泄物、污染物的处理，传染病的管理等事务都应按有关卫生法规办理，不能贪图方便，马虎大意，随意处理，污染环境。

思考题

1. 预防医学护理道德要求有哪些？
2. 环境保护中的护理道德要求有哪些？

案例分析

案例1：20世纪末，我国一名援外工程师刘某在非洲做劳务工作时，上班途中不幸遭遇车祸，下肢严重受伤，经当地医院抢救后转回国内治疗。回国不久，验血报告单从广州寄到他的原单位，报告显示HIV阳性。经查，他在非洲手术时感染了艾滋病病毒。此消息不胫而走，有人怀疑他乱搞男女关系导致感染，对他冷眼相看。到医院定期检查时，医护人员也歧视他，原工作单位不解决医疗费，同事邻居躲避他，甚至要求他搬出居住的楼房，后来，发展到居然不让他的孩子上学……刘某深感绝望而自杀。

请从预防工作道德的角度分析此案。

案例2:1984年12月3日凌晨,印度中央邦首府博帕尔市北郊,美国联合碳化物公司农药厂一个储气罐内压力急剧上升,储蓄罐装有4.5×10^4 kg用于制造农药西维因和涕灭威的原料——液态剧毒异氰酸甲酯。3日0时56分,储蓄罐阀门失灵,罐内剧毒化学物质开始泄漏,并以气态迅速向外扩散。而异氰酸甲酯与德军在第一次世界大战中使用的"费基恩"毒气统称为两大杀人毒气。毒气首先经过毗邻工厂的两个小镇——贾培卡和霍拉,造成数百人在梦中死亡。随后,毒气迅速扑向博帕尔市的火车站,站台上有许多缩成一团的乞丐。一会儿,十几人相继毙命,其余200余人奄奄一息。毒气通过庙宇、商店、街道和湖泊,笼罩了方圆40 km^2的市区,并继续悄无声息地扩散,由于当时几乎没风且有极重的雾气,因而使得毒气能以较大的浓度缓缓扩散。这就是震撼世界的博帕尔化学泄漏事件,它直接导致3 150人死亡,5万多人失明,2万多人受到严重毒害,近8万人终身残疾,15万人接受治疗。受这起事件影响的人口多达150多万,约占博帕尔市总人口的一半。此次泄漏事件中当场致死的人数虽然不是很多,但它留下的祸害却令人震惊。据印度政府统计,1.5万余人由于严重的后遗症在泄漏事件发生后死去。而事件受害者的维权者说,真正死亡人数比政府公布的数字要高出几倍。2004年11月29日国际公布的报告说,死者应在22万~25万。目前仍有数万印度人在化学泄漏导致的病痛中苟延残喘,他们都患有呼吸系统方面的疾病,无法从事重体力劳动,12万~15万人因此患上肺结核和癌症等慢性病,还有许多人出现心理方面的问题。同时,博帕尔大量居民仍依靠受污染的地下水生存。

问题:环境污染有哪些危害?你有何启示?

案例3:某市自1998年1月14日起,市区出现大批症状相似的患者,主要表现为发热、乏力等全身症状,继而出现食欲减退、厌油、恶心、呕吐、腹胀、腹泻等消化系统症状。最后90%的患者尿色增深,皮肤黏膜黄染,血清谷丙转氨酶异常。以青壮年发病为主,未见到性别差异。该市常住人口7 159 678人,到3月18日共收到报告病例292 301例。该市往年该病发病率平均为3.4%。上述292 301例病例于1月14日开始发病,疫情上升曲线呈锯齿形,由三个流行高峰构成,峰尖分别在1月20日、1月25日和2月1日,日病例数各为1 455、15 042及1 903例。自2月2日起疫情迅速下降,最后诊断为甲型肝炎爆发流行。

问题:引起此次甲型肝炎爆发流行的原因是什么?应采取哪些措施预防类似事件发生?

案例 4:1998 年,陈先生花巨资在北京昌平区八仙别墅购房一套,经装修入住后,陈先生咳嗽不止,经诊断为癌症先兆之一“喉乳头状瘤”。检测发现:室内甲醛浓度平均超标 25 倍,陈先生向北京小汤山法院起诉装修公司,法院一审判决装修公司赔偿 8.9 万元。

问题:1. 室内甲醛等物质从哪里来?

2. 室内有害气体(甲醛、苯、氡)对人体有哪些危害?

3. 上述室内空气污染伤害案对我们有什么启示?

第八章　医学科研中的护理道德

[**学习要点**]

1. 医学科研中的护理道德原则。
2. 人体试验应遵循的道德原则。
3. 克隆技术应注意的道德问题。
4. 干细胞研究应注意的伦理问题。

医学科研的基本任务是揭示生命规律及疾病发生、发展的过程，建立疾病预防、诊断、治疗和康复方法，促进人类健康，提高生命质量。故其突出特点在于研究对象是人体本身，研究成果又应用于人体。由于人体具有生物与社会双重属性，个体变异性大，使得医学研究周期性长、难度大、复杂性强，并且容易发生这样或那样的缺陷与偏差。因此，在医学科研中不仅需要医护科研工作者的聪明才智，而且要求科研工作者具有高尚的道德情操。崇高的医学科研道德，是促进医学科研发展的重要力量，是保证医学研究达到预期目的的重要条件。

第一节　医学科研中护理道德的意义和原则

医学科研的发展是一个不断突破旧理论，创造新技术的过程。特别是 20 世纪 50 年代以后，医学科研的发展日新月异，从而成为一种对人类健康、社会发展产生直接推动作用的力量，深刻地影响着人类社会的方方面面，作为人的行为规范总和的道德也必然要与医学科研产生相互的影响。

一、医学科研与医学道德

医学道德作为一种文化现象，对医学科研的发展有极为重要的影响，纵观医学发展史，凡是能为人类做出一定贡献的医学家，除了在学术上有比较高深造诣之外，在医学道德上一般也都是比较高尚的。任何重大医药科研成果，无一不是医学科研人员的聪明才智和高尚医德的综合产物，高尚的医德情操是发展医学科研的重要条件。

（一）医学道德对医学科研的影响

医学道德作为人的行为规范的总和，对医学科研的作用主要体现在两个方面：一方面是旧的落后的道德会阻碍医学科研的发展。由于旧的道德规范已在人的头脑中形成思维定式，使人们对事物的看法产生固定的观念，当新事物产生时，人们总会以怀疑的眼光来看待事物，并以旧的道德观念来加以评判，从而阻碍新的科研成果的产生和发展。另一方面，必须用代表先进文化的道德来规范医学科研的发展。在应用科研成果时，必须由道德和法律来加以规范，以使科研成果造福于人类，有利于人类的长期生存和发展，避免滥用而造祸于人类，甚至危及人类的生存与发展。

（二）医学科研对医学道德的作用

医学科研对医学道德的作用，可以归纳为两个方面：一方面是破除旧的道德传统。新技术的应用，往往带来人的行为方式的改变，由此带来道德观念的变化并产生与传统道德的冲突，最终突破旧的道德规范。另一方面是促进新的道德规范的形成。新技术的应用促发新的道德观念的形成，并从中逐步提炼出新的道德规范和价值评判体系，从而推动人类的进步。

二、医学科研中的道德意义

医学科研的目的是认识生命现象的本质和规律，揭示疾病发生、发展的过程，探寻防病治病、增进人类身心健康的科学方法和途径。维护和增进人类的健康，造福人类，这关系到人类生存与繁衍的特殊研究工作，其重要的地位使医护工作者责任重大，是一般科研工作无法比拟的。这非同一般的使命，要求医学科研工作者必须具有为人类造福的崇高理想和道德情操。2003 年我国出现了较为严重的 SARS 疫情，广大医护人员冒着生命危险奔赴抗击 SARS 一线，抢救每位患者，在条件十分艰苦的情况下，做好 SARS 的防治和科研工作，有的甚至献出了生命，体现了医护工作者高尚的医德情操，为人民的健康事业和社会安定做出了巨大的贡献。

医学科研中的道德是伴随医学科研实践产生的一种社会意识，只要有医学科研工作存在，就必然有科学研究的道德意识和道德行为，而且高尚的医学科研道德是医学科研的灵魂，只有在高尚道德的推动下，医学科研工作的个人学识和聪明才智才能得以充分发挥，正如司马光在《资治通鉴》中所说："才者，德之资也；德者，才之师也。"医学科研中道德的重要意义可以归纳为以下几点。

（一）医学科研道德是促进医学科研取得成功的思想前提和根本动力

医学科研道路是一条艰险的途径。医学科研工作者具备了良好的道德素质和道德修养，可以在坚定的科学信念和为人民健康谋福利的宗旨指导下，勇于探索，不畏艰辛，百折不挠，不断进取。一名真正的科研工作者，既要有真才实学，又要有高尚的道德，这两方面是统一的。古往今来，凡是取得科学成就的人，不但具有为科学事业献身的精神，而且具备高尚的道德品格。例如，我国明代杰出的药学家李时珍，为编著《本草纲目》，拒绝去朝廷当太医，他宁愿风餐露宿，不畏艰险，四处奔波，采药历时 30 年，终于编著了千古流传的巨著《本草纲目》。

（二）医学科研道德是开展科研活动的强大凝聚力

医学科研是一项集体创造的活动，特别是在现代科学日新月异的年代，学科之间相互交叉、相互联系越来越密切，必须依靠多学科多专业人员的配合和团结协作。即必须谦虚谨慎、互相尊重，具有"团队"精神，才能把本课题所有科研工作者的心连在一起，不断前进。

（三）医学科研道德能促使医护人员坚持尊重科学、尊重事实的原则

尊重事实是任何科学研究都要遵循的重要原则。在医学科研工作中既要坚持这个原则，又要靠科研工作者自身的修养。高尚的科研道德，常常激发科研工作者的责任心和良心，使其在工作中尊重科学，尊重事实，不投机取巧，不出现违背事实的行为。

（四）医学科研道德是评价医学科研成果的重要标准

现代医学领域不断拓新，研究内容不断丰富，如克隆技术、重组DNA、生殖技术、器官移植等新的诊疗技术和成果相继问世。随着社会的不断发展，环境污染、生态失衡等危害人类健康和生存的问题纷至沓来，启示我们对医学科研工作的评价，必须坚持实事求是、忠于事实、对人民对社会有利的原则。而对医学科研工作的评价既要考虑评价成果的价值，又要评价社会效果和道德意义的价值。

三、医学科研中的护理道德原则

医学科研中的护理道德是协调医学科研中人与人、人与社会之间等各种关系所遵循的行为规范。如护士与医生或护士之间的科研合作，临床研究在病人的关怀照顾中如何权衡利害得失，如何保护病人的自主权，如何公正分配护理保健资源等。医学科研工作中的每一个环节都存在着护理道德问题。因此，每名医护人员都必须坚持医学科研中的道德原则。

（一）有利原则

医学科研工作中的护理道德应该是维护和促进病人的健康、利益和福利。有利原则包括“不伤害”的反面义务（不应该做的事），和“确有助益”的正面义务（应该做的事）。“不伤害”是指不给病人带来完全可以避免的肉体和精神上的痛苦、损害、疾病甚至死亡。但仅仅做到“不伤害”是不够的。医护患关系不是像顾客与售货员那样的陌生人际关系，在这种陌生人际关系中双方主要是反面义务，但医护患关系不同。因为医护患之间在掌握医学、护理学知识上的不平等，病人处于脆弱和依赖的地位，医护人员有许多正面义务，即应该帮助病人治疗或治愈疾病，恢复健康，解除或减轻病痛。简言之，治病救人、救死扶伤，是有利于病人的正面义务。

（二）尊重原则

医学科研要求诚实，尊重医学科研的发展规律和对人的健康、生命负责，这是医学科研中一条基本的道德要求，离开诚实，就谈不上道德，更谈不上科学。因此，医学科学研究必须尊重事实，坚持真理。在医学科研中还应坚持“三严”，即严肃的态度、严格的要求和严密的方法。

1. 坚持严肃的态度

科学是老老实实的学问，来不得半点虚伪。著名科学家达尔文有句名言：“科学就是整理事实，以便从中得出普遍的规律或结论。”如果科研不从事实出发，就不可能认识和揭示事物的本质及其规律。因此，必须坚持实事求是，反对弄虚作假。

2. 坚持严格的要求

医学科研中需要进行大量的实验。实验是医学科研工作中十分重要的一环,许多医学科研的发展和成果都是在实验材料的基础上进行综合分析、概括总结出来的。实验材料、数据是否客观、精确、可靠,影响着科研的进展及其结论的正确性,在实际运用时还可能影响到病人的健康、生命的安全,故具有很大的道德意义。在实验中,如果只按自己的主观愿望和要求,随心所欲地取舍数据,甚至伪造资料、书写不真实的结果,这些都是不符合科研道德的行为,有损于医学科研的信誉。另一方面,如果在搜集、积累、选择各种病例资料时,只挑选适用于证明自己论点的部分,而将不利于自己论点的部分有意抹杀忽略,或者在分析研究材料时不负责任地滥作推论,杜撰论文,更是违背科研道德的原则。

3. 坚持严密的方法

科学是真理,它总是在与谬误作斗争中产生和发展起来的。实验设计是建立在坚实的业务知识和统计学知识的基础上,以科学的方法论作指导,使实验设计具有严密性、合理性、高效性和可行性。从历史上看,许多科学理论、学说、创造和发明,往往在它刚刚问世时就要受到种种责难和否定,甚至被围攻和批判。这时,如果畏惧权威,向压力屈服,或为了维护个人的利益而抛弃科学,那就是对科学的亵渎。作为科研工作者既要敢于坚持真理,又要勇于修正错误,要发扬学术民主,提倡学术争鸣,反对"一言堂"的学霸作风。

(三) 公正原则

在医学科研中对受试者应该公平对待。不论性别、年龄、肤色、种族、身体状况、经济状况或地位高低,一律平等相待,不得歧视。古代大医学家孙思邈说:"若有疾厄来求救者,不得问其贵贱贫富,长幼妍媸,怨亲善友,华夷愚智,普同一等,皆如至亲之想。"但在一些文献中,称出生有缺陷的人为"劣生",有的地方还制订了"限制劣生条例",在一些医学伦理学教材中,还列出了若干所谓"没有生育价值"的人。"劣生""没有生育价值"都是歧视性术语,在理论和实践上都是有害的。1999 年 11 月在北京举行的国际护理学大会上建议:护士尊重个人的生命、尊严和权利,改善生命质量;服务于所有人,不考虑种族、民族、信仰、肤色、年龄、性别、政治和社会地位的区别;护士的基本责任是促进健康、预防疾病、减轻痛苦;提供健康服务给个人、家庭和社会,在医学科研中起到公正、协调的作用。

(四) 互助原则

现代医学,一方面朝着宏观方面不断发展,另一方面又朝着微观方面不断前进。因而,新知识、新技术、新学科不断出现,各学科之间的传统界限正在日益消除,基础科学和技术科学正在向医学大量渗透,许多重大课题的研究,需要多学科、多方面力量的合作。因此,在医学科研中要团结协作,平等互助,谦虚谨慎。青年护士要尊重老专家、老教授,虚心向他们求教,接受他们的指导;老专家、老教授要爱护、支持和尊重下属人员,要勇当"伯乐",甘为"人梯",鼓励中青年人大胆提出不同意见和设想,放手让他们工作,鼓励他们超过自己。医学科研中护理道德要求每位参与者互相尊重,在荣誉面前保持谦让的精神,反对争名夺利。要兼顾个人、集体、社会的利益,兼顾这一代人与下一代或未来世代人的利益。尤其是在医疗卫生科研资源有限的情况下,即使是不同的课题,不同的医护科研人员和不同的病人都应该互相照顾、互相帮助。

（五）保密原则

医学科研是为人类健康服务的事业，它的每一进展、成果、发现，都是为人类谋利益的，都是为了医学科学的发展。从这个意义上讲，医学科学是公开的，是面向全世界、全人类的，没有绝对保密。但是，由于现实社会生活的复杂性，医学活动常受到社会政治经济关系的制约。无论在资本主义国家还是社会主义国家，医学科研都在一定的时期和一定的范围内存在着保密问题。

目前，各个国家都对本国的一些科研成果、科技信息保密，并制定了保密法规。谁要是泄露秘密，不仅要受到道义上的谴责，而且还要受到法律的制裁，被视为国家的叛徒或民族的败类。我们社会主义国家的医学科研工作者，为了整个国家和民族的利益，为了保证该项研究能够顺利进行，对一些关系到国家安全、发展和经济利益等方面的重大科研成果，必须保密。

在医学科研人员之间，如果工作中有暂时需要保密的内容，出于对其权益的尊重，也是可以允许的。同志之间，部门或单位之间，也具有这样的道德义务，不要任意泄露别人要求暂时保密的内容。社会主义医学科研的保密并不存在相互之间根本利害的冲突，也不排斥互相之间必要的学术情报的交流。要反对以“保密”为盾牌的“学术封锁”，因为这不利于医学科学的发展，也不符合科研道德的要求。

第二节　医学人体试验中的道德原则

人体试验是将动物实验研究成果，在严格的科学控制下过渡到临床，观察研究的过程，是对任何人体施行试验，以获知其对人体影响的任何行为或事务。而人体试验的医疗行为系指某种新的医疗方法或技术，于动物实验成功后，初步试用于人类疾病或伤残的治疗、预防或矫正，其方法、技术及疗效，尚未经医学界所公认或确立之行为。因此，人体试验道德是医学科学研究中一个特殊的道德问题，正确确定和处理这一道德问题，对于促进医学科学的发展，维护人类自身利益，有着重要意义。

一、人体试验的道德意义和责任

从医学科学的发展来看，人体试验是生物医学研究的一个不可缺少的重要环节，它伴随着医学的产生而产生，是不以人的意志为转移的客观存在。新技术、新药物虽然经过若干次动物实验，但由于人体与动物存在着差别，在用于临床之前，必须经过人体试验进行验证，在医学科研中是必需的，是符合道德的，也是允许的。某些特有的疾病是不能用动物复制疾病模型的，用动物复制的疾病模型与人的疾病总有一定差异。所以，在对人类施行人体试验之前，务必先取得受试者的同意。社会主义国家的医护人员是为人民服务的，他们必须热爱病人，忠诚于病人的健康和利益。人体试验必须以这一道德责任为出发点和归宿点。任何影响病人利益，使病人安全受到影响的试验，均为道德责任所不容，应予禁止。即使在病人患有恶性肿瘤，处于危重状态，常规疗法已无效，进行旨在有利于病人的试验治疗时，也应避免那种不顾病人利益盲目试验的做法，以避免可能出现的潜在危险。人体试验不仅是医学的起点，也是医学试验的最后阶段。它在临床医学中的价值和道德意义是不容忽视的。

二、有关人体试验的伦理规范

在第二次世界大战时，纳粹德国的医师，在未经集中营俘虏同意的情况下，对他们施行人体试验，曾引起举世震惊，大家一致谴责其为不人道的行为。为了避免类似现象再次发生，1947 年纽伦堡大审时，制订了"人体试验规范"。1964 年，世界医学会也在《赫尔辛基宣言》(declaration of Helsinki)中提出人体试验的伦理规范。美国医学会后来也制订了"临床研究的伦理指引"(ethical guidelines for clinical investigation)。中国台湾医疗法中对人体试验也有规定。以上这些伦理规范都是用来保护受试者，避免他(她)们遭受不人道或不必要的伤害，其中《纽伦堡伦理规范》和《赫尔辛基宣言》是最具代表性的文件。

(一) 纽伦堡伦理规范

《纽伦堡伦理规范》为 1947 年纽伦堡大审时所制订。《纽伦堡伦理规范》的重点放在是否应准许以人体做试验。若允许以人体做试验，则应将有关试验的目的、方法、危险性及预期的结果告诉受试者，在受试者完全了解、同意接受之后，才可正式施行。其主要内容如下。

(1) 绝对需要受试者的知情和同意。

(2) 试验是对社会有利的，又是非做不可的。

(3) 人体试验前先经动物实验。

(4) 避免给受试者造成精神和肉体的痛苦及创伤。

(5) 估计受试者有可能死亡或残废的，不准进行试验。

(6) 危险性不超过人道主义的重要性。

(7) 精心安排，采取一切措施杜绝发生伤残。

(8) 试验必须由受过科学训练的人来进行。

(9) 试验期间，受试者有权要求停止试验。

(10) 试验过程中，发现受试者有可能伤残或死亡时，应立即停止试验。

(二) 赫尔辛基宣言

1964 年在芬兰赫尔辛基召开第 18 届世界医学会时，会议通过了有关人体试验的规范，具体内容如下。

(1) 人体试验的目的必须是为改进诊断、治疗和预防的技术，了解疾病的病因和发病机制，更好地维护人体健康。

(2) 必须承认有两种医学研究，一是主要目的为诊断和治疗；二是纯粹的科学研究，跟病人的诊断和治疗无直接关系。

(3) 试验必须符合普遍认可的科学原理，经过周密的实验室和动物实验，试验程序的设计得到科学的说明，试验者熟悉过去有关文献。

(4) 试验方案应由专门委员会考虑、评价和指导，要有受过严格训练、有资格的人和被认可的临床科研者监督进行，尊重和保护受试者的权利，减少对其肉体、精神及人格的冲击。

(5) 发表和公布试验报告，要忠于事实，准确无误，违背《赫尔辛基宣言》道德原则的，不得发表。

（6）试验要着眼于未来，不影响受试者的外界环境和生活福利。

（7）试验前告诉受试者试验目标、方法、预期好处、潜在危险及不适感；受试者可随时撤销同意试验的承诺，而不影响合理治疗。

（8）试验指导思想是《日内瓦宣言》中规定的“必须首先考虑的是病人的健康”及《国际医德守则》中规定的“任何行动或建议只能符合人类的利益而不能有损人类肉体的和精神的抵抗力”。

三、人体试验的道德原则

人体试验是现代医学发展的前提。随着近代实验医学的产生和发展，为人体试验创造了良好条件和安全保障。医护人员在进行科学化的人体试验研究时，应遵循以下伦理原则。

（一）知情同意原则

知情同意系由受试者完全了解试验目标以及危险性之后，所做的自由决定。我国执业医师法第二十六条规定：医务人员在进行试验性临床医疗时，应当经医院批准并征得患者本人或者其家属同意。知情同意在伦理学上意味着人的尊严不可侵犯，患者的权益不可忽视，每个正常的成年人都有权做出自己的决定。任何采用欺骗或强迫手段，或利用经济诱惑而取得的“同意”，都是违背知情同意原则和侵犯人尊严的不道德行为。如受试者同意后又撤销原来的意见，仍应给予正确的治疗。试验前必须把试验项目的内容、方法、预期效果、潜在的危险性讲清楚，受试者同意后要立字为据，方可进行试验。

（二）维护利益原则

任何试验都必须首先考虑和维护受试者的利益，不能只顾及医学科研而牺牲他们的根本利益。试验前要进行风险性预测，充分估计可能发生的问题，确定对策和应急措施。试验中要有充分的安全措施和周密的医学监护，以保证受试者在生理和心理上受到的不良影响减少到最低限度。一旦发现可能对受试者造成损伤，就应立即中止试验。试验主持者应是具有相当的学术水平、丰富的经验和受过严格训练的医护人员。

（三）增进健康原则

在第18届世界医学大会正式通过的《赫尔辛基宣言》中，对人体试验目的的道德标准规定为：“必须是旨在用以增进诊断、治疗和预防等方面的措施，以及为了针对病因学与发病机制的了解”。人体试验的目的是提高医疗水平，改进诊治与预防措施，更好地维护、增进人民健康。凡背离医学目的的任何试验都是非道德行为。因此，为保证人体试验的严谨性和科学性，试验设计必须慎重、严密，经过多次动物实验，取得充分的科学试验依据的基础上，对人体无危害性，并经过有关专家审查论证、有关部门批准后才进行试验。

（四）试验对照原则

施行医疗性人体试验时，常把病人分为试验组与对照组。对照组接受标准治疗，而试验组则接受试验性治疗。人体试验为达到研究上的客观，常采用双盲研究，即试验者和病人都不知病人被分配在哪一组。在进行对照试验时，要特别注意对照组和试验组的齐同性和可比性。分组要采取“随机化”，即将不同的年龄、性别、民族、文化、社会地位等受试对象分到试验组或对照组。决不能有意将可能治愈的病人分到试验组，将很少有望治愈的病人分到对照组。如果弄虚作假，不仅不可能客观地取得试验资料，得不到正确的科学结论，而且其行为也是不道德的，是有害的。

在开始试验前，医护人员要向病人解释有关试验的性质、好处以及危险等，在试验过程中，如果病人身心状态已觉得不可能继续下去，也可以自由地要求停止试验。所以在必要时，尤其病情恶化时，应立即停止试验性治疗，以挽救病人的生命。

严格遵循以上这些道德原则，人体试验就是道德的。而遵循这些原则的基础是试验者的医学良心和对人体试验的道德情感。不能把受试者和病人当做动物或机器对待，而是当做人、当做亲属对待。使用新药、新技术时谨慎安全；不争个人名利地位，团结协作，群策群力搞好试验；对病人及其亲属负责，既考虑当前效果，又注重长远影响，试验设计符合科学要求。只有这样，才能解决人体试验中的一些难题，保证人体试验与医学研究的深入同步发展。

四、试验对象的选择

接受试验者，很可能是病人或健康人、成年人或未成年人、心智健全或心智不健全的人及收养于特殊机构的老人、孤儿或监狱中的受刑人等。到底应选择何种人或什么人作为试验对象才合适，而不致产生伦理的冲突？应遵循如下道德要求。

（一）一般人体试验对象的选择

每种人体试验，都有其特殊的研究目的，也有其特定的对象，若试验对象为具有行为能力的成年人，在经过详细解释，在其完全了解实际情况下，愿意接受，则研究者不论选择谁作为研究对象，应是伦理上所允许的。不过若以买卖方式或利诱方式，诱其接受试验，则在伦理上是不被接受的。

（二）胎儿或胚胎试验对象的选择

虽然胎儿或胚胎不能完全肯定是否已是“人”，但如果已有生命存在，我们是否应给予最大的尊重，而不应随便由孕母代为决定？不过，如果试验是属于医疗性质，而且其对胎儿的利益已肯定大于可能发生的危险性，或若不接受此种试验性医疗，胎儿顺利分娩的可能性极为渺茫时，孕母站在“具有保护其胎儿正常成长及不受伤害的义务”的情况下，可运用“善意（行善）或对胎儿有利”的伦理原则，代为同意接受作为试验对象。

（三）未成年人或心智不健全人试验对象的选择

未成年人，尤其是小孩，其心智发育尚未成熟，其认识程度有限，仍无法判断及做出正确的决定，虽然法律上规定，可由其代理人代为决定，不过，大多数的试验，均有可能产生后遗症，其代理人很难为其一生负全责，所以，美国医学会的临床研究伦理指引中明文规定：“除非研究性质不适合以心智健全的成年人为受试对象，否则不准用未成年人或心智不健全者为受试对象”。

（四）生活在特殊环境中的人试验对象的选择

如监狱的受刑人、孤儿院的孤儿、养老院的老人及住院或疗养院的慢性病患者等由于生活于特殊环境，医护人员容易与他（她）们接触，其生活环境上的因素也容易控制，并且又较容易答应接受试验。因此，很可能被利用成为“方便”的研究对象。对于上述的这些人，站在人道或道义论的立场，应该尊重其意愿，不可以利诱或胁迫他（她）们就范，因为接受试验很明显并不是他（她）们的义务。

第三节　克隆技术应用中的道德要求

克隆是英文 clone 的译音，它是指生物体通过无性繁殖方式，产生遗传性状与母体相似的“后代”，因此克隆也可简称为复制（replication，duplication）。简单地讲，就是一种人工诱导的无性繁殖方式。

克隆技术是 20 世纪 70 年代初期在分子遗传学和分子生物学基础上发展起来的一门新兴技术。它的诞生标志着生命科学的飞跃，把生命科学推入了新的、更高的阶段。它是基因工程的核心。是有目的地通过分子克隆技术，人为操作改造基因，改变生物遗传性状的系列过程。正确分析和认识克隆技术以及克隆技术中的道德问题，对于维护人类自身的利益、促进医学发展，有着重要的意义。

克隆技术已展示出广阔的应用前景，概括起来大致有以下 4 个方面：① 培育优良畜种和生产实验动物。② 生产转基因动物。③ 生产人胚胎干细胞用于细胞和组织替代疗法。④ 复制濒危的动物物种，保存和传播动物物种资源。

克隆技术是医学科学发展的必然结果。一种新技术本身很难说是“善”还是“恶”，而且它们常常是一把“双刃剑”，既有积极作用也有消极作用。如果社会控制得当，可以增大积极作用而减少消极作用。1997 年 2 月 23 日，英国苏格兰科学家扬·维尔莫特博士领导的研究小组向世人宣告：第一只成年动物细胞克隆绵羊——“多莉”问世了，这一生物高科技的突破，有可能使人进行自我复制的时代提前到来。

1998 年 3 月 13 日，美国生物伦理顾问委员会就克隆技术开始辩论，经过近 3 个月的工作，于 6 月 6 日向总统提交了有关克隆技术的报告。报告充分肯定了克隆技术在医学和农业领域的价值，同时建议立法禁止克隆人。因此，世界上许多国家的政府已明令禁止“克隆人”的实验，欧洲 20 多个国家表示要立即制定一个限制“克隆人”试验的道德公约，我国卫生部也明确表示了不允许、不提倡的否定态度。

从伦理的角度去审视“克隆人”，提出的问题主要有① 从社会伦理角度看，“克隆人”是对人类发展的一种过强的干预，这种干预可能影响人种的自然构成与自然发展。这种技术如果被用来控制人的性别比、人种结构或是为了生产商品化的人体器官，其社会后果难以预料。② 从家庭伦理角度看，克隆技术用于人体繁殖，会加剧家庭多元化的倾向，还会从根本上改变人的亲子关系。③ 从性伦理学角度看，它完全改变了人类自然的、基于性爱的生育方式，使人口的产生与性爱分离，破坏人类的情感。④ 从生命伦理学角度看，它破坏了人拥有独特基因的权利，有可能导致人种的退化，还会使正常的生与死的观念发生动摇。因此，许多伦理学家呼吁:警惕高生物技术可能带来的负面影响,尽早制订相关法规。也有不少专家认为,高新技术犹如双刃剑,如当初发明的原子弹一样,既可能给人类带来巨大灾难,也能造福于人类,对此无须大惊小怪,关键看如何应用于人类。

国内外医学科学家认为,克隆技术有利于更加清晰地揭示基因功能和生命的本质;有利于医学家研究目前尚未找到有效治疗方法的疾病,并揭示其发病机制;有利于抗衰老及其机制的研究;还可以利用克隆技术生产人类需要的贵重药物,如人血白蛋白、抗凝血酶、抗胰蛋白酶、人乳铁蛋白,以及培育器官、为人类器官移植提供移植脏器等。专家们认为,正确运用克隆技术于临床的诊断和治疗,开拓保护人类健康的新技术,应认为是一种良好的医德行为。因此,他们较一致的意见是:要以理性的态度去对待生命伦理学问题。在新技术与人们的观念发生矛盾时,既要尊重技术,又要尊重人,让时间去化解矛盾。

第四节　人类干细胞研究的伦理问题

一、人类干细胞的基本概念

人类干细胞(stem cells)的研究是近年来医学研究的热点。关于干细胞研究的伦理问题主要集中在它的来源和用途上。干细胞的来源主要是从成人、脐带血、胎儿组织及胚胎组织中获取。干细胞是机体在生长发育中起“主干”作用的原始细胞,它具有自我复制更新、无限增殖扩容及多向分化的潜能。通常情况下,干细胞的分类包括功能分类和来源分类两种。

按其功能分类:① 全能干细胞(totipotent stem cells),又称胚胎干细胞,能分化成人各种细胞类型、发育成器官或完整的个体。② 多能干细胞(pluripotent stem cells),具有分化为各细胞组织的潜能,但失去发育成个体的能力。③ 专能干细胞(unipotent stem cells),只具有向一种类型细胞或相关类型细胞分化的功能。

按其来源分类:① 组织干细胞(tissue stem cells),或称成体干细胞(adult stem cells),是指除胚胎干细胞之外的机体组织多能和专能干细胞。如造血干细胞、神经干细胞、心肌干细胞等,从流产胎儿尸体的原始生殖组织中能分离出胚胎生殖细胞(embryonic germ cells,EG),可建立相似多能干细胞等。② 胚胎干细胞(embryonic stem cells ES),是胚胎发育早期的细胞,它的最大特点就是具有发育的全能性和通用性。

二、人类干细胞研究的伦理问题

人类干细胞研究的伦理问题,主要集中在如何正确对待人类胚胎的问题上。胚胎是人体发育的必经阶段,由于计划生育的需要,有的胚胎则需要进行人工流产或由于体外授精常常会产生多余的胚胎。胚胎虽然不是“社会人”,但它是“生物人”,具有发展成为“社会人”的潜力。因此,如何处置这些胚胎便引发出一系列伦理道德问题。当前,世界各国对干细胞的研究和应用在伦理问题上存在着争论,争论的焦点是胚胎是不是“人”,应不应该得到尊重,胚胎是否具备“道德人格”和道德地位。

反对者认为,胚胎就是生命,利用其研究和应用是亵渎神灵、侮辱和践踏生命的尊严,如果允许对胚胎进行该项研究,迟早会导致克隆人,给人类的生存环境、人类的多样性、人类质量、人类社会带来很大的问题。

支持者认为，判断胚胎研究是否伦理上可以接受时，必须对胚胎发育阶段和胚胎研究目的两者全面考虑，如果胚胎前期胚泡阶段（通常在14天以内，胎儿形成之前），干细胞研究目标在于治疗严重的、难治愈的疾病，这种人类胚胎干细胞研究，应予支持。

三、人类胚胎干细胞研究的伦理规范

（一）禁止生殖性克隆

目前，国际上公认生殖性克隆是违反伦理道德的，因为人类胚胎干细胞研究有可能涉及体细胞核移植技术。因此，要对克隆技术严加管理，反对滥用体细胞克隆技术，严格禁止用于以复制人类为目的的任何研究。

（二）允许治疗性克隆

显而易见，克隆技术发展到今天，应该为人类做点什么了。如将胚胎干细胞体外培养技术与体细胞核移植技术相结合，产生出特定的细胞和组织用于临床治疗，既可为患者提供组织修复的足够材料，又可克服排斥反应，这种为患者造福的治疗性克隆是符合伦理道德的。因此，国际上对于这种治疗性克隆是给予支持和允许的。

（三）胚胎实验的伦理道德

不同形式的人类干细胞目前有3个来源，即从人工授精多余胚胎中获取胚胎干细胞（ES），从流产胎儿中获取胚胎生殖细胞（EG），以及用体细胞核移植术（SCNT）创造胚胎获取胚胎干细胞。这3种干细胞的来源都涉及胚胎实验问题，必须谨慎对待。

（1）从自愿捐献人工流产胚胎中分离和培养胚胎生殖细胞以建立多能干细胞系用于临床治疗，可以看做等同于捐献器官用于器官移植，因此是合乎伦理道德的。

（2）从不孕夫妇人工授精时多余的和自愿捐献的胚胎中分离和培养胚胎干细胞是合乎伦理道德的。

（3）移去卵母细胞核移植术创造人类囊胚，从中分离和培养胚胎干细胞。此类干细胞在遗传上与患者基本相同，在用于临床治疗时可避免排斥反应。这必将造福于患者，也是合乎伦理道德的。

（四）用辅助生殖多余的捐献胚胎建立胚胎干细胞系研究的道德规范

（1）只允许使用自愿捐献辅助生殖多余的细胞，研究者应向捐献者说明该胚胎将在研究过程中被损毁。

（2）保护胚胎干细胞供者与受者的身份和各种信息，研究者应严格遵守隐私和保密原则。

（3）医疗机构在提供胚胎组织材料时，必须同时提供该材料的病原菌鉴定阴性的书面证据。否则，该胚胎组织材料不得使用。

（4）不允许胚胎在体外的发育超过14天。

（5）不允许将捐献胚胎重新植入妇女子宫。

(6) 不允许将人类胚胎产生的胚胎干细胞用于非治疗目的,但允许用于基础性研究。

(7) 不允许将人类配子与动物配子相结合。

(8) 不允许胚胎捐献的操作者与胚胎干细胞研究者同为一人。

(五) 用体细胞核移植术创造胚胎进行胚胎干细胞研究的道德规范

(1) 卵母细胞必须是辅助生殖多余的,并由不孕夫妇自愿提供。

(2) 用体细胞核移植所创造的胚胎,只能在体外培养并不能超过 14 天。

(3) 禁止将体细胞核移植术所形成的胚胎植入妇女子宫或其他任何物种的子宫。

(4) "人体 - 动物"细胞融合术,在非临床应用的基础性研究中,如满足上述第 1、2、3 点要求下可以允许。但在临床应用的治疗性克隆研究中,严格禁止采用"人体 - 动物"细胞融合术将人的体细胞核与动物卵细胞质相结合的产物用于人类疾病的临床治疗。

(六) 对人类胚胎干细胞生物学基础研究的伦理准则

人类胚胎干细胞生物学基础研究有利于扩大干细胞治疗疾病的资源,应建立严格、严密的使用法规。安全、互助、公平、公正地合理分配其资源是主要的伦理准则,它的应用需要得到生命伦理委员会的审核和评估。如深入探索干细胞定向分化以及卵细胞质重新编程成年体细胞核的机制,以便绕过胚胎时期直接从患者体细胞建立多能干细胞系,既可避免代价过高,又可减少伦理学争论。

(七) 将胚胎干细胞用于人类疑难杂症治疗的准则

将干细胞应用于临床的研究人员必须是经过专业训练、技术熟练、有执业资格的医务人员。"避免伤害,有利病人"是胚胎干细胞应用中必须遵守的行动准则。一旦干细胞应用于临床被伦理和法律接受,将可能产生很大的商业价值。为此,要完善人类胚胎干细胞研究成果的专利保护和相关立法。要反对在胚胎干细胞研究和应用中的商业炒作和牟取暴利行为,因为这是违背胚胎干细胞研究为人类谋福祉的宗旨。

(八) 建立和健全生命伦理委员会的审查、监控和评估机制

生命伦理委员会和专家委员会应严格审查人类胚胎干细胞研究的计划,并对研究的进程和成果进行伦理评估,使人类胚胎干细胞研究符合国际上有关的章程、宣言或准则,符合我国的有关政策法规,有利于为人类健康服务。

思考题

1. 医学科研中护理道德的重要意义是什么?
2. 人体试验应遵守哪些道德原则?
3. 生活于特殊环境中的人,如受刑人、孤儿或老人等,是否应被选为试验对象? 理由为何?
4. 人类胚胎干细胞研究有哪些伦理规范?

案例分析

案例1：王某，男，10岁，患有急性淋巴性白血病，已经接受3个月的治疗，但病情并没有得到改善。医生决定使用一种新药，已征得其父母的同意。不过王某的父母强调最好不要让他知道，以免增加他的焦虑与不安。

思考：(1) 如果你是王某的全责护理人员，你赞成对王某隐瞒吗？理由是什么？

(2) 你会同意参加这项新药治疗吗？在什么条件下？

(3) 如果王某是你的儿子或弟弟，你会同意让他接受新药治疗吗？

(4) 你认为还有哪些伦理或法律问题需要考虑？

案例2：某科研小组，针对中、重度哮喘的患者，给不同剂量的呋塞米雾化吸入治疗进行单盲人体试验。自愿参加的受试者被随机分成治疗组与对照组，并且所有的受试者在试验前停用平喘药一天，除有明显低氧血症的患者给予30%氧气吸入外，均不加用其他药物。治疗组给不同浓度呋塞米生理盐水溶液雾化吸入20 min，对照组仅给生理盐水雾化吸入，观察4 h。结果治疗组85%的受试者有效；对照组除一例起效和一例无变化外，82%的受试者肺功能较前恶化。

请对上述案例进行分析，科研人员违背了人体试验哪一项道德原则，为什么？

案例3：科学研究必须由道德和法律来加以规范，以使科研成果造福于人类，有利于人类的长期生存和发展，避免滥用而祸害人类，甚至危及人类的生存与发展。下面是正反两方面的案例：

1. 在18世纪，英国医生爱德华·詹纳在妻儿和邻居身上用种痘的方法防治天花，发明和普及了一种预防可怕的天花病的方法——接种疫苗法。约翰·亨特为了研究淋病和梅毒这两种前所未有的传染病，进行了性病的自体试验，在自己身上接种淋病的脓液而感染淋病和梅毒。在中国，也有古代传说中的“伏羲氏尝百味而制九针”和“神农尝百草，一日而遇七十毒”的李时珍冒死饮毒从而撰写《本草纲目》。

2. 第二次世界大战期间，德、日法西斯分子利用所谓的人体试验，惨绝人寰地杀害了几百万无辜的人，为其侵略扩张服务。1945—1946年，国际军事法庭审判的法西斯德国首要战犯中，竟有23名是医学专家。他们的主要罪行是把医学科研用于法西斯侵略扩张服务。

请对上述案例进行讨论分析医学科研中的伦理道德要求。

案例4：一中年男性患者因急性阑尾炎住院治疗，手术后，主管医生为了使患者尽快恢复，给患者使用了一种比较贵的新型抗生素，但并没有同患者商量。患者恢复很快，几天后就可出院。出院时，患者发现自己需付上千元的药费，认为医生没有告诉自己而擅自做主，自己不应该负担这笔钱。

思考：(1) 本案例中的主管医生的行为是否正确？为什么？

(2) 患者是否应该负担这笔医药费？

第九章　现代医学发展中的护理伦理难题

［**学习要点**］

1. 生命价值观与人工生殖技术。
2. 生殖技术中的护理伦理原则。
3. 器官移植中的伦理问题与护理道德原则。
4. 安乐死的概念及其伦理意义。
5. 基因诊断与治疗中的伦理问题及其伦理原则。

随着分子生物学的迅速崛起和现代生物医学技术的迅猛发展，对生命伦理学带来了巨大的冲击，在人工生殖、器官移植、基因诊断和治疗等应用中产生了很多伦理问题，这些伦理问题难以用传统的社会伦理、医学伦理去判断和解答，从而形成了伦理学难题。所谓伦理学难题，是指完成一种义务必然影响完成另一种义务，即处于进退两难的境地。本章仅就几个突出的伦理学难题进行分析，为今后解决这些难题提供思路，有些伦理学难题的分析具有超前性，旨在提醒护理人员在以后的技术实施中，自觉按照医学道德的要求谨慎行事，在实践中不断充实护理伦理学理论。

第一节　生命价值观的转变

所谓生命价值观，就是人们对生命价值的总的看法和基本观点。在人的一生中，要面临着许多生命价值的道德问题或争论，如器官移植、安乐死、代理母亲等。社会越进步，多元化程度越高，人们需要面对的争议性问题就会越多，例如，多元价值社会中，个体自主权的界限如何规范？科技进步所产生的对生命伦理的颠覆如何规范？当面对这些令人迷茫的问题时，价值如何取舍？这些都成为人们关注和争论的问题。在全面建设和谐社会的今天，弘扬科学的、积极的生命价值观，意义非常重大。

一、传统的生命价值观

传统的生命价值观认为，人的生命是神圣不可侵犯的，具有至高无上的价值，正如《内经·素问》中指出的“天覆地载，万物悉备，莫贵于人”。这种生命价值观的意义在于唤醒了人们关心、重视生命的良知，促进了民族的生存和繁衍；从道德的角度强化了医学“救死扶伤”的宗旨，为医学人道主义的形成和发展奠定了思想基础，从而推动了医学和医护道德的进步。但是，由于生命神圣的价值观是建立在对个体的纯粹生物学生命和朴素的情感基础之上，而忽视了人的社会学生命和生命质量，因而必然导致偏重人口数量而不顾及生命质量，进而造成人口的恶性膨胀和人口素质的下降。同时，由于它只重视个体生命的价值而忽视了人类的整体利益，因此，又必然影响计划生育的开展和卫生资源的公正分配。所以，在社会快速发展与进步的今天，我们应重新审视传统的生命价值观。

二、现代的生命价值观

现代的生命价值观在继承传统生命价值观的基础上倡导这样一种生命的意义：个人的生命进程中，如能被他人、社会所需要，并尽其所能去满足这种需要，这样的生命才最有价值。人不为道德责任、不为社会利益而生，虽生犹死；人敢于为仁德、为正义而死，虽死犹生。现代生命价值观一直在鼓舞和激励着无数仁人志士为中华民族的富强民主、繁荣昌盛而不懈奋斗。

生命科学的发展正在深刻地促进着人类的文明和进步，改变着社会的进程和面貌。作为现代生命科学代表的基因科学是20世纪产生和发展起来的，特别是在1913年DNA双螺旋结构发现后，基因科学和技术得到了非常迅速的发展，成为现代医学的标志和重要内容。从它产生的初期，就引发了一系列的伦理学争论。20世纪70年代以后，随着基因重组技术、转基因技术、克隆技术和人类基因组工程的发展，特别是2001年人类基因“工作框架图”的完成和“基因信息”的公布，人们对生物技术与生物安全有关的伦理、法律与社会问题也越来越关注。

基因科学和技术的发展，对于认识人体自身、治疗和预防疾病，维护人的健康，提高人的生活质量是非常重要的，因此，我们应该大力发展。同时，我们也要关注基因技术在应用中所引发的一系列伦理学问题。

在我国这样一个经济并不发达、卫生资源非常有限的国家，如何合理、公平地分配卫生资源，避免卫生资源的浪费，使有限的卫生资源发挥最大的社会效益，使人人享有卫生保健成为一种现实，这是卫生管理部门的职责所在，必须引起高度的重视。在卫生政策的制定上，应尽量避免在卫生资源的分配方面造成体制上的不公平。同时，作为医护工作者，在使用这些设备时，也应更多地考虑病人的病情需要，从病人的利益最大化出发，有针对性地选用这些昂贵的检查，而不仅仅是出于个人或小团体利益的考虑。

现代生命价值观认为，一个人的生命价值是内在价值和社会价值的统一。内在价值是生命所具有的潜在创造能力或劳动能力，社会价值是将内在价值发挥出来为社会创造物质、精神财富，而衡量一个人的生命价值主要看他(她)的社会价值。一个人的生命质量可影响生命价值，但有时也会出现不一致的情况，特别是生命质量与社会价值不一定成正比关系。在现实社会生活中不难发现，有些人生命质量很高，而其生命的社会价值却很小，甚至是负价值；相反，有些人生命质量很低，而其生命的社会价值却很高，原因在于生命质量价值观点的不同。这为人们和医护人员全面认识人的生命价值提供了科学论证，有利于在决定生命取舍时保持全面、冷静和审慎的态度。

总之，生命价值观的转变体现在：针对传统的生命价值观只注重生命的生物学意义的“生命神圣论”，提出了“生命质量论”，后者虽然也承认其生物学意义，但更强调生命的社会学意义，认为生命的社会价值有时不受生命质量的影响，但通常情况下有些低质量的生命就没有社会价值。例如,当今医学无法救治的并处于极端痛苦的终末期病人、植物人、重度的老年痴呆和严重畸形的新生儿等,都属于生命质量极低或无质量可言的范畴。

第二节 人工生殖技术的护理道德

人工生殖作为人类自身生产的历史性变革,其本身很难说是"善"还是"恶"。自从19世纪80年代英国遗传学家高尔顿(F. Galton)应用遗传学原理创立优生学以来,人们就在探索采用医学技术手段替代人类的自然生殖过程。近几十年来,由于现代生物医学技术的发展与应用,才使理想变为现实,人工生殖像其他许多现代科学技术一样是一把"双刃剑",既给人们带来了新的希望,但同时也产生了许多新的社会伦理问题。

一、人工生殖技术的含义及发展概况

人类自然的生殖过程由性交、受精(精子与卵子在输卵管内结合)、着床(受精卵发育成胚胎后在植入子宫内)和子宫内妊娠等过程组成。人工生殖技术(artificial reproduction technology,ART)亦称人工辅助生殖技术,是相对于男女性结合的自然生殖而言,是运用医学技术和方法对配子、合子、胚胎进行人工操作,以达到受孕目的的技术。它主要包括人工体内受精(artificial insemination,AI)、人工体外受精(in vitro fertilization,IVF)和无性生殖(cloning)。前两者已广泛用来解决不孕症夫妇的生育问题;一些科学实验表明,无性生殖在脊椎动物和人类中是可行的,但人的无性生殖至今尚未成功。

根据配子来源、受精场所和妊娠场所三个变量可产生多种生殖方式,其生殖过程与性爱、婚姻、人伦、家庭有的已经开始分离,因此,引发了夫妻关系、夫妇的权利和义务、家庭关系、社会关系等一系列的伦理问题,也给社会伦理、医学护理伦理提出了新的难题。

二、人工授精的分类及发展

(一)根据精液的来源分类

根据精液的来源不同,人工授精可分为两种类型:同源人工授精(artificial insemination by husband,AIH)和异源人工授精(artificial insemination by donor,AID)。

1. 同源人工授精

同源人工授精又称夫精人工授精,是指利用丈夫的精液实施的人工授精。一般情况下,AIH用于性交障碍或精子缺少症需要采取浓缩措施者,或因免疫等因素干扰需要处理者。在同源人工授精中,精子来源于丈夫,卵子来源于妻子,受精部位在妻子的输卵管,妊娠场所在妻子的子宫,父亲是完全父亲,母亲是完全母亲。

2. 异源人工授精

异源人工授精又称供精人工授精,是指利用供体的精液实施的人工授精。AID主要应用在由于丈夫无精子,或丈夫患常染色体显性遗传病,或男女双方均是同一常染色体隐性杂合体,或丈夫为Rh^+血型而妻子为Rh^-血型等情况。在异源人工授精中,母亲仍为完全母亲,但由于精子来源于供体,因而没有完全父亲,只有遗传父亲和养育父亲。

（二）根据受精的部位分类

根据受精的部位不同，人工授精可分为两种类型：人工体内受精和人工体外受精。

1. 人工体内受精

人工体内受精是用人工的方法将丈夫或捐赠者的精子注入妻子子宫腔内，或者将丈夫的精子注入愿意代理妻子怀孕的第三者女性子宫腔内，以达到受孕目的的生殖技术。

借腹生子又称代孕母亲（surrogate mother），它是因为妻子不能排卵或其子宫不能使受精卵着床，而将丈夫的精液注入愿意代理妻子怀孕的能够供卵的第三者女性子宫腔内受精、怀孕和分娩，所得子女交给提供精液的男性及其妻子，男性的妻子以母亲身份抚养。

2. 人工体外受精

人工体外受精是取出卵巢的卵子在体外进行培养，并加入精子使之受精，受精卵发育到2～8个细胞时再植入子宫。与自然生殖的显著区别是受精部位不在输卵管，而在试管，所以俗称"试管婴儿"。试管婴儿可出现多种情况：① 父亲和母亲都是完全父亲和完全母亲；② 母亲仍是完全母亲，但同时有遗传父亲和养育父亲；③ 父亲是完全父亲，但同时有孕育母亲和遗传母亲；④ 同时有孕育母亲和遗传母亲及养育父亲和遗传父亲。在上列几种情况下，受精卵发育到2～8个细胞再植入准备适宜的子宫，这就称为胚胎移植（embryo transfer）。

人工体外受精主要为了解决女性不孕，如双侧输卵管梗阻或结扎术后、子宫内膜异位症、原因不明的不孕症等。由于应用范围的扩大，现也用于男性不育。1978年9月，英国诞生了世界上第一例试管婴儿路易丝·布朗。1985年4月，中国第一例试管婴儿诞生在台湾；1988年3月，我国大陆第一例试管婴儿诞生在北京医科大学第三附属医院。截至2013年，全球试管婴儿已突破500万。

（三）人工授精的发展

人工授精于1890年由美国的杜勒姆森（Dulemson）医生首次用于临床。但精子的贮存问题一直未能解决。1953年，美国阿肯色大学医学中心的谢尔曼（Sheman）和伯奇（Burge）联合发表《人类冷冻精子的生育功能》，宣布以干冰冷冻精子用于临床获得成功，并使25个婴儿诞生。但由于传统道德观念的束缚，人工授精步履维艰，直到20世纪60年代以后才普遍开展起来。据文献报道，20世纪60年代以来，全世界人工授精已生子女达100万以上。人工授精在我国起步较晚，但发展很快。1981年，湖南医科大学开始人类精液冷冻贮存研究。1982—1985年，对54名妇女施行冷冻精液人工授精，受孕率为60.3%。1984年，上海第二医科大学用洗涤过的夫精施行人工授精成功。1986年，青岛医学院建成我国第一个人类精子库。现在我国至少有17个省市开展了人工授精，11个省市建立了精子库。

三、无性生殖

无性生殖（asexual reproduction）本是简单生命的繁殖方式，如单细胞生物通过分裂一分为二。事实表明，高等有机体也存在无性繁殖的能力，如有性植物通过嫁接、插条或成熟机体单细胞培育繁殖后代。在20世纪30年代，科学家着手进行动物无性繁殖的研究，即通过一个细胞或个体以无性方式重复分裂或繁殖产生一群细胞或一个群体。这种人工诱导下的无性繁殖,被称之为“克隆”。1997 年 2 月 23 日,英国罗斯林研究所宣布成功地利用羊去核卵细胞质和成年羊乳房细胞核成功克隆了绵羊“多莉”,随之,全球刮起克隆风暴。克隆羊的成功,标志着人类利用细胞克隆动物进入一个崭新的阶段,它将给生物工程技术的发展以巨大的推动。应用体细胞核克隆技术以保存大熊猫等濒危珍稀动物,已为生命伦理所接受。这种体细胞核克隆技术也完全可以应用于人类,也就意味着,离“克隆人”的诞生仅一步之遥。这也是社会学家、伦理学家最为关注的问题和争论的焦点。克隆人的阴影为人类社会现有的伦理道德认识带来了深重的危机感。包括我国政府在内的世界许多政府和世界卫生组织、世界卫生大会等国际组织反对进行人体克隆试验,禁止用政府基金从事人体克隆研究。

四、人工生殖技术的伦理问题

人工生殖技术的应用不仅成功地从技术上解决了长期困扰医学界的不孕不育难题,为无数家庭带来了欢乐,而且还极大地促进了医学基础研究和临床应用研究的发展,但它同时亦改变了人们传统的生育观念乃至生育方式,所带来的伦理学问题自然引起了社会各界的高度关注。人工生殖技术的应用虽然出于一种伦理关怀,但它涉及家庭伦理、代际伦理和生殖伦理等。归纳起来主要有如下伦理问题。

(一)对婚姻、家庭、亲子和亲属等传统关系的影响

人类生殖技术可以使生育与性和家庭相脱离,这就必然对经历了数千年发展过程而形成的夫妻、亲子、亲属关系及相应的家庭伦理产生极大的冲击。因此,有人认为,异源性人工体内、体外受精是对忠贞爱情的亵渎,甚至与通奸无异,从而破坏了婚姻和家庭的和睦。但是,也有人认为,异源性人工体内、体外受精既严肃维护了夫妻彼此爱情的忠贞和夫妻生活的专一性,又满足了他们想生孩子的正常要求,是巩固爱情、婚姻和家庭和睦的催化剂。有学者认为第二种意见更有道理,不过在实施异源性人工体内、体外受精时,必须遵守一定的伦理原则和法律规定,严格按照一定程序,采取切实有效的措施,以防止危害婚姻、家庭和社会的行为发生。

(二)谁是供体人工授精、人工体外受精婴儿的父母

采用 AID 方法出生的婴儿可以说存在两个父亲:一个是生物学(遗传学)父亲,即供精者;一个是养育父亲(社会学意义上的父亲),即生母之夫。那么,这两者哪一个是对 AID 出生婴儿具有道义上和法律上的权利和义务的父亲?从许多国家的有关立法来看,大都认为从夫妻合意进行人工授精的行为,表达了将来出生婴儿为夫妻双方共同子女,养育父亲与婴儿虽无生物学上的血缘关系,但作为夫妻共同子女的愿望是存在的,所以应视为亲生父母子女关系。IVF 婴儿的父母也可分为两种:一种是提供精子、卵子的生物学(遗传学)父母,一种是养育父母(社会学意义上的父母)。从世界各国的立法来看,大多认为养育父母应该是合乎道德和法律的父母。尽管采用 IVF 技术出生的孩子可能与准备充当孩子养育父母的夫妇双方无任何遗传关系,但仍应确定这对夫妇为孩子的合法父母。因为孩子的遗传父母仅仅是分别提供了精子和卵子,他们互不认识,更谈不上有合法的婚姻关系。而养育父母则不同,他们有合法的婚姻关系,通过 IVF 所生子女是他们的婚生子女,享有婚生子女的一切权利。

（三）精液、卵子、受精卵和胚胎是否可以商品化

目前，精液、卵子、受精卵甚至胚胎的买卖已成现实，在美国、墨西哥等国均有出售，对此，人们有不同的看法：①精液的质量问题。由于利益的驱动，精液的提供者可能忽视精液的质量，甚至捐精者隐瞒自己的某些遗传缺陷或传染性疾病，使遗传性疾病或某些传染病通过AID传给后代，影响AID后代的身体素质。但也有人认为，精液商品化可以解决目前的精液不足，可采取有效措施，避免和控制精液的质量问题。②血亲通婚问题。使用同一供精者的精液产生的AID后代，从生物遗传的角度来看，都是同父异母的兄弟姐妹，他们之间的通婚，必然形成血亲通婚。血亲通婚是伦理和法律都不允许的。③大部分客观、理性的学者认为，受精卵和胚胎毕竟是人的生命的开始阶段，它具有发展成完全意义上的社会人的可能性。他们与一般动物的受精卵和胚胎是不同的，出于人性的尊严，对他们是不该任意操纵的，当然，也是不允许商业性获取的。

就总的趋势来讲，反对精液、卵子、受精卵和胚胎商品化的人居多。因此，有些国家倾向立法或已立法禁止其商品化。但给提供者一些营养和医疗补助也是合情合理的。

（四）代孕母亲的问题

代孕母亲出现于20世纪70年代末，代孕母亲涉及的伦理问题主要有两个方面：一个是代孕妇以收取酬金为目的，出租她的子宫，被他人看做生育机器，这是对妇女尊严的侵犯。同时把婴儿当作商品在市场进行自由买卖，这也是不能接受的。另一个问题就是亲属关系的混乱，比如母亲为女儿代理怀孕、姐妹之间代理怀孕的现象，破坏了传统家庭伦理，导致辈分不清、关系错乱，亲属关系处于十分尴尬的地步。正因为有这样复杂的伦理难题，所以世界各国一般都立法禁止代孕母亲，在我国也是严格禁止代孕母亲的。

（五）非在婚妇女能否进行人工授精

未婚、同性恋、离婚的女子及寡妇是否可以依其请求而实施供体人工体内受精，对此，各国的伦理和法律不太一致。多数国家和学者主张限制或禁止非在婚妇女实施供体人工体内受精，因为这对后代的健康和成长不利。其次，如果出现大量的这种家庭，会影响正常家庭的稳定，导致社会正常家庭的解体，不利于整个社会的稳定和发展。因此，一般来讲，单身妇女使用人工授精是应当严格限制的。

（六）人工体外受精后剩余的胚胎是否可用于科学研究

人工体外受精后剩余的胚胎具有科研价值，可以用它们作为试验材料，如在体外试验抗不育剂的有效性，通过体外试验来评价有毒物质和致畸因素对胚胎的作用，研究产生先天愚型的发病机制等。但由于人们对人的生命标准的认识和观点的不同，是否可行就出现了差异。即使同意研究的国家也规定要征得人工体外受精的夫妇同意，夫妻一方死亡后而生存的一方享有控制权，夫妻双亡后除非有事先捐赠的意愿，否则，国家有关部门或精子库在规定的时限内予以销毁，禁止其商品化。我国尚无立法规定，因此，利用人工体外受精剩余的胚胎进行科学研究应该持慎重态度。

五、人工生殖技术的伦理原则和护理道德责任

（一）人工生殖技术的伦理原则

科学的发展必须顺应社会的发展，尤其是为人类再生产服务的生殖技术，特别是在异源人工体内、体外授精的应用上更应如此。人工生殖技术在我国的应用应充分考虑国情，在实施人工生殖技术的同时也提出一些伦理原则，遵循这些原则，对保护后代的健康、家庭和睦和社会安定等方面具有一定意义。具体伦理原则如下。

1. 人本原则

“人本原则”是“人的目的性”的必然要求，也是儒家“仁者爱人”思想的具体表现，要求人工生殖技术活动必须做到“以人为本”。首先尊重当事人双方的意愿；其次有利于供受双方；再次无论是同源性或异源性人工体内、体外受精，必须夫妇双方同意，并向医院共同写出申请，否则不予接受。

2. 知情同意的原则

无论采用何种生殖技术，不仅必须征得接受者（夫妇）的充分认可和同意，而且也要告知他们人工生殖技术的局限性，维护他们的知情权。人工生殖技术并不能保证生产胎儿百分之百地令人满意，因此，必须在夫妇双方正式以书面形式表示同意的情况下方可实施人工生殖技术。同时，医院采集精液用于异源性人工体内、体外受精，必须让供精者知情同意，绝不能用欺骗或强迫的手段获得精液。供精者如有配偶，还应征得其妻子的同意，以充分体现知情同意的原则。

3. 控制实施范围的原则

人工生殖方式只能作为自然生殖不足的补充或例外，是不得已情况下实施的必要性医疗行为。因此，本着满足个体愿望和维护社会利益的双重目的，对人工生殖的审核和管理上必须给予严格的条件限制。

（1）严格掌握适应证。男方精子稀少或无精子者，有遗传性疾病或系遗传病基因携带者，男方或女方行绝育术后而独生子女夭折者，男方 Rh 阳性且女方 Rh 阴性者，治愈无望的输卵管缺损或阻塞者，体内有抗精子抗体者，卵巢切除者，子宫切除者等。

（2）具有完备的法律效应的手续。如指定医疗机构的不育或不宜生育病情诊断证明书及计划生育管理部门出具的无子女证明和准生证等。

4. 互盲和保密的原则

为保护受精者的利益，要求供精者与受精者互盲，参与操作的护理人员与供精者互盲，参与操作的护理人员为受精者保密；为保护后代的利益，要求供精者与后代保持互盲，参与操作的护理人员与后代保持互盲，受精者对后代保密等。

5. 保证生殖质量和手术安全的原则

主要是保证精子、卵子的质量。一般来说，对供精者和供卵者的身高、体型、智力要严格按标准选择。同时，要进行遗传学咨询、血型测定等一系列常规检查。并且要限制同一供精者的供精次数，供精对象不能只在小群体范围内采取，以免将来造成血亲通婚现象。在实施人工生殖技术前，要对受精者进行全面体检；手术中要保证安全，力求提高受孕率，将技术实施给他们

带来的伤害降到最低限度;对受孕后的妇女要做好产前诊断和围生期保健。

6. 严防商品化的原则

人工生殖技术系慈善性、福利性医疗行为,在异源性人工体内、体外受精实施中,提倡以助人为动机的供精、供卵和供胚胎,严防商品化,但是可以给予供精、供卵和供胚胎者必要的营养和医疗补助。

(二) 护理人员的道德责任

人工生殖技术不是纯粹的自然科学,它与社会生活有着广泛的联系。生殖技术的发展与应用必须沿着正确的方向,为人类社会发展和人类进步做出贡献。因此,护理人员在参与实施此项技术时,不仅要有专业技术观点,而且要对其引发的伦理问题有一个比较清醒的分析和认识,严格遵守上述各项伦理原则。同时,护理人员也有责任帮助接受人工生殖技术的夫妇确认自己的态度以及将来可能面临的一系列伦理、法律等问题,使之做好心理准备,并尽力保证接受生殖技术者的安全和提高成功率,使人工生殖技术这一边缘学科技术能够得以正常开展和良性发展,更好地造福于人类。

第三节 器官移植的护理道德

器官移植是20世纪最重要的医学成就之一,经过近一个世纪的发展,尤其是近20年突破性的飞跃,器官移植这门造福人类的医学新技术越来越被人们所接受。器官移植与一般的医疗技术不同,因为有供体和受体,在实施中产生了许多医学伦理问题,它直接影响了器官移植技术的应用和发展,也给护理人员提出了新的道德要求。

一、器官移植的概念

器官移植(organ transplantation)是指通过手术等方法,替换体内已损伤的、病态的或者衰竭的器官。从理论上讲,器官移植可分为两种:一种是同种移植,包括同种自体移植和同种异体移植。同种自体移植,即摘除一个人体的器官并把它移植到同一个人体的另一部位;同种异体移植,即把同一种生物的某一个个体器官移植到同种生物的另一个个体上。另一种是异种移植,即将一种生物的器官移植到另一种生物上,如把狒狒的器官移植到人体上。目前临床最常见的移植类型是同种异体移植。

器官移植是近代医学技术的一大进步。器官移植及其在临床上的广泛应用,使多年来难以恢复健康和许多不治之症患者有了生的希望,挽救了成千上万濒临死亡的人的生命,它改变了人类传统的药物救治的方法,为医学领域救死扶伤带来了革命性的变化。

二、器官移植的历史及发展

器官移植作为"幻想"已有几千年的历史。然而,正是这种幻想,经过一代又一代人的不懈努力,今天,器官移植已成现实,且得到快速的发展。追溯器官移植的发展史,可归纳为以下4个阶段。

（一）幻想阶段

公元前300年，中国和古希腊都有用器官移植治病的传奇。我国古文献《列子》就记载了扁鹊大夫成功地为鲁国的公扈与赵国的齐婴互换心脏的传奇故事。因此，为了纪念这位神医，1987年在美国华盛顿召开的第二届国际环孢素学术会议以扁鹊像为会徽，并作为大会的第一张幻灯片展示于全场。扁鹊被公认为人类器官移植的鼻祖。古欧洲也有类似的记载。

（二）实验研究阶段

从18世纪开始，陆续有零星动物器官移植的实验记录，如鸡睾丸自体移植，小羚羊异体角膜移植等。20世纪初，人们为了实现以新的器官替换功能低下的器官的愿望，进行了新的器官移植的实验研究。1902年，维也纳的外科医生埃默利希·维尔曼（Vilman）进行了肾移植试验，他把一条狗的肾摘除移植到其颈部，并使之具有功能，可谓是首例真正的器官异位移植，具有划时代的意义。之后，1905年，法国的血管外科医生亚历克西·卡雷尔（Cartel）对同种猫进行了肾移植；1910年，柏林外科医生恩斯特·昂格尔将猴子的一只肾脏移植至一名年轻女子的腹腔沟部，使她存活了32 h。尽管他们均未能获得成功，但毕竟开辟了器官移植的先河，为后期临床奠定了基础。

（三）临床实践阶段

20世纪30年代以来，由于显微外科技术的不断提高及血管吻合技术的发展，低温生物技术（即短期低温保存供移植用器官方法）的成功，以及免疫抑制剂的产生，才使器官移植作为治疗某些疾病的手段运用于临床。1954年，美国的莫雷（Murray）成功地完成了同卵双生子之间的肾移植并获得了长期存活；1962年，他又用尸体肾进行同种异体移植获得了成功，标志着现代器官移植的成功。随着肾移植技术的进步，其他器官的移植也迅速得以开展。1963年，美国的施塔基（Starge）首次开展了同种异体肝移植；同年，哈代（Hardy）首先开展了同种异体肺移植；1967年，南非的巴纳德（Barnard）首先实施同种异体心脏移植成功，自此之后，心脏移植存活率逐渐提高，移植的总例数也在不断增加；1967年，美国的凯利（Kelly）首先报告了同种异体胰腺移植成功的病例，用于治疗晚期胰岛素依赖型糖尿病；1971年，美国的托马斯（Thomas）最先成功地进行了同种异体骨髓移植，目前该项技术已成为治疗急、慢性白血病，重症再生障碍性贫血、急性放射病及重症联合免疫缺陷的有效方法。

（四）临床发展阶段

随着医学科学的不断进展，新一代免疫抑制剂环孢素于1978年问世，使临床器官移植疗效获得迅速提高，除以上器官的移植外，其他像脾、肾上腺、胸腺、甲状旁腺、睾丸、神经组织和多器官联合移植等同种异体移植都在开展，人工器官和异种器官移植也在积极的实验中。近年来，细胞移植在器官移植科学中占据了十分重要的地位，胎肝细胞、脾细胞、胰岛细胞移植发展也十分迅速。至2000年10月，全球器官移植总数已超过77.8万例次。其中，肾移植达500 545例次，最长存活时间42年；肝移植89 178例次，最长存活时间已逾32年；肺移植12 076例次，最长存活时间已14年；心肺联合移植2 597例次，最长存活时间已17年；胰肾联合移植11 541

例次，最长存活时间已20年。

我国的器官移植始于20世纪中期，1960年，北京医院的吴阶平做了首例尸体肾移植；1972年，中山医学院梅骅的1例亲属供肾移植存活超过1年，影响较大。2013年，中华人民共和国国家卫生和计划生育委员会官方网站公布了165家医院可以开展人体器官移植，移植范围包括心脏移植、肝移植和肾移植等。截至2000年年底，我国开展肝移植累计共有51个单位，施行了510例；开展心脏移植的单位也已达到33个，共施行82例，其中哈尔滨医科大学的一例心脏移植患者存活时间已10年；肾移植34 832例次，最长存活时间已24年。肺移植由于难度较大而在我国发展缓慢，自1993年以来，我国大陆共施行单肺移植8例、双肺移植2例。自1985年同济医科大学夏穗生采用尸体供脾移植有功能开始，活体亲母供脾移植首例有功能达1年半，次例有功能已3年以上，脾移植目前处于国际领先地位。胚胎器官移植、细胞与组织移植已经成为我国的优势。上述数字表明，我国器官移植取得了一定的成绩，有些项目已达到国际先进水平。但就总体水平上看，我国与发达国家相比仍有一定差距。

三、器官移植的发展趋势

为减少免疫排斥反应，器官移植最重要的前提之一就是阐明免疫抑制机制，研究器官组织相容性，开发新的免疫抑制技术。

随着分子遗传学、生物基因工程学、免疫生物化学的进步，对主要组织相容性复合体（major histocompatibility complex，MHC）领域已能进行详尽的分析。人类的MHC编码的分子表达于白细胞上，称为人类白细胞抗原（human leucocyte antigen，HLA）。世界很多科学家认为采用遗传工程方法，可以培育家畜，然后将其器官移植到人体，而不产生排斥反应。自20世纪60年代以来，已有数十人接受动物器官移植手术，几年前美国匹茨堡的医生进行了第一例把狒狒的肝脏移植到人身上的手术，使患者存活了一个多月，这类手术的成功率，从当前来讲还是很低的。

20世纪70年代环孢素在临床上的应用，对器官移植影响很大，它可以明显抑制参与排斥反应的机体免疫细胞的活性，保护移植脏器，随其在临床上的广泛应用，使同种器官移植取得了划时代的进步。据1973年全球移植中心记录，当时世界上已有40余万名患者接受了同种器官移植，并有大批20年、30年以上长期存活率，但环孢素的临床应用也带来了一系列严重的副作用，如肾毒性、淋巴瘤、多毛、震颤、高血压等。科学家正在探求新的给药途径和剂量（如多种免疫抑制剂联合用），研究对供体使用环孢霉素做对照，发现疗效无差异，而且避免了环孢素的副作用，但重症感染多。术后医生通过淋巴照射等技术及其相关研究，以此开拓免疫抑制剂应用的新途径。

1992年，美国福斯门教授成功地把人体胰腺细胞移植入小鼠体内，并且持续释放胰岛素6个多月，用老鼠的抗体把人体细胞处理一下，老鼠的免疫系统对外来的细胞竟然识别不出来，排斥反应也就避免了。这项发现，对未来的器官移植成功率将产生重大影响。因现今世界各主要发达国家每年都有上万例移植手术，每位患者都必须用药物抑制自身免疫系统对移植进来器官的排斥反应，而这实际上破坏了患者免疫系统防御疾病的能力，使其很容易受细菌和病毒的感染，同时也增加了当事人患癌症的可能性。

目前，科学家们应用现代基因工程技术，将人体某个或数个补体调节蛋白的基因导入并整合到猪的受精卵中，再将这一受精卵植入猪的母体内，使之正常发育并产下带有人体基因结构的仔猪，这一代仔猪作为第一代，其中仅有 1% ~3% 的仔猪可持有外源基因，而其后代中可有 50% 的仔猪可带有外源基因。以这种转基因动物的脏器作为供体器官移植给人，供体器官血管内皮细胞上所表达的人体补体调节蛋白活性，可抑制人体补体的激活，从而保障移植器官不被排斥。现今所进行的转基因动物实验研究，主要集中在带入人体的某个或数个补体调节蛋白基因。最近，英国剑桥大学的 White 小组已成功地将人补体调节蛋白中的一种补体衰变加速因子(DAF)在猪的细胞膜上表达，这对今后应用于临床是一个良好的开端。

四、器官移植的伦理问题

（一）器官移植伦理问题的提出

器官移植的最大难题是移植器官的来源问题。由于我国还没有确立“脑死亡就等于机体整体死亡”这一重要的科学概念，导致移植器官来源严重缺乏。据统计，我国有超过 200 万的尿毒症患者，每年仅能做约 5 000 例肾移植，绝大多数患者得不到救治，由于得不到器官供体，只能在等待中死去；有 2 000 万盲人渴望重见光明，但每年只有 4 000 多人有幸能做角膜移植，比例是5 000 :1。器官移植由于供体器官来源短缺，器官难以长期保存，各种并发症难以预防，抑制免疫问题复杂，手术难度大等障碍，使得约有 1/3 心脏病患者，1/4 肺病患者因供体器官短缺而死亡，因此，解决供体器官来源问题已成为发展器官移植技术的首要社会和伦理问题。

从医学的角度来说，人体活器官是最佳的供体器官，而人体器官供体来源主要是以尸体为主，还有胎儿器官和活体器官。器官有成对的和单一的两种，如肾、肺叶是成对的，心脏、肝都是单一的。成对器官可以来自活体，也可来自尸体。但从活体上摘取单个器官无疑等于杀死或杀伤一个人去救另一个人，这必将被视为违法的行为，也是伦理原则所不容的。就我国的器官供体形势来看，至今仍以尸体器官为主。但由于传统的“身体发肤，受之父母，不敢伤毁，孝之始也”等传统观念的影响，捐献遗体器官的观念在很多公民中还相当淡薄，捐献遗体器官的社会风气尚未形成；同时由于捐献遗体器官尚未列入政府有关部门的议事日程，从而缺乏全社会的理解与支持。再加上我国未认定“脑死亡”概念，法律不允许从心脏还跳动着的“尸体”上摘取器官，使器官供体来源更加奇缺，质量也不高。

（二）活体供器官移植的伦理问题

活体供的器官移植在世界上已有许多实例，特别是活体供的成对器官，如活体肾和肺移植的开展，世界各国报道的成功率都较高。活体供体的一个最基本的伦理学原则是不能危及供体的生命，对其未来生活不致造成大的影响。活体供体提供的器官，只能是成对健康器官或者是代偿能力极强的部分器官。

活体器官移植的途径主要是捐献这一方式。为了给更多的患者带来福音，荷兰政府自 1992 年 1 月起就决定：凡是 18 岁以上的荷兰男女公民都应填写《人体器官捐献普查表》，然后，再由各级政府将普查结果逐级汇总至国家档案库，为政府当局制定有关的计划和方案提供可靠依据。规定还要求不满 18 岁的公民不得捐献自身器官，而公民捐献的器官必须是健康的。奥地利对此也有相关的规定。美国鼓励器官捐献，并在学生中开展捐献器官的宣传、教育活动,目的是教育学生并让他们根据事实来确定他们的态度。

活体器官移植的途径其次为商品化这一方式。器官商品化可缓解一部分器官短缺的情况,但也带来了许多弊端。首先是器官的质量难以保证,受者往往不了解所买供者器官的真实情况以及是否有遗传病史。其次会导致在生死面前不平等,有钱人可以购买器官而获得再生机会,而贫穷人只能在绝望中等待死亡,甚至去出售自己的器官。

活体供体可分为以下 3 类。

1. 亲属活体供体

亲属活体供体指有直接血缘关系的亲属活体供体,这种移植组织配合好、手术排斥少、存活率高。但据前苏联报道,有 28% 的人在摘取一侧肾后出现了肾衰竭或其他并发症。因而有人从医学人道主义的角度反对活体供体,认为医生没有权力为了挽救一个人的生命而损害另一个人的健康。也有人指出,活体供者许多是在家庭、社会的压力下供出自己部分的器官,很难做到真正的自愿。不过更普遍的观点还是倾向于接受亲属供体。因为亲属供体移植效果好,对供者的伤害很小,因此世界各国仍普遍采用。

2. 非亲属活体供体

非亲属活体供体指没有血缘关系的活体供体。活体供体可分为情感性供者,如夫妻;利他动机供者,即“赠予”;有偿捐献供者,即只给一定形式回报,以弥补其住院治疗费及其他损失,报酬也不一定是金钱。对于后一种移植目前争议较多,在伦理学上不能被普遍接受。

3. 器官市场

这种供体是纯商业性的,供者的唯一目的是金钱,主要存在于印度、中东等地。此种器官来源方式受到伦理上的坚决反对。1989 年 8 月,在渥太华召开的首届器官移植社会学学术会上,确认器官商业化是不能接受的,许多国家已有专门法律禁止器官买卖。

(三)尸体供器官移植的伦理问题

尸体器官占已施行器官移植总数的 2/3 ~ 3/4,构成器官移植的主体,即使是将来,也是器官移植的主要来源。影响尸体器官采集的首要因素是公众思想观念和文化习俗,愿意死后捐献遗体或器官的人和同意捐献遗体的人并不普遍。即使是先有约定,如果在死者家属尚处于极度悲伤时摘取器官,这在道德上有伤感情;而待家属情绪好转后再商量,所摘取的器官存活率又大受影响。其次是关于脑死亡诊断标准尚未立法,使医生无法确定摘取器官的最早时间,给人们摘取器官带来困难。医学家们总是希望在脑死亡之后,心搏、呼吸停止之前摘取供体器官。

世界卫生组织医学科学国际委员会提出了 5 项脑死亡的诊断标准:昏迷——对整个环境应答反应消失;各种神经反射消失;自主呼吸停止;如果不以人工维持,血压急剧下降;甚至给予刺激时,脑电图也呈现直线。哈佛医学院判定脑死亡的标准有 4 条:① 无感知和反应。② 无运动和自发呼吸。③ 无反射活动。④ 脑电波平直。但是,医学专家也告诫我们,在当前奇迹般的复杂技术不断出现和器官可以移植的时代,在现实生活中诊断脑死亡的误差是存在的,所以死亡的判断首先应该是建立在临床判断基础之上,必要时才辅以仪器。因此,至今脑死亡作为判断人体死亡的标准仍没有得到人们一致的认可。

在发达国家,如美国、德国、法国、日本早已实行脑死亡法,我国的台湾、澳门、香港地区也相继实行了脑死亡法。我国目前虽然没有确立脑死亡诊断标准,但已于2007年5月1日起实施《人体器官移植条例》。人体器官移植有两个体系:一是科学注册体系,如哪些器官可以移植、如何移植等;另一个是行政注册体系,包括器官的来源、捐献、分配。我国的科学注册体系已经开始进行并取得进展,计划用3～5年时间建成这两个体系。《人体器官移植条例》的实施必将对脑死亡技术的立法和器官移植起到巨大的促进作用。不久,我国将有千千万万的病人能得到有效的器官移植治疗而获得新生。

尸体器官的获取可以分为3种类型。

1. 自愿捐献

这是采集器官的基本道德准则,它包括自愿和知情同意两项原则。生前本人同意捐献或死后近亲同意捐献均可;若本人生前自愿捐献者,死后其亲属不能取消。

2. 法定捐献

法定捐献亦称推定同意,即如果没有来自本人或其近亲表示不愿意捐献器官的特殊申明或登记,都被认为是愿意捐献。推定同意有两种方法,一是国家授权,即国家给予医生摘取尸体上有用的组织器官的权利,不考虑死者及家属的意愿。如奥地利、波兰、丹麦、瑞士、法国等国家都采取这种方式。另一种是法律推定,即不出现来自死者或家属成员的反对时,方可进行器官收集,如芬兰、希腊、意大利、挪威、西班牙、瑞典等国家采取这种方式。如果供体生前曾表示过捐献器官的意愿或家属同意捐献者,均可单独执行,对另一方则实行推定同意。

3. 有偿捐献

西方有的国家尝试通过一些财政手段鼓励器官捐献,如给死者家属减免部分治疗及住院费用等。这种做法存有较多争议,主要是担心可能破坏利他主义价值观,损害人类尊严,给器官移植带来消极影响。还有的是建立一种信贷制度,保证捐献器官者的亲友在未来可以优先得到一种器官,而不鼓励供体直接拍卖器官给受体。

(四) 胎儿供器官移植的伦理问题

要使器官移植获得成功,最理想的供体就是胎儿器官,因为胎儿器官占有一定供体上的生物学优势,尤其对以优生为原则而终止某些病态妊娠或处置有严重缺陷的新生儿以及社会原因引起的引产和流产,给社会和医学带来了大量的胎儿处理问题,这就在客观上提供了供体胎儿器官的可能性。胎儿供体的采用,涉及胎儿生存权利、淘汰胎儿的标准、胎儿死亡鉴定及处置权限等诸多伦理学问题。

在我国,胚胎器官移植、胚胎组织和细胞移植已成为器官移植的一大特色和优势,但却无统一立法与规定。普遍认为,在实践中应遵循如下伦理原则:第一,确定胎儿供体必须由下述三方同意和参与:胎儿父母、胎儿的医学监护法人或司法代表、受体方代表。第二,淘汰胎儿的确定至少应当符合下列几个条件:低体重(体重小于1 000 g)或有其他生命质量极低指标者,有明确的严重遗传缺陷或严重畸形无法矫正和不能成活者,妊娠危及母亲安全、非婚姻关系妊娠的未成熟胎儿以及其他自愿终止妊娠者的未成熟胎儿等。第三,除人工引产或自然流产外,确定胎儿死亡需围生医学责任人的参与。在我国近年来的器官移植的实践也证明了胎儿供体器官不仅在技术上可行,而且在伦理上也没有遇到大的障碍。

（五）异种器官移植的伦理问题

在“脑死亡”已法律化的欧美国家，医生可以从因车祸等情况而被确定为“脑死亡”的当事人的机体内取出脏器，经计算机选配给最需要脏器的患者。但由于道路设置及交通安全管理的现代化，对“脑死亡”者的器官获取率在逐渐下降；在亚洲国家又由于传统观念的制约，“脑死亡”迟迟不能立法与实施，供体器官的来源紧缺，成为阻碍器官移植发展的严重障碍。于是，从不同于人的其他动物身上获取类人的器官以治疗人类疾病，一直是器官移植学努力的方向。与人类“同种同宗”的灵长类动物（如猴子、狒狒、猩猩等）成为首选目标。1963年，美国一名患者移植了猴子的肾脏存活9个月。1968年，在英国将一名心脏衰竭而垂危的男童的血液循环系统同狒狒的心脏相连，男童存活了16 h。1992年，美国一位35岁的男性肝病患者移植了一头狒狒的肝脏，两个半月后，患者死于真菌感染。灵长类动物器官移植于人体相继失败，于是医学科研人员又把主攻方向集中在猪的身上，但必须解决移植后出现的异体排斥现象。而转基因猪的培育成功，为解决这一难题提供了契机。医学家将人类的DNA移植到猪的受精卵细胞中，使猪的后代携带人类的基因，这样的猪提供的器官可不受人体免疫系统的排斥，比较容易在人体适应。这样，转基因器官就可能成为人体器官最丰富的来源了。这在伦理学方面已引起热烈的争论，争论主要围绕利益权衡原则、动物权利、自然法则等方面的问题展开。1997年，由于猪器官移植入人体，再次引起国际医学界的严重关注。1997年1月，英国政府为人体移植动物器官发出“红牌”，宣布暂时禁止这种手术。美国医学界也对这种手术提出了强烈批评。以英国著名医学教授肯尼迪为首的研究小组，对人体移植动物器官的得失进行了全面调查和论证，调查结果倾向于禁止这类移植手术。但是，目前这项研究有的国家还在继续进行，如德国、日本等，他们培育“更换遗传基因”改良猪的实验也出现了曙光。人体移植动物器官一旦获得突破，可以使供体器官来源得到充足保证。

（六）卫生资源的分配

器官移植的费用尽管很高，但它无疑给人类的生命带来了福音。在我国一次肾移植需要6万~10万元，心脏移植需要10万~20万元，术后还有一系列的护理及监护费用，这就存在一个有限卫生资源如何合理分配的伦理问题。有人认为，与其花大量的卫生资源去挽救一个生命质量不高的生命，不如用于更多人的常见病防治和健康保健上。但是，也有人认为，不开展器官移植会影响医学的发展和人的生存权利，同时高技术也是从不成熟逐渐在实践中成熟起来的，其花费也会逐渐减少。因此，卫生资源分配是器官移植的又一伦理难题。从器官移植术长远的前景来看，如果一个人体内多种器官被更换，是否会对此人的个性或人格产生影响？如果人的大脑一旦整体移植成功，则会涉及更多的伦理及社会问题。

总而言之，器官移植是一门新兴的高科技医学技术，它的有效性已不容置疑。随着科学技术水平的不断提高，器官移植中尚存的大多数的问题是可以得到解决的。因此，器官移植对人类的价值应予以肯定，在向人工器官过渡中，器官移植已成必然。

五、器官移植的医护道德原则

器官是稀有资源，要合理利用这些有限资源就需要严格掌握器官移植的道德原则。根据以上对器官移植伦理问题的分析，我们对器官移植的医护道德原则归纳如下。

（一）以恢复病人健康为动机的原则

在器官移植中应始终坚持人道主义和功利主义相结合的原则：从事器官移植的临床医生应把恢复病人的健康作为首要的目的；开展科学研究，推动医学发展应是第二位的；还应注重辩证统一地分析问题、解决问题。

（二）严守医护标准，审慎选择受体的原则

遵循这一原则，主要考虑“三性”，即：器官移植的迫切性，即在若干等待器官移植的病人中选择需要最迫切者。器官移植的必要性，主要看病人器官功能是否已经衰竭并确定无其他替代办法者。移植成功的可能性，一是受体器官与供体器官的组织相容性好；二是受体的健康状况相对好，耐受性和恢复能力强，预期寿命长；三是具有较强的医学技术条件。

（三）维护供、受体双方权利的原则

在移植过程中，护理人员必须关心并忠诚于“供者”和“受者”的健康利益，使“受者”与“供者”双方权利得到同等保护。

（1）移植器官必须是成对的，或失去部分后并不影响原有的生理功能，对供者的健康没有威胁，也不会因此而致残。

（2）受者的得益与供者的损伤应有恰当的比例，“得”要大于“失”。

（3）活体捐献器官，一定要出于自愿，不可附加任何其他条件。

（4）向“供者”“受者”双方或其亲属及法定代理人说明器官移植程序，说明已知或可能发生的危险。

（5）器官移植手术中，要保守“受者”和“供者”双方的个人隐私。

（四）器官摘取的条件原则

器官移植手术中，应遵循知情同意原则：活体捐献器官，一定要出于自愿，不可附加任何其他条件；向“供者”“受者”双方或其亲属及法定代理人说明器官移植的程序，说明移植可能发生的危险。从尸体上摘取组织和器官可采用自愿捐献（生前遗嘱、填写卡片或履行登记手续）、推定同意（亲属或医生）、需要决定三项结合或并用的原则。

（五）判定死亡的医生与移植手术不发生直接关系的原则

采用当前公认的科学测试的方法确定供者的死亡。判定死亡的医生与移植手术不发生直接关系，以免引起不必要的伦理问题。

（六）对受移植者的评价原则

选择受体的医学标准是：器官功能衰竭又无其他办法可以治疗，短期内不进行器官移植，则可能死亡；受体健康状况相对较好，机体的心理状态和整体功能好，对移植手术的耐受性强；与供体器官的组织相容性最佳，移植成功的把握最大。受体选择的参考项目有：社会价值，家庭的地位及作用，经济支付能力，医疗资源的公正分配。对接受移植的病人，须认真全面地评价其他疗法的可能性和有效性之后，再决定是否进行器官移植。

（七）安全可靠性原则

器官移植手术应由经过专门训练，有实验室和实践经验，具备专业技术的医护人员施行，并在设施完备、能保证安全的专门机构中进行。

（八）严禁器官买卖或变相买卖的原则

应禁止器官的买卖或变相买卖，器官收集的商业化也是不可取的。

六、器官移植的护理行为规范

器官移植主要行为的实施者是医护人员，这就要求他们不仅具有高超的技术，还要有高尚的品质和良好的道德责任感。第一，护理人员对供体和受体的健康和生活应当给予同样的尊重，即具有人道主义的负责精神。第二，护理人员应当遵守器官移植的有关法规和伦理规范。第三，护理人员要严格坚持知情同意、公正分配、自愿捐献等原则，抵制器官走私和器官移植中一切不规范的现象。第四，要严格器官移植的论证审批手续和规范化操作。

第四节 安乐死与死亡判定的护理道德

现代医学与疾病作斗争，主要致力于“避免早死和追求安详死亡”，这也是现代医学目的之一。“避免早死”是指避免人类个体在完成生命周期之前的死亡；“追求安详死亡”是指死亡不可避免时，对病人使用姑息疗法把疼痛和痛苦缓解到最低限度，帮助病人克服死亡的恐惧而保持心理上安详，维护病人的尊严和权利而使之得到人道主义的照料。临终关怀与安乐死都是“追求安详死亡”的体现，临终关怀无明显的伦理争议，而安乐死引发的伦理争论较多。

一、安乐死的含义和分类

（一）安乐死的含义

安乐死（euthanasia）一词源于希腊文 euthanasia，原意指“好死”“无痛苦的死亡”“快乐的死亡”或“尊严地死去”。广义而言，安乐死是指因为“健康”原因（包括老、弱、病、残）而自愿致死、任其死亡、令其自杀，这一概念是萌芽时期的安乐死产物。实践证明，这种认识会导致许多伦理上的混乱和悲剧发生。狭义的安乐死是指现代意义上的安乐死，即有意引致一个人的死亡作为提供他（她）的医疗的一部分，有时也译为“无痛苦致死术”。目前，关于安乐死的定义说法不一,《布莱克法律词典》中将安乐死定义为:“从怜悯出发,把身患不治之症和极端痛苦的人处死的行为或做法”;《牛津法律指南》中将安乐死定义为:“在不可救药的病危患者自己的要求下,所采取的引起或加速死亡的措施”;《韦氏国际词典》第三版中将安乐死定义为:“使病人脱离不治之症的无痛致死的行为”;《中国大百科全书·法学卷》中将安乐死定义为:“对于现代医学无可挽救的逼近死亡的病人,医生在患者本人真诚委托的前提下,为减少病人难以忍受的剧烈痛苦,可以采取措施提前结束病人的生命”。综上所述,安乐死是指那些现代医学无法救治、死亡已经逼近且极端痛苦的病人,在自己或其家属的要求下,经医生认可且法律允许,用人为的方法以尽可能无痛苦状态下引致死亡或加速死亡的全过程。

从上述定义可以看出,对病人实施安乐死必须具备以下条件:① 病人所患疾病在目前医学条件下毫无救治希望,并且已处于临终状态。② 病人正在遭受无法忍受的躯体和精神痛苦。③ 有行为能力病人必须有安乐死的愿望或要求,并且是理性的决定;无行为能力或已丧失行为能力的病人必须有其家属或监护人的要求。④ 病人或其家属的安乐死要求必须经医生的认可且在法律允许的条件下。⑤ 医生实施安乐死所采取的手段或方法,应尽可能无痛苦。⑥ 医生的意图和行动与病人的死亡有直接的因果关系。

(二) 安乐死的分类

1. 主动(积极)安乐死和被动(消极)安乐死

根据安乐死实施中“作为”与“不作为”将其分为主动(积极)安乐死和被动(消极)安乐死。主动(积极)安乐死是指对符合安乐死条件的病人,医生用药物或其他方式尽快结束病人痛苦的生命,让其安宁、舒适地死去,通常所说的安乐死就是指这种主动(积极)安乐死;被动(消极)安乐死是指对符合安乐死条件的病人,不给或撤销其治疗和抢救措施,任其自然死亡,即不以人工干预的方法来延长病人痛苦的死亡过程,这种安乐死早已在我国医院施行,只要病人或其家属提出要求并签署知情同意书,不涉及违法问题。

2. 自愿安乐死和非自愿安乐死

根据病人是否表示“同意”,将安乐死分为自愿安乐死和非自愿安乐死。自愿安乐死是病人请求或同意实施的安乐死;非自愿安乐死是指无行为能力或已丧失行为能力的病人,不能表达意愿或在清醒时没有安乐死的意愿,而由其家属或监护人提出申请实施安乐死。

安乐死,可以根据致死手段的方式分为自杀安乐死和助杀安乐死,根据缩短病人生命的速度分为模仿自然安乐死和加速安乐死等。安乐死作为一种医疗行为,其认识是较为一致的。但是,现代社会的发展,安乐死已远远超出了医学的范畴。

(三) 安乐死与临终关怀的区别

安乐死是一种特殊的临终关怀,或者是临终关怀全过程中的一个步骤、一种操作。因此,安乐死和临终关怀是统一的。然而,两者毕竟是不同的概念,存在着以下区别:一是临终关怀的对象是所有临终病人,而安乐死的对象是备受痛苦折磨的少部分临终病人;二是临终关怀是贯穿临终阶段全过程的服务,一般时间过程较长,而安乐死则是在极短时间内的一种快速操作过程;三是临终关怀是一种自然死亡,而安乐死是人为地使临终病人提前死亡;四是临终关怀无论从习俗、伦理、法律和宗教各方面易被人们接受或欢迎,而安乐死在上述各方面争论较多,尤其是被动安乐死，更是评述不一。

另外，安乐死还应与下述情况相区别：① 病人自杀。安乐死的行动者（如医生）与死亡的主体（病人）是分离的，而病人自杀的行动者与死亡的主体是合一的。同时，病人自身难以判断疾病是否无法救治，而采取自杀的方式也不一定是无痛苦的，因此，病人自杀与安乐死是不同的。② 医生助杀。对符合安乐死条件的病人，由医生设计一个结束病人生命的装置，由病人采取行动，称谓医生助杀，这与医生亲自采取行动是有区别的。

（四）安乐死的伦理意义

安乐死的最终结果是导致病人死亡，是否道德，已成为医学伦理学界争议较多的伦理难题，支持者和反对者各有自己的伦理依据。

1. 支持安乐死的伦理依据

（1）人类最大的愿望是生活得好，追求生命的质量。当一个病人已濒临死亡，而且不可逆转、极端痛苦，没有必要以人性或人道为理由并付出高昂代价去换取低质量的生命。安乐死帮助病人结束生命，免除临终的痛苦，符合病人的利益，也是人道之举。

（2）人有自主的权利。当患有不治之症的病人，为了解除疾病的折磨，维护自己的尊严，选择安乐死，是符合病人自主权利的原则。主动结束必然要死亡的生命不仅可以免除病人死亡前的痛苦挣扎，而且减轻了家属的经济和精神负担。同时，又可以避免社会卫生资源的浪费，从而可以将有限的卫生资源用于能挽救的病人和人们的卫生保健上，也体现了对病人负责和对社会负责的一致性。

（3）人有生存的权利，也应有选择死亡方式的权利。人的生命权不是单纯的生存权，还应包含死亡方式的选择权。安乐死是对人死亡方式选择权的尊重，也是人类对生命权认识的升华，当物质文明和精神文明发展到一定的高度，人们必然要摆脱原始的愚昧观念，不但要求过幸福的生活，即使到临近死亡时，也要求摆脱死亡带来的恐惧和痛苦，安详地离开人世，这是社会进步和人类文明的标志。

2. 反对安乐死的伦理依据

（1）医务人员的崇高职责是救死扶伤、实行人道主义，而实施安乐死与此职责相冲突，并且还可能被一定的政治、经济目的所利用，而将安乐死作为变相杀人的手段。

（2）生命是神圣的，人有生存的权利，除国家法律规定之外，任何人都不能剥夺别人的生命，而安乐死与此相悖。

（3）对医学发展的影响。如果实施安乐死，在一定程度上使医务人员放弃探索“不治之症”的责任，而不利于医学科学的进步。同时，安乐死也有可能错过三个机会：病人病情自然改善的机会，继续救治可望恢复的机会，有可能发现某种新技术、新方法使该病得到治愈的机会。

综上所述，支持安乐死比反对安乐死的伦理依据要充分、合理，因此赞成和支持安乐死的人数日益增多。例如，在美国，1952 年的盖洛普民意测验显示，36% 的人支持不分类别的安乐死；1972 年有调查表明，53% 的人支持直接安乐死；据有关民意测验统计，进入 20 世纪 90 年代支持安乐死的达 90%。在英国，20 世纪 50 年代只有不到一半的人认为安乐死应合法化，而现今赞成这一主张的已达 82%。在法国，1987 年底的一次民意测验表明，76% 的人希望对法律进行修改，将“实行安乐死归为合法行为”；而据有关民意测验统计，进入20世纪90年代支持安乐死者达85%。在中国，1987年河北职工医学院的郭清秀、耿洪刚对保定市部分工人、农民、干部、医务工作者的调查表明，有61.5%的人赞成安乐死；1988年首都医科大学的调查表明，赞成安乐死的人高达88.6%。当然，上述差别也有调查人群不同的因素。关于安乐死尽管仍然存在着很大的争议，但安乐死的观念在我国部分人群中，特别是在文化程度较高的人群中已得到认同。

3. 安乐死伦理争论的趋向是立法

人类社会的早期就产生了安乐死的思想和主张，20世纪30年代以来西方掀起了安乐死运动。1936年，英国首先成立了自愿安乐死协会，以后美国、澳大利亚也相继成立了类似的协会。第二次世界大战后，随着医学技术的进步和人们对死亡认识的深入，到20世纪60年代以后，安乐死又重新成为世界各国的热门话题。1969年，英国国会辩论过安乐死法案，但法案没有被通过。1976年，美国加利福尼亚州州长签署了“自然死亡法”，规定“任何成人可执行一个指令，旨在临终条件下中止维持生命的措施”。1977年，美国40个州通过了《死亡权利法案》，该法案要求医生尊重病人的权利，尊重其临终时不采用人工手段延长其生命的意愿。1991年，荷兰发表了第一份权威性的研究报告，报告中说，荷兰每年死亡13万人，其中2 300人提出了安乐死要求；1999年统计显示，荷兰实施安乐死或在医生协助下结束生命的有4 000例；2000年，荷兰议会下议院以104票对40票通过了安乐死法案，即《根据请求中止生命和帮助自杀（审查程序）法》；2001年，荷兰议会上议院以46票赞成、28票反对、1票弃权通过了上述的安乐死法案，这标志着荷兰成为世界上第一个使安乐死合法化的国家。这个法律要求医生实施安乐死时：必须确信病人的死亡请求是自愿的，而且是深思熟虑的；必须确信病人正面临的是无休止的并且是无法忍受的痛苦；必须是已经将病人的病情以及预后通知了病人；必须与病人一道确信没有其他合理的解决办法；已经咨询了至少另一位医生；已经用适当的医疗护理帮助了病人；必须向政府提交一份病人病情及实施安乐死或协助自杀的条件已经满足的报告。比利时立法机构也就安乐死通过了立法，成为安乐死合法化的第二个国家。

在我国，1980年开始安乐死的讨论；1986年，陕西省汉中市发生了首例“安乐死”案件；1988年，围绕该案例在北京召开了医学哲学界学者关于安乐死的座谈会，同年在上海召开了全国第一次安乐死的学术讨论会，引起了社会的强大反响；1994年，又在上海召开了全国第二次安乐死学术讨论会，并显示我国赞成安乐死的人愈来愈多，而且也有实施主动安乐死的报道。自1992—1996年的第七届和第八届全国人民代表大会多次会议上，部分代表都提出过安乐死立法的议案，虽然都没有被通过，却反映了部分公众的立法要求。

随着人们科学文化水平的提高和社会文明的进一步发展以及立法的解决，安乐死可能会被越来越多的人理解和接受。

二、死亡的判定

（一）死亡标准

1. 传统的心肺死亡标准

死亡是生命活动和新陈代谢的终止。传统的死亡标准是以心肺功能的停止为标志。在长期的医疗实践中,人们发现人的死亡是分层次进行的复杂过程,心肺死亡作为死亡的一个层次并不绝对预示或标志整个个体的死亡。医学技术在挽救心搏、呼吸骤停方面有了突飞猛进的发展,人工心脏救护设备和人工呼吸机可以使心搏、呼吸停止数小时,乃至 10 余小时的病人复苏,再加上人工营养维持,能使许多病人“起死回生”。20 世纪 60 年代以来,现代医学在心脏移植技术方面取得的突破性进展,从根本上动摇了心肺死亡标准。

2. 脑死亡标准

脑死亡(brain death)的概念最早由法国神经病学家提出来,意为“超昏迷”,用来描述与呼吸能力不可逆丧失联系在一起的不可逆的深度昏迷状态,指那些在大脑结构上遭受大面积不可逆损害的病人所处的一种状态。脑死亡(brain death)是指原发于脑组织严重外伤或脑的原发性疾病,致使脑的全部功能不可逆地停止,最终导致人体死亡。脑死亡同心搏和呼吸停止一样,是人的生命现象的终止,是个体死亡的一种类型。

在生理学上,心、脑、肺三个核心器官功能的密切联系是必然的,其中任何一个器官的死亡都必然会导致其他器官的迅速死亡。但是,由于医学技术的发展,特别是呼吸机的使用,一个人在脑部广泛受损甚至全部受损后,依靠 ICU 的机械装置而仍然能够支持其心脏功能,维持其躯体的生物活性,这样就把脑功能与心肺功能间密切的和直接的联系分离,把脑死亡与整个机体死亡的必然联系切断了。

因此,仍然把心肺功能的停止作为死亡标准显然是不够充分的,也是不合适的。在这个意义上,脑死亡标准能够为人们提供一个更充分的死亡标准,所以说脑死亡就等于人体死亡。脑死亡标准可以看做是对过去心肺死亡标准的精确化。而维持一个脑死亡者所谓的生命现象会浪费大量的医疗卫生资源,因为脑死亡者实质已经死了。

1968 年召开的世界第 22 届医学大会上,美国哈佛大学医学院特设委员会提出了“脑功能不可逆性丧失”作为新的死亡标准,即将脑死亡确定为人的死亡标准。脑死亡有 4 条标准:

一是出现不可逆转的昏迷,即对外部的刺激和内部需要没有接受性和反应;二是自主的肌肉运动和自主呼吸消失;三是诱导反射缺失;四是脑电波消失。以上 4 条标准持续 24 h 观察及反复测试结果无变化,而且要排除低体温(<32.2 ℃)或刚服用过巴比妥类药物等中枢神经抑制剂等因素,即可宣布死亡。

1981 年,美国研究医学、生物医学中的伦理问题和行为问题的总统委员会投票决定,所有州都应接受“统一死亡法令”,这一行动得到了美国医学会和美国律师学会的支持。这项法令规定:循环和呼吸功能不可逆转地停止或包括脑干在内的全部脑功能不可逆转地停止,即为死亡。这一法令实际上承认两种死亡标准,而且脑死亡标准包括脑干在内,比哈佛方案更为精确。尽管如此,脑死亡的标准尚有争议,然而更多的国家却接受脑死亡这一事实,并在哈佛方案的基础上提出一些相关的辅助性标准。

(二)脑死亡标准的伦理意义

脑死亡标准的确定,不但是医学中的一个重要课题,也是伦理学中应注意的一个重要问题。随着现代医学的发展,传统的心肺死亡标准面临着十分复杂的伦理问题,其伦理意义主要体现在:一是何时停止对病人的抢救。由于现代复苏技术的发展,人工辅助呼吸器和心脏起搏器的应用,以及其他现代医疗器械和生命支持疗法的使用,一方面使许多暂时停止呼吸和心搏的病人重获新生，另一方面又使不能再复活的病人维持“植物性生命”（植物人）达数天、数月乃至数年之久。这就提出了一个尖锐的伦理问题，如果对那些虽已停止呼吸和心搏，但通过复苏技术可以救治的病人，过早宣告死亡、停止治疗，将违背医护人员救死扶伤的职责；如果对那些根本无法治愈的病人，过晚宣告其死亡，势必造成资源的巨大浪费，不符合社会公益原则。二是有利于器官移植的开展。从死者身上摘取的器官越早、越新鲜，器官移植后的成活率就越高，而传统的死亡标准难以达到这种要求，从而限制了器官移植的发展。三是有利于合理有效地利用卫生资源，减轻家庭和社会的负担。

第五节　基因诊断与基因治疗的护理道德

俗话说：“种瓜得瓜，种豆得豆”。这种子代与亲代的相似性称为遗传。20 世纪 50 年代，科学家首次在分子水平上揭示了遗传的本质。生物的一切特性是由细胞核内 DNA 的分子构造决定的，细胞的任何一种特性或功能均取决于细胞核内 DNA 分子上某一特定的构造，即基因（gene）。或者说，基因是 DNA 螺旋链上的功能性片段，指示细胞去完成某种特殊的使命，它是遗传的基本单位。人类所有疾病在某种意义上讲都是基因病，都可以从基因中找出病因。“人类基因组计划”的成果可以应用在疾病的诊断上。以前，如想诊断巨肠症，就要割下被检者的一段肠子；查胃，先要让病人吞下胃镜，病人感到很痛苦也很麻烦。现在，我们可以做 DNA 诊断，人体所有细胞含的 DNA 都是一样的，人的血液、唾液、皮肤、头发等，都可以作为诊断材料，用于作出准确的诊断。可想而知，DNA 诊断将改变 21 世纪的医学。随着物理学、化学、生物学、工程技术学、材料科学的不断发展和向医学的不断渗透，医学的面貌发生了翻天覆地的变化。医学工程技术、生物工程技术也随之产生，并逐渐成为现代医学的重要组成部分。这些新技术的产生和应用也引发了一系列的伦理学问题。

一、基因诊断、治疗的概况

在人体生命科学探索的历史中，没有比“基因”二字更具有震撼力的了。由于历史的原因，我们对基因一直采取拒绝承认的态度。直到 20 世纪 70 年代，经过科学家的努力，“基因”二字才被写进了教科书。现在基因已经被世界各国所接受，人类基因组计划与曼哈顿原子弹、阿波罗登月计划并称为人类自然科学史上的三大计划。

（一）基因诊断

1. 基因诊断的概念和特点

所谓基因诊断是指利用现代分子生物学和分子遗传学的技术方法，直接检测基因结构及其表达水平是否正常，以对人体的状态和疾病做出诊断的一种方法。有人也称之为 DNA 诊断、DNA 探针技术或基因探针技术。

基因诊断的特点为① 以基因作为检查材料和探查目标，属于“病因诊断”，针对性强。② 分子杂交技术选用特定基因序列作为探针，具有很高的特异性。③ 分子杂交和聚合酶链反应都具有放大效应，诊断灵敏度很高。④ 适用性强，诊断范围广，检测目标可为内源基因也可为外源基因。

2. 基因诊断的应用

随着方法的不断改进更新，基因诊断首先已被广泛地应用于遗传性疾病的诊断中。用DNA重组技术对基因组DNA进行分析，可以判断某种遗传病是否存在基因缺陷。尤其是对隐性遗传病携带者做出诊断及产前诊断，能指导孕育和预防有遗传病风险的胎儿出生等，意义重大。其次，基因诊断在判断个体对某种重大疾病的易感性方面也起着重要作用。病原体都有特定的基因组DNA，可根据其基因序列设计出特异引物，通过聚合酶链反应(polymerase chain reaction, PCR)检测特异的扩增带用于临床诊断。在感染性疾病的基因诊断中，不仅可以检出正在生长的病原体，也能检出潜伏的病原体，既能确定既往感染，也能确定现行感染。对那些不容易体外培养和不能在实验室安全培养(如立克次体)的病原体，也可用基因诊断进行检测。在流行性传染病中，采用基因诊断分析同血清型中不同地域、不同年份病原体分离株的同源性和变异性，有助于研究病原体遗传变异趋势，指导暴发流行疾病的预测。再次，基因诊断除用于细胞癌变机制的研究外，还可对肿瘤进行诊断、分类分型和预后检测。此外，基因诊断在器官移植组织配型中的应用也日益受到重视；在法医学中，主要应用于针对人类DNA遗传差异进行个体识别和亲子鉴定。

(1) 遗传病的产前诊断。通过基因诊断，可检测胎儿性别，这对于与性染色体有关的遗传病的诊断是十分必要的。对于高发性的遗传病，如地中海贫血、镰刀状贫血、凝血因子缺乏等基因诊断已在临床应用多年，为优生优育做出了贡献。

(2) 致病病原体的检测。当致病病原体进入人体后，可引起相应的疾病。当我们了解其核酸序列后，就可以设计引物和探针，通过基因检测进行诊断。目前已应用于病毒(乙型肝炎)、细菌(结核)、原虫(梅毒螺旋体)等病原体的检测。

(3) 癌基因的检测和诊断。通过研究，人们已阐明部分癌症基因与癌症之间的关系。目前，在临床上可以用基因检测方法诊断白血病、肺癌、神经胶质瘤等疾病。

除此以外，基因诊断技术还广泛应用于DNA指纹分析、个体识别、亲子鉴别等司法鉴定，以及动植物检疫与转基因动植物中阳性基因的检测等方面。

(二) 基因治疗

1. 基因治疗的概念和可能途径

基因治疗(gene therapy)是指将人的正常基因或有治疗作用的基因通过一定的方式导入人体靶细胞，以纠正基因的缺陷或者发挥治疗作用，从而达到治疗疾病的目的的生物医学高技术。基因治疗是当代医学和生物学的一个新的研究领域，试图从分子水平调控有缺陷基因的表达，以正常基因矫正替代缺陷的基因，达到治疗基因缺陷所致的遗传病、免疫缺陷或治疗由于癌基因的激活或抑癌基因的失活所致的肿瘤等疾病。要实现基因治疗，首先要弄清发病机制，获得正常的目的基因，选择合适的载体或宿主细胞，选择可行的输入途径和使外源基因在患者体内表达，目前主要的工作尚在动物实验阶段，临床只有少数病例报告，如作为一种实际可行的治疗手段还有待进一步研究。

基因治疗的途径既可以是原位修复有缺陷的基因，也可以是用有功能的正常基因转入细胞基因组的某一部位，以替代缺陷基因来发挥作用。

2. 基因治疗的应用

既然疾病都与基因有关,可以用基因诊断,那么也一样可以用基因来治疗。实际上,迄今所有的药物,甚至于“精神疗法”,都是通过修饰基因的结构,调节、改变人体基因的表达,改变基因产物的功能而起作用的,是间接的“基因治疗”。经典的基因治疗为体细胞基因治疗,即将正常基因转移到患者体细胞内,其性质类同于同种肾移植而被视为伦理中性。种系基因治疗则是将正常基因转移到患者或携带者的种系生殖细胞内,其影响将及于子孙后代。随着遗传工程技术的日益优化,对种系基因治疗的伦理之辩必将日益激烈。种系基因治疗拥护者认为,种系基因治疗真正治愈累及家族的严重遗传病而非姑息疗法,可以避免多世代体细胞基因治疗的风险和费用。科学研究的自由原则要求不禁止种系研究。种系基因治疗反对者强调,种系基因治疗在临床应用之前,必须在人胚进行试验,这在道德上是不能接受的;种系基因治疗有滑坡的危险,即通过基因增强滑向正优生学(positive eugenics);种系基因治疗有太多难以预测的长期后果,风险太大,而又有其他可以采用的处理方法,现实没有必要进行种系基因治疗。

真正的“基因治疗”是直接把基因送到人体细胞中而发挥治疗功效,如“基因产品”的人胰岛素、人生长激素,已广泛用于临床治疗。基因治疗目前主要是治疗那些对人类健康威胁严重的疾病。包括遗传病(如血友病、囊性纤维病、家庭性高胆固醇血症等)、恶性肿瘤、心血管疾病、感染性疾病(如 AIDS、类风湿等)。

基因治疗的靶细胞可以分为两大类,即体细胞和生殖细胞。生殖细胞的基因治疗是将正常基因直接引入生殖细胞,以纠正缺陷基因。这样,不仅可使遗传疾病在当代得到治疗,而且还能将新基因传给患者后代,使遗传病得到根治。但生殖细胞的基因治疗涉及问题较多,技术也较复杂,因此,目前更多的是采用体细胞基因治疗。可供选择的体细胞有骨髓干细胞、皮肤成纤维细胞以及肝细胞等。基因治疗一定要有治疗基因。此外,还需要载体,把“治疗基因”运载到人体之内,还要使“治疗基因”在人体细胞内复制、表达。

把带有“治疗基因”的载体送到人体里去有很多办法。首先是用病毒,有两类:一类是 RNA 病毒。人类“基因治疗”第一个成功例子,就是用 RNA 病毒做的。第二类是 DNA 病毒,即现在使用的腺病毒及相关病毒等。1990—2008 年,世界上已有约 1 500 名患者接受了这种“外体”(把人的细胞取出来,在体外改造后又送回体内)“基因治疗”的方法,特别是那些致命的遗传病。二是直接用“微针头”,把构建后的“治疗载体”注射到细胞里去,称“显微注射”。现在使用机器,1 min 能注射几十个细胞。此外还有用特别的化学试剂与“治疗载体”结合,这些试剂能帮“治疗载体”进入细胞。现有一种“基因枪”,像枪一样,子弹是黄金做的,很细很细,细到能被细胞吸入又吐出。“黄金子弹”用特殊方法在外面“粘”上 DNA,“黄金子弹”被细胞弹出后,“治疗载体”却能留在里面。这种方法已用于一些皮肤病的“基因治疗”。还有人打算用“针灸”法,在针头涂上 DNA 后插入人体,用细小的电流把 DNA“赶”到人体里去。其实,自然界早就存在“基因治疗”,即通过改变基因来矫正致病基因的缺陷,自然界已有突变而成功地进行的“基因治疗”。

人们对肿瘤的了解比其他多基因病要多,因此肿瘤的“基因治疗”思路也多。其一就是让应该繁殖的细胞繁殖;该死亡的细胞按时死亡,像电脑程序安排的那样运行。其二是调节人体的免疫机制，即找出不长肿瘤的原因。肿瘤不治自愈的例子也很多，这是人本身的免疫功能战胜了肿瘤。至少现在已知道了一些免疫因子，如某些白介素，还有一些别的细胞免疫因子。再有就是直接使用细胞内毒素，以求从肿瘤细胞“内部攻破堡垒”。

外源性基因病也有希望用“基因治疗”，人体的免疫系统有一整套对付病原细菌、病毒的方法，即“抵抗力”。基因能用于防病——“基因免疫”或 DNA 免疫。如肺结核，现在正在研究使用“基因免疫”。原理与“基因治疗”相似，用一段“免疫基因”来取代“治疗基因”。现在，导致肺炎的肺炎球菌的“基因免疫”已初步试验成功。

基因治疗无疑是近 30 年来生命科学发展的一种结果。从理论上讲，若能将与疾病发生有关的基因进行矫正或修复，应是一种有效的根治方法，可惜目前还不能达到此目的，这应是今后研究的一个重要方向。在这当中，其中最具有挑战性的问题是运送治疗基因的载体系统，理想载体应具备下列条件：安全无毒害，不引起免疫反应，高浓度或高滴度，能高效转移外源基因，持续有效表达外源基因，可靶向特定组织细胞，可调控，容纳外源基因可大可小，可供体内注射（包括全身性静脉注射），便于规模生产供临床应用。可惜目前所应用的载体尚没有一个能符合上述全部的条件，这也是今后努力研究的方向。

二、基因诊断、治疗的伦理问题

（一）基因诊断的伦理问题

1. 产前基因诊断问题

通过产前基因诊断，发现胎儿有遗传病或发现将来可能发病的基因，那么是应该继续保留或舍弃呢？对此，在国外就对患病胎儿与健康胎儿是否享有同等出生的权利展开了争论，其结果莫衷一是。站在生命质量的立场上，认为有遗传病或严重畸形的胎儿的出生会给家庭、社会带来严重负担，胎儿出生后也无幸福可言，那么应该同意选择性流产。但是，有的父母认为，出生一个有病的婴儿也比没有孩子强，从而不愿意流产。因此，生命质量的观点与父母的选择权发生冲突，难以决断。

2. 基因诊断的保密问题

通过基因诊断发现患者有遗传病，那么医护人是否要为患者保密？如果为患者保密是否会损害其配偶和未来孩子的利益？反之，患者是否可以控告医护人员泄密？如果因此而影响了患者的工作、婚姻、保险，那么医护人员是否负有责任？这些都将构成伦理难题。

3. 广泛性基因诊断问题

对某些患有遗传缺陷疾病但却未影响其健康的人，是否应该普遍地进行基因诊断？基因的遗传可以追溯到上几代和子代，某一个人的遗传缺陷疾病，显然所涉及的遗传问题是广泛的。因此，同样会引申出诸多的伦理难题。

（二）基因治疗的伦理问题

1. 人的权利是否遭到侵犯的问题

人类遗传物质的纯洁性、神圣性是否受到亵渎？国外有些人将生命和人的权利的神圣性扩展到遗传物质。而基因治疗涉及人的遗传物质，因此认为基因治疗是对遗传物质的纯洁性、神圣性的亵渎。但是有些人认为，目前基因治疗只限于无特殊治疗方法的体细胞，基因不会扩散或影响后代，因此它与药物治疗是一样的。既然药物治疗（有时也会影响到遗传物质）行得通，那么，基因治疗也应是可行的。基因治疗实验的实践证明，基因治疗已被大多数学者所接受。

2. 对个体和人类社会是否安全的问题

反转录病毒是比较适合基因转移的载体，当使用重组的反转录病毒为个体患者进行基因治疗时有潜在的危险性：一是接受治疗的患者原处于休眠状态的原癌细胞可能被激活；二是反转录病毒偶尔进入别的正常基因中，可能危害人的正常细胞生长。但是，也有人认为，基因治疗对患者个体的危险性并不比其他实验性治疗高，特别是它又是在动物体内实验的基础上开展的，其有效性和安全性已得到了保证。

基因治疗是在人体细胞内附加正常基因，而有缺陷的基因仍存在人的细胞中，并可以传给下一代。以前可能被自然淘汰的基因留存下来，长此下去，人类基因库中有缺陷的基因数目增加，是否会造成人类的基因退化？有人还担心，基因治疗或在临床研究过程中，被处理过的病毒与未经确定的病毒发生重组而具有感染力，如果逃脱或从实验室泄漏出去而感染公众或在其他动物中传播蔓延，有可能威胁人类社会。亦有人认为，目前基因治疗的人数不多，并且作为载体的病毒管理也十分严格，因此不应该造成恐慌。诸如此类，议论多多，但随着社会和科学技术的不断发展，相信这些伦理难题能够得以解决。

3. 是否会造成医疗费用增加的问题

有些人认为，目前基因治疗需要花费大量的人力、物力和财力，虽然取得了一定的治疗效果，但有些疾病并不能彻底治愈。因此，对高昂的投资和微薄的效益提出异议。但是也有人认为，基因治疗为遗传病、疑难病的治疗带来了希望，而且一旦成熟，它将是一种便宜的治疗方法，可以替代目前昂贵的治疗技术，这在伦理上是能够立足的。

4. 生殖细胞的基因治疗问题

生殖细胞的基因治疗是目前争论最激烈的伦理难题。一方面，生殖细胞的基因治疗若获成功，将从根本上消除某一病种的垂直传播而造福后代，并且可以改变人类的特征等。但是，这样可能改变人类的多样性，可能使后代成为癌症或其他疾病的易感者等。因此，有些国家不支持生殖细胞的基因治疗。虽然它已广泛应用于畜牧业和个别药物的生产，但在人类生殖细胞上进行基因治疗需持谨慎态度。

三、基因诊断、治疗的护理伦理原则

由于基因诊断、治疗存在着伦理争论，加之它还处在临床试验阶段。因此，本章提出以下伦理原则以规范医生和护理人员的行为。

（一）以患者利益为重的原则

对于通过基因诊断而发现有基因缺陷的患者，护理人员应该像对待健康人或其他患者一样，尊重其人格和权利，按护理程序和规范行事，不能把患者仅仅作为治疗或试验的对象，更不能在某种利益或压力的驱动下损害患者的利益。这是每位医护人员所必须遵循的最基本的原则。

（二）知情同意的原则

在实施基因诊断、治疗前，护理人员必须向患者或其家属做出相应的解释，让其对相关的问题和信息充分理解，然后，由其做出是否接受基因诊断、治疗的决定，在知情同意的前提下实施基因诊断和治疗。简言之，其诊断和治疗是在患者完全自愿且同意的情况下进行的。

（三）有益于治疗的原则

基因诊断和治疗是在一定“把握”下开展的，即不可盲目实施，一切措施都应有益于患者的治疗。为此，医护人员应把握好如下基本条件：其他疗法无效而基因治疗有效；在动物实验的基础上，对运用于人体的疗效与危险做出评估，并且预期疗效大于危险；保证新基因正确插入靶细胞并保存足够长的时间，充分发挥作用，而且在细胞内有适当的表达水平；将治疗方案报请有关部门审批。总的原则是有益于对患者的治疗。

（四）保守秘密的原则

为实施基因诊断、治疗的患者保守秘密，这是护理人员的道德义务。但是，如果在适当的范围内公布病情，能够使更多的人受益，可以在征得患者的同意后适当解密。其解密的程度以患者能够接受和同意为原则。

思考题

1. 人工生殖技术带来的主要伦理问题是什么？我国实施人类辅助生殖技术应坚持哪些护理伦理原则？
2. 器官移植的主要伦理问题是什么？活体器官捐赠和尸体器官分配各有哪些准则？
3. 安乐死的伦理争论主要有哪几种观点？理论依据是什么？
4. 脑死亡的判断标准及其伦理学意义是什么？
5. 基因诊断和基因治疗的概念是什么？基因诊断和治疗的护理伦理原则是什么？

案例分析

案例1：赵某，男，40岁，某企业职工，家境贫寒，因患慢性肾炎、尿毒症需做肾移植，住院要交押金8万元，企业效益不佳，难以预付8万元的押金，而且病人家里的生活也十分困难。因此，对是否同意病人做肾移植，厂长很是为难。

思考：针对以上案例，医护人员应如何决策？

案例2：2005年3月31日，靠生命维持技术存活了15年的美国女植物人特丽·夏沃，终于在法院批准对其实行“安乐死”、医生将其进食管撤除后的第13天，画上了生命的句号。

思考：法院的判定依据是什么？你怎么认为？

案例3:李女士2003年11月在某医院去世,家属在为其举行遗体告别仪式时发现死者的眼球被换成义眼。经了解,该院眼科医生张某在没有合适角膜的情况下,去太平间取走了李女士的眼球,用获取的角膜为两位眼病患者进行了角膜移植,使患者重见光明。由于张某的行为没有经过死者家属同意,李女士的家属认为张医生的行为是盗窃、侮辱尸体罪,要承担法律责任。但有的人认为,张医生没有用取来的眼球为自己牟利,他的动机是善良的,不应受到法律制裁。

思考:(1) 请你从伦理学角度分析张医生的行为有何不妥?

(2) 根据本案例,请分析如何解决器官移植中供体和受体之间的矛盾?

第十章　护理道德的教育与评价

[学习要点]

1. 护理道德教育的内容。
2. 护理道德教育的原则与方法。
3. 护理道德修养的方法。
4. 护理道德修养的境界。
5. 护理道德评价的标准、方法和作用。

护理道德教育、修养与评价是护理实践活动的重要组成部分，也是护理伦理学重要的理论课题之一，是培育护理人员高尚护理道德品质不可缺少的护理道德实践活动。护理道德教育是护理道德实践活动的基础，是护理道德行为的先决条件；护理道德修养是护理道德实践活动的内在表现，它以护理道德行为为载体，体现在护理道德实践活动的全过程；护理道德评价是对护理道德实践活动善恶是非的道德价值判断。护理道德教育、修养与评价三者彼此之间相互联系、相互影响、相互作用，共同促进护理道德水平的提高和护理科学的发展。

第一节　护理道德教育

护理道德教育是教育者根据护理道德原则、规范的要求，有目的、有计划、有组织地对护理人员施以系统的道德影响的活动。护理道德教育是护理道德活动的重要形式之一，是护理道德实践的基础和先决条件，它为护理伦理修养提出伦理要求并指明方向。护理道德教育是使护理道德原则和规范得以转化为护理人员的道德品质，并形成或改变护理道德风尚所不可缺少的重要环节。学习和研究护理道德教育的内容、原则、过程和方法，掌握护理道德教育的客观规律，对培养护理人员的道德品质，造就一代适应现代护理事业发展需要的新型护理人才，有着十分重要的意义。

一、护理道德教育的意义

护理道德教育对护理人员、医疗卫生单位和护理事业均具有十分重要的意义，表现在以下几个方面。

（一）护理道德教育是培养合格护理人才的重要手段

良好的道德素质是护理人员为人民健康提供高质量服务的根本和保证。社会主义新型护理人才不仅要有渊博的现代护理理论知识、娴熟的护理技术和良好的身体、心理素质，还要有高尚的道德品质。只有具备高尚的护理道德品质，护理人员才能真正做到不计个人得失，救死扶伤，全心全意为病人服务。护理道德品质不是护理人员与生俱来或自发形成的，而是通过接受护理道德教育、后天学习而形成的。护理道德教育不仅能使护理人员全面系统了解护理道德基本理论，掌握护理伦理原则和规范体系，自觉加强护理道德修养，而且有助于护理人员形成正确的人生观、价值观和道德观，培养高尚的护理道德情操，成为一名德才兼备的护理人员。

（二）护理道德教育是促进社会主义精神文明建设的重要环节

护理道德是护理实践领域的职业道德，是社会主义精神文明的重要内容，护理道德教育是社会主义精神文明建设的重要组成部分。坚持不懈地进行护理道德教育，能激发护理人员的道德意识和情感，增强护理道德行为的自觉性，提高护理道德品质。同时，护理行业是一个服务性极强的行业，在整个卫生系统中起着窗口的作用，护理职业道德建设的好坏直接影响到卫生行业及整个社会的道德风尚，护理道德教育能带动整个护理领域形成良好的护理道德风尚，进而促进全社会的精神文明建设。

（三）护理道德教育是提高护理质量和推动护理事业发展的重要保证

护理道德是护理专业服务的指南，是护理专业服务质量的有力保证。护理道德教育是使广大护理人员具有高尚道德品质的最有效途径。随着现代社会的飞速发展、科学技术的突飞猛进及医学高新技术的广泛应用，大量的护理伦理新问题也应运而生，这给护理实践带来新的挑战。有效的护理道德教育不仅有助于提高护理人员的责任感和奉献精神，激发护理人员爱岗敬业，在业务上精益求精，而且能帮助护理人员树立正确的伦理观念，指导护理人员正确处理在临床护理、护理管理、护理研究、护理教育等实践领域中的各种伦理关系，提高对伦理两难问题的决策能力，从而为护理对象提供更安全的高品质的护理服务，进而促进整体护理水平的提高，推动护理事业的发展。

二、护理道德教育的内容

护理道德教育能够调节和指导护理人员的行为，培养和造就护理人员的道德品质，提高护理人员的护理道德认识，培养其高尚的护理道德情操，树立坚定的护理道德信念，锻炼坚强的护理道德意志，养成良好的护理道德行为习惯，使护理人员更加自觉地履行护理道德义务，更好地为患者的身心健康服务。护理道德教育的内容广泛而丰富，概括起来，主要包括以下几个方面：

（一）世界观、人生观和价值观教育

世界观是人们对客观外在世界的总的看法和基本观点，人生观是指人们对人生目的、价值和道路的根本观点和态度，价值观是人们衡量不同事物价值标准的基本看法。世界观、人生观、价值观是人们最基本、最重要的精神支柱，三者互相渗透、相辅相成，决定着人们的理想信念，影响着人们的思想境界，指导着人们的行为选择，关系着人们的价值判断。“三观”教育是护理道德教育极其重要的内容，护理人员只有树立了正确的世界观、人生观和价值观，才能坚决抵制拜金主义、极端个人主义及其他腐朽意识的侵蚀，切实做到爱岗敬业、无私奉献、全心全意为人民群众的

健康服务。

（二）护理道德原则、规范、范畴教育

护理道德原则是护理人员在护理实践活动中正确处理各种利益关系遵循的最基本的行为准则。护理道德规范是在护理实践活动中调整人们之间的利益关系，判断护理人员护理行为是非善恶的具体标准。护理道德范畴则概括和反映护理人员道德的主要本质，体现一定社会对护理人员的基本道德要求，并成为护理人员的内心信念。护理道德的基本原则、规范和范畴是社会主义道德的精华。系统学习和掌握护理道德原则、规范、范畴能指导广大护理工作者建立正确的道德观念，选择良好的行为准则，正确调整护理实践中的各种人际关系。

（三）敬业精神教育

敬业，是一种高尚的品德，是对自己所从事的职业怀着一份热爱、珍惜和敬重，不惜为之付出和奉献，从而获得一种荣誉感和成就感。敬业精神是人们对自己所选择的职业的高度认同和热爱，同时也是社会责任感的具体化，是一种发自内心的持久的动力。敬业精神不仅是支撑现代社会的精神支柱之一，也是一种职业素质和职业精神的表现。护理专业的职责是救死扶伤，捍卫人类健康，其工作服务性强，责任重，压力大，加强敬业精神教育对强化护理人员为病人服务的观念、提高护理人员的综合素质、提高护理质量具有重要意义。

（四）职业纪律教育

职业纪律是对职业规则的认同和行为化。对团队而言，职业纪律是忠诚、创造力和团队精神的基础，没有职业纪律，便没有了一切；对个人而言，职业纪律是敬业和成就事业的前提，一个积极主动、忠诚敬业的员工，也必定是一个具有强烈纪律观念的员工。护理是一门以为人类健康服务为目的、有其专业自主性的、不断满足社会需要的专业，它要求护理人员要守纪，要建立起规则的概念，培养规则意识，形成良好的行为规范。职业纪律教育是培养护理人员具有敬业、严谨、遵守专业规则、协作等这些职业品质的有效途径。

（五）卫生法纪法规教育

护理人员在对服务对象的护理过程中，必须经常面对病人、病人家属、医生及其他健康工作者，势必会产生各种各样的社会关系，而卫生法纪法规为规范及调节护理活动中各种社会关系提供了强有力的保障，为护理学科的发展及护理人员的执业提供了法律依据及保证。卫生法纪法规对护理工作起到约束、监督和指导作用，每位护理人员必须在卫生法纪法规所规定的范围内发挥作用，这对最大限度地保护服务对象与护理人员的合法权益均具有十分重要的意义。

三、护理道德教育的原则

护理道德教育的原则是指护理道德教育过程中应遵守的准则，也是实施护理道德教育的基本要求和重要依据，它贯穿于护理道德教育的始终。具体原则主要包括：言行一致的原则、积极疏导的原则、因人施教的原则和综合一致的原则。

（一）言行一致的原则

在护理道德教育过程中，教育者要求受教育者做到的，自己首先要做到。古人云“其身正，不令则行；其身不正，虽令不从。”评价受教育者，要“听其言观其行”。护理道德教育的言行一致原则是指护理道德教育既要重视其基本理论教育，又要注意运用护理道德理论解决客观现实存在的问题，做到理论联系实际，即知行统一、言行一致。

（二）积极疏导的原则

疏导即疏通引导。积极疏导原则要求教育者对护理人员进行灌输、引导的正面教育，教育应以理服人、寓情于理、情理结合、启发自觉，并以真诚、信任的态度关心、帮助护理人员，调动护理人员自身的积极因素，使受教育者心悦诚服地接受教育，克服消极因素，将护理道德原则、规范转化为实际行动。

（三）因人施教的原则

为了适应医疗卫生体制改革和社会主义精神文明建设，要求对全体护理人员进行护理道德教育。但是护理道德教育应从实际出发，应根据护理人员道德水平层次不同的状况予以施教，不宜“一刀切”。应从实际情况出发，分层次地施教，正所谓“因人施教”、“因材施教”、“因事施教”等。这样才能有的放矢，恰如其分，收到良好的教育效果。

（四）综合一致的原则

护理道德教育的内容是丰富的，方式是多种的，临床护理实践的环境和条件也是多样的。因此，护理道德教育要与其他方面素质教育和各种临床实际因素有机地结合起来，并且要保持道德教育和护理道德教育的前后一贯、方向一致，形成合力。避免相互冲突、彼此矛盾。只有保持各个渠道、各个环节的综合一致性，才有利于护理道德教育的有效性，从而促进社会主义精神文明建设。

四、护理道德教育的过程

护理道德教育实际上就是护理道德品质教育。构成护理道德品质的要素是护理道德认识、护理道德情感、护理道德意志、护理道德信念以及护理道德行为和习惯。护理道德教育的过程就是上述要素的提高和发展过程。

（一）提高护理道德认识

护理道德教育首要的问题是通过各种教育手段使护理人员提高对护理道德的认识。唯物主义观认为，认识是行为的先导，没有正确的认识，就难以形成良好的道德行为习惯。护理道德认识是护理人员对护理道德关系及调节这些关系的护理道德原则、规范的理解和接受。通过护理道德教育，使护理人员接受和掌握护理道德知识、原则和规范，从而提高护理人员的道德认识水平。一名长期工作在临床护理一线的护理人员，多数情况下，对专业知识和技能的学习比较重视，而对护理道德的认识程度相对不够，这就与社会的不断发展和“以人为本”的现代护理理念形式了反差。因此，加强护理道德教育，提高护理人员的道德认识水平显得尤为重要。

（二）培养护理道德情感

无论是护理人员还是护理服务对象，都需要“人文关怀”，都需要情感的滋润。护理人员对护理道德规范有了一定的认识，不一定就能够按照护理道德的原则和规范来抉择行为，这就需要对其加强道德情感的培养。护理道德情感是护理人员在护理道德活动中对护理道德关系和护理道德行为的内心感受及其态度体验。情感比认识具有更大的保守性，改变情感比改变认识要更困难。列宁曾说过“没有人的感情，就从来没有也不可能有对真理的追求。”情感是行为的内在动力，有了这种动力，护理工作才能真正实现“身心护理”。通过护理道德教育，在提高护理道德认识的基础上，还要注重护理人员情感的教育与培养，这是形成良好护理道德行为的重要环节，是护理道德教育的重要内容。

（三）锻炼护理道德意志

护理道德意志是通过生活、学习和社会实践逐步形成的，即通过不断的锻炼而形成的。作为护理工作者，能否达到一定的护理道德水平，取决于能否主动有意识地加强道德意志的锻炼。护理道德意志是护理人员选择道德行为的决断能力和履行护理道德义务中自觉克服困难和障碍的毅力。坚定的意志是高尚行为的精神支柱，它是一种约束自己不轨行为的能力和激励自己前进的动力。无数事实证明，无论在条件非常艰苦的战争年代，还是在条件十分优越的现在，都需要护理人员具备坚毅果敢的道德意志。可见，通过护理道德教育，在提高护理道德认识、陶冶护理道德情感的基础上，使护理人员自觉地磨炼意志是十分必要的。

（四）树立护理道德信念

在护理道德教育过程中，人们对护理道德义务有了认识，乐于践行，锲而不舍，一以贯之，便会在继续接受教育和躬身实践的基础上，逐渐形成坚定的护理道德信念。护理道德信念是护理人员对护理道德目标、理想坚定不移的信仰和追求。护理人员一旦牢固确立了护理道德信念，就能自觉地、坚定不移地按照自己确定的信念来选择行为和进行护理活动，也能依据自己确定的信念来判定自己的行为和同行行为的善恶。白求恩同志为了中国人民的解放事业，鞠躬尽瘁，死而后已；战斗在 SARS 一线而因公殉职的优秀护士叶欣，为我们树立了光辉的榜样。他们之所以能成为一代楷模而被人民广为传颂，一个重要的原因，就是他们具有崇高的医护道德信念。通过护理道德教育，使护理人员笃之以念，从而使护理道德具有坚定性和持久性。信念是护理道德认识转化为行为的重要因素和精神动力，因此，使护理人员逐渐树立起护理道德信念，同样是护理道德教育所不容忽视的重要环节。

（五）养成护理道德行为习惯

为了能自觉地按照道德原则和规范来控制行为、抉择行为和评价行为，护理人员必须树立坚定的护理道德信念。但是，从更高的要求和深刻的意义上看，真正可以称之为护理道德行为的，并非仅仅停留在这种自觉性上，而是要按照护理道德原则和规范去行动，并使这种行为成为自己的日常行为习惯。护理道德行为是护理人员在人际交往中,所采取的有意识、经过选择、能够进行善恶评价的护理行为。而护理道德习惯是建立在高度自觉基础上的自然而然的条件反射。通过护理道德教育,对护理人员导之以行,并形成道德习惯。护理道德行为习惯是护理道德品质的外在表现,是衡量护理道德品质的重要标志,是护理道德教育的根本目的和最终环节。

综上所述,护理道德教育是晓之以理、动之以情、炼之以志、笃之以念、导之以行的过程,是合乎逻辑和行之有效的护理道德教育过程。通过这种教育,使护理道德得以升华,使护理人员的高尚情操得到陶冶。

五、护理道德教育的方法

科学的护理道德教育方法能促使护理人员道德品质的形成和完善。因而,在实施护理道德教育的过程中,不仅要遵循护理道德教育的规律,而且要方法科学和灵活多样。以下方法可供护理道德教育选择:

(一)言传身教法

言传是通过语言向护理人员传授护理道德基础理论和基本知识,是护理专业学生获得护理道德系统理论和实践教育的主要方式。身教是通过护理道德行为向护理人员传授护理道德行为规范,是护理专业学生及执业人员获得良好护理道德行为的主要方式。对护理专业学生而言,护理专业教师和临床指导教师的示范是最好的"身教",一方面,在临床见习和实习阶段结合护理实践进行教育,可以检验护理道德的理论价值;另一方面,临床教师的身体力行,会对护理专业的学生起到良好的示范教育作用。

(二)典范教育与案例教育法

典范教育是引导护理人员模仿、学习护理道德高尚者的道德行为的一种道德教育方法。它根据人的模仿天性,以一些护理道德高尚的人为榜样,让受教育者去模仿、学习这些榜样的护理品德,使护理人员的品德逐渐与榜样的品德趋同。

案例教育是运用发生在我们身边和现实生活中的真人真事,用所学的护理道德和规范,对这些人和事的思想和行为进行是非、善恶、美丑、荣辱的护理道德判断,展开评论。选择案例时要注意案例的典型性、现实性和深刻的教育性。所谓典型性,是指案例的正反两方面的典型都要具有说服作用,容易让受教育者接受并留下深刻的记忆。所谓现实性,是指案例在时间和空间上的现实作用,在时间上要尽量选择现实中的案例,案例离现实时间越长,其真实性越差,人们对案例的信服度就会减弱;在空间上要尽量选择受教育者通过努力就可以模仿和实践的正面案例;或很容易产生警示作用的反面案例。所谓深刻的教育性,是指案例对受教育者的教育作用要深刻,案例要使受教育者终身记忆并成为内省的风向标。

(三)法治教育与德治教育法

法治教育是通过国家制定的医学法律法规对护理人员进行教育。现实社会是法治社会,护理人员的一言一行都要在法律允许的范围内进行,要通过法制教育使受教育者知法、懂法、守法。德治教育是通过对护理人员进行护理道德教育,使之形成正确的道德观念和良好的道德行为习惯。法治教育与德治教育相辅相成,共同促进护理人员道德品质的形成和完善。

第二节　护理道德修养

“修养”是个含义广泛的概念,“修”含有修明、整治、提高的意思,“养”含有养成、涵养、培育的意思,即所谓修犹切磋琢磨,养犹涵育熏陶。“修养”既是社会对个体的要求,也是个体的自我提高、自我完善。修养是指个人在政治、思想、道德品质和知识技能等方面,经过长期锻炼和培养所达到的一定水准。道德修养是指人们在思想品质、思想意识方面进行的自我锻炼和自我改造,从而达到某种精神境界的一种活动。

一、护理道德修养的含义

护理道德修养是指护理人员在职业活动中思想意识和道德品质方面的自我锻炼和自我改造的过程。也就是对照社会主义护理道德基本原则、规范和范畴,进行反省、检查、自我批评和自我解剖,在实践中不断提高自己的道德水平,形成的护理道德情操和达到的道德境界。护理道德修养可以从两个层次进行理解:一是动态的,即按照护理道德原则和规范所进行的学习、体验、对照、检查、反省等心理活动和客观的护理实践活动;二是静态的,即经过长期的努力之后形成的护理道德品质、情操和道德境界。

护理道德修养的内容主要包括护理道德理论的修养、护理道德意识的修养、护理道德行为的修养等几个方面。

二、护理道德修养的作用和意义

护理道德修养的作用和意义主要体现在以下几个方面。

(一)有助于护理人员养成良好的护理道德品行

护理人员职业道德品行的形成是一个长期的过程,护理道德教育是护理人员道德品质形成的外在因素,会受到时间、资源等条件的限制。而护理道德修养是以护理人员个体的自觉性、能动性为前提的,是护理道德教育发挥作用并形成护理道德品质的内在根据。护理道德修养可以随时随地地进行,护理人员可以随时内省自己的行为是否符合护理道德的要求,从而不断提高自己的道德素质,提高识别是非、善恶及扬善弃恶的能力,达到更高的道德境界。

(二)有利于提高护理质量

护理质量的好坏主要取决于护理人员全面素质的高低,其中包括了护理道德修养水平。一名道德高尚的护理人员,在护理工作中会表现出高度的责任感,精心护理病人,仔细观察病情,详细做好记录,全身心地为病人服务,甚至不惜牺牲自己的利益。而一名护理道德修养较差的护理人员,在护理工作中很可能会表现出对病人漠不关心,对工作极端不负责任,甚至贻误病人的救治时机,危及病人的生命。因此,良好的护理道德修养是高质量护理服务的基础和根本保证。护理人员只有加强道德修养，培养起强烈的责任感和使命感，才能圆满地完成本职工作，并献身护理事业。同时，护理道德修养可以提高护理人员道德评价和道德行为的选择能力，正确处理各种人际关系，为服务对象提供安全、优质的护理服务。

（三）有利于优良护理道德作风的形成和构建和谐社会

护理专业的主体是护理人员。如果每名护理人员都自觉进行道德修养，养成良好的护理道德品行，那么在整个护理领域，优良的道德作风就会形成。同时，护理职业是社会的窗口行业，是社会主义道德的传播者。和谐的护患关系、护护关系、护医关系是和谐社会的组成部分。当病人在医院、在接受护理服务时，能感觉到护理道德修养所带来的人间的温暖和真情，就会深深受到熏陶、感染和教育。这种高尚的道德就会辐射到社会，带动全社会成员提高道德水平，从而促进社会主义和谐社会的构建。

三、护理道德修养的方法

护理人员应具有的道德品质并非先天遗传的，而是经过后天逐步培养形成的，是一个长期、曲折、艰苦磨炼的过程，不可一蹴而就，即优良的道德品质是长期护理道德修养的结果。在护理道德品质形成的过程中，护理人员必须具备良好的护理道德修养理念，重视护理道德修养的作用，注意护理道德修养的方法。护理道德修养的方法很多，主要有以下几种：

（一）明确目标，坚定信念

护理道德修养的目标在于不断提高护理人员的素质，强化护理道德意识，使护理道德境界从低级层次向高级层次发展，最终达到克己奉公、无私奉献的护理道德境界。护理人员高尚护理道德境界的形成同人们正确思想的形成一样，只能源于护理实践，坚持理论与实践相统一，在护理实践中磨砺与修养，才能提高护理道德水平。同时，要紧跟护理学科的不断发展，使自己的护理道德修养不断提高。护理道德内容及其修养是无止境的，护士要坚持“活到老，学到老，修养到老”，从而培养和形成良好的职业素质和高尚的道德情操。

（二）不断学习，夯实基础

护理道德修养是一种理智的、自觉的道德活动，它以科学文化知识为基础，以护理专业理论和护理道德理论为指导。随着社会的发展和人民生活水平的不断提高，护理人员要使自己的思想觉悟和道德水平符合时代发展的需要，只有不断学习科学文化知识、专业理论知识和伦理理论知识，加强理论积累，夯实理论基础，才能增强是非、善恶、荣辱观念，提高观察问题和处理问题的能力，从而提高道德修养的自觉性和道德修养的水平，使自己成为具有高尚护理道德修养的护理新人。

（三）躬亲实践，自我修正

护理道德修养来源于护理工作实践，服务于护理实践。护理实践是培养和提高护理人员的护理道德修养的根本途径。护理人员的护理道德修养是在与患者、与社会的各种关系中表现出来的，离开了护理实践，护理道德修养便成了一句空话。因此，护理人员的道德修养是理论与实践的统一。只有通过护理实践活动,才能使所学的护理道德理论、原则和规范与具体护理实践行为结合起来,用实践来检验自己对理论的掌握程度和护理道德本身的正确程度,不断地剖析自己,进一步完善护理道德理论和提高自身的护理道德修养水平。在完善护理道德理论、提高道德修养水平的基础上,护理人员还可以通过护理实践活动进行自我教育。护理人员在护理活动中以护理道德的基本原则和行为规范为标准,要求自己、对照自己,不断进行反思,用符合规范的行为激励自己,发现差错和不足,及时进行纠正。这样,护理人员在不断进行自我教育中,使自己的护理行为得到修正,克服不道德行为,培养并提高自己的道德品质。

(四) 重在自觉,达到慎独

护理道德修养能否取得成效,除受客观因素制约外,关键在于护理人员的自觉性及恒心。因此,护理人员在护理实践中不但要脚踏实地进行自我锻炼和修养,勇于剖析自己,敢于自我批评,保持自我的道德评判和选择能力,不断提高修养的自觉性,而且要坚持不懈、持之以恒地进行修炼。护理道德修养的过程是恒心的延续过程。世界是变化发展的,护理学和护理道德也一样,其内容在不断地变化发展,只有不停地追求和更新,道德水平才不至于滑坡或僵化。所以,护理人员进行道德修养一定要培养毅力和恒心。同时,护理道德修养要求护理人员自觉地反省护理实践中两种道德观念的斗争,自觉坚持全心全意为人民服务的正确道德观,自觉地与"金钱至上"、以医谋私及其他不正之风展开斗争,自觉接受群众、同行和社会的监督,高标准要求自己。只有这样,才能不断向崇高的护理道德境界迈进。

"慎独"出自《礼记·中庸》:"君子戒慎乎其所不睹,恐惧乎其所不闻。莫见乎隐,莫显乎微,故君子慎其独也。"它是我国伦理学所特有的范畴,是指个人独处时,仍能坚持道德信念,按照道德原则行事。作为护理人员而言,"慎独"是指护理人员在个人独处、无人监督的时候,仍然能坚持自己的道德信念,自觉地按照一定的道德准则去做的行为。它既是道德修养的一种方法,又是道德修养所要达到的一种崇高的道德境界。

护理人员要加强护理道德修养,努力达到"慎独"境界。第一,要认识到"慎独"是护理道德修养的最高境界,要达到这一境界就必须增强护理道德修养的自觉性。因为护理人员的护理行为,往往是一个人独自进行的,无人监督,这时患者可能失去知觉或不知情,很难对护理行为进行监督和了解,判断其是否合乎道德原则规范。能否认真负责,一丝不苟,谨慎处置,在很大程度上是靠护理人员的道德修养和信念,靠他们的自觉性和责任心。如护理人员在值夜班时是否严格地执行了医嘱,是否按规定对责任区的患者进行观察,处置时是否按规定进行严格消毒,这些都靠护理人员内心的道德信念来调节、控制,这就要求护理人员要按"慎独"的道德标准去做,在任何情况下都从患者的健康利益出发,不做有损于患者健康的事,圆满完成自己的护理工作。第二,培养"慎独"精神必须打消一切侥幸、省事的念头,特别是当工作平淡而产生厌烦时,或工作繁忙劳累时,愈发要以"慎独"精神要求自己。第三,护理人员要做到"慎独",就必须特别注意在独自一人时,严格要求自己,始终牢记全心全意为患者身心健康服务的根本宗旨,正确处理好每件事,从小事入手,从细处做起,防微杜渐,"勿以善小而不为,勿以恶小而为之。"高尚的护理道德品质的形成必须经过护理人员长期的磨炼和长期的积累，勤于实践，脚踏实地培养自己的道德品质，逐步达到"慎独"这一崇高的道德境界。

（五）加强修养，至善至美

护理人员的道德修养方法，除上述内在的道德修养外，还有外在的仪表和言行的修养。内在的道德修养是通过外在的仪表和言行的修养来展现的，就是说评价一个人道德品质是否高尚主要是看其仪表和言行的修养水平。患者对护理人员的道德评价也是通过其仪表和言行的修养水平来进行的，因此，护理人员要十分重视自己仪表修养、语言修养和行为修养与训练，做到端庄稳重、乐观和善、机智敏捷，以期达到仪表和言行上的善和美。

四、护理道德修养的境界

护理道德教育和修养的目的在于不断提高护理人员的道德境界。因此，护理道德境界是学习和研究护理道德教育和修养的根本归宿。

（一）护理道德境界的含义

境界是指事物的水平高低和程度的深浅。护理道德境界是护理人员通过接受护理道德教育和进行护理道德修养，所达到的道德觉悟程度以及所形成的道德品质状态和道德情操水平。在现实生活中，护理人员的道德水平是不尽相同的，这是因为个人的世界观和对人生价值、社会责任的认识理解能力、意识、文化素质等诸多方面存在着差异。所以，护理人员的道德水平呈现出不同层次。

（二）护理道德境界的分层

根据护理人员对公私关系的认识及其态度，可将护理人员的道德境界分为 4 个层次。

1. 自私自利的境界

这种境界的人，数量不多，但影响很坏。这种境界是受剥削阶级道德观影响而形成的。其表现：自私自利，一事当前，遇事先替自己打算；不安心本职工作，利用工作之便拉关系、走后门，甚至向患者索贿或受贿；在工作上拈轻怕重，推诿责任；对患者态度恶劣，责任心不强。我们绝不能听任这种道德境界在社会中蔓延，应当予以坚决的斗争。

2. 先私后公的境界

处于这种境界的护理人员也不多，他们信奉的原则是"奉公守法""互惠互利"。他们在工作中，尚且能够考虑患者和集体的利益，但是往往更关心自己的私利，斤斤计较个人得失；服务态度的表现不稳定，责任心和服务质量也时好时坏；当集体利益和个人利益发生矛盾时，常常要求集体利益服从个人利益。如此发展下去，容易跌入自私自利、唯利是图的境界，必须帮助其脱离这种境界，向更高层次迈进。

3. 先公后私的境界

这种境界的护理人员是多数，在我国，已构成了护理队伍的主体精神。他们能正确地处理个人与国家、个人与集体的关系，对患者关心体贴，对工作认真负责，能够同舟共济、团结协作。他们也关注个人利益，主张通过自己的诚实劳动和服务获得正当合理的个人利益。当个人利益与患者、集体、国家利益发生冲突时，能把患者、集体、国家利益放在个人利益之上，能先患者、集体、社会而后个人利益。这种护理道德修养和道德行为具有两重性，在一定的条件下可以转化，放松者下滑为先私后公的境界，进取者可以达到最高层次的境界。

4. 大公无私的境界

处于这种境界的护理人员也是少数，他们具备毫不利己、专门利人的思想境界，具有全心全意为患者身心健康服务和为护理事业发展献身的精神。他们对护理工作极端负责，对患者极端热忱，处处以患者的利益为重，甚至为患者、集体、国家的利益毫不犹豫地作出自我牺牲。他们的高尚行为是自觉自愿的，是始终坚定不移的，无论在任何情况下，都始终如一地践行护理道德准则和规范，已达到了“慎独”的境界。这种高尚的护理道德境界闪烁着共产主义思想的光辉。南丁格尔、王秀瑛等护理先辈都是这种护理道德境界的典范，是我们学习的楷模。

第三节 护理道德评价

护理道德评价是护理道德活动的重要组成部分，它对护理人员个人道德品质的形成、社会道德风尚的改善以及和谐社会的构建起着重要的作用。它以其独有的方式影响和制约着护理人员的护理活动。正确地开展护理道德评价，对提高护理道德水平和发展护理事业有着重要的意义。

一、护理道德评价的含义和特点

（一）护理道德评价的含义

所谓护理道德评价，就是人们依据护理道德原则和规范，通过社会舆论或个人内省活动，对他人或自己履行的道德规范和表现的道德品质，所进行的善与恶、是与非的判断，表明褒贬态度。护理道德评价是通过两种途径进行的，一种是社会评价，另一种是自我评价。

在护理实践活动中，人们总是自觉或不自觉地按照一定的护理道德原则、规范，去评价自己或他人的行为，对不道德的行为表现出批评和谴责，对高尚的道德行为表现出支持和赞赏。由此可见，护理道德评价在护理实践活动中对护理行为起着监视的作用，在护理人际关系中起着调节的作用，对促进护理道德原则、规范转化为护理的实际行动以及培养高素质的护理队伍有着重要意义。

（二）护理道德评价的特点

从护理道德评价的含义可以看出，护理道德评价有如下特点。

1. 护理道德评价对象具有确定性

护理道德评价的客体对象是护理人员的护理行为，人们依据一定的护理道德原则、标准和规范对护理人员的职业行为进行善恶评价。

2. 护理道德评价标准具有客观性

护理道德评价是依据一定的护理道德观念、标准和原则进行的，这些原则和规范是人们在长期的护理实践活动中形成的，是衡量护理人员行为的善恶及其社会效果优劣的尺度，具有很强的客观性。

3. 护理道德评价的主体具有广泛的社会性

护理道德评价的主体是社会各界(包括医院内部员工)。既有患者及其家属的评价，也包括整个社会对护理人员的评价。

4. 护理道德评价的结果具有判断性

护理道德评价是对护理行为的善与恶、美与丑、是与非进行道德判断，其目的是惩恶扬善。

5. 护理道德评价具有非强制性

护理道德评价不像法律那样具有强制的作用，而是通过社会舆论的力量和良心的信念、知耻的意向起作用。它不具有法律的强制力，但它对人的行为具有软约束性，是法律的必要补充，特别是护理人员内心的自我评价，较之其他的社会评价更能起到法律无法起到的作用。

二、护理道德评价的标准和依据

(一) 护理道德评价的标准

标准是衡量事物的尺度或准则。善恶是道德评价的标准。护理道德评价的标准是善恶在护理实践活动中的具体化。护理道德评价的基本标准主要有以下几个。

1. 有利

护理道德评价的有利标准主要从以下 3 个方面来衡量。

(1) 是否有利于患者疾病的缓解、治愈和康复。这是评价和衡量护理行为善恶的最根本的标准。

(2) 是否有利于护理科学的发展。任何有利于护理科学发展的护理行为是道德的行为，这需要护理人员积极开展护理科学研究，摒弃陈旧的护理观念，用实际行动推动护理科学的发展和社会进步。

(3) 是否有利于社会的可持续发展。护理是社会的重要组成部分，护理实践活动与社会发展密切相关。护理活动应有利于人类生存环境的保护和改善，有利于人类健康的维护和促进。

2. 自主

自主权是患者的基本权利，也是和谐的护患关系存在的前提条件。护理人员应尊重患者自主地决定自己意愿的能力与权利。患者作为主体的人，应具有人格权利，理应得到护士的尊重与维护，护理人员应当成为患者权益的忠实维护者。是否尊重患者的自主权，是评价和衡量护理人员道德行为的重要标准之一。

3. 公正

公正不仅是社会生活中最重要的道德原则，也是护理道德评价的重要标准。公正是指在社会人际交往中待人处事公道平等、合乎道理。它包括两层含义：一是指“收益”和“负担”的公正合理分配，又称“分配公正”；二是指平等待人，一视同仁。在护理实践中的公正标准指卫生资源分配的公正原则及护理人员公正、平等地对待患者。

4. 互助

医学和护理学发展的趋势,越来越需要医务人员之间的相互支持,多学科之间的协同一致。我们强调个人、集体和社会利益的一致,就必须团结互助。在护理实践中的互助标准是指多科室、多部门密切配合,其共同的目标是维护患者的健康利益,促进医学科学的发展。因此,互助也是进行护理道德评价的重要标准。

(二)护理道德评价的依据

护理人员的一言一行、一举一动,都出自于内心深处的相应动机和目的。为此,可依据其动机与效果、目的与手段进行护理道德的评价。

1. 动机与效果

动机是指人们行为趋向一定目的的主观愿望或意向,效果是指人们行为所造成的客观后果。在伦理学中,唯动机论者强调动机否认效果,唯效果论者强调效果否认动机。我们要坚持马克思主义的动机与效果辩证统一的观点,评价护理行为时必须从效果上来检验动机,从动机上看效果,把动机与效果统一到实践中并对具体情况作出具体分析。

动机与效果相统一的理论,是评价护理人员行为的重要依据。

(1)一般情况下,护理人员好的动机将产生好的效果,坏的动机则产生不好的效果,把动机与效果统一起来,能对护理人员的行为作出客观、公正的评价。

(2)护理行为易受多方面因素的影响和制约,在有些情况下,动机与效果会不一致,甚至出现矛盾,好的动机有时不一定引起好的效果,不良的动机也可能“阴差阳错”而出现好的效果。在这种情况下,评价护理行为的道德是非,应该联系全部护理实践活动来判断,切不可简单地以效果来判断动机,也不能以动机代替效果。当好的动机产生坏的效果时,就要客观地分析护理人员产生坏效果的原因,避免简单地以效果否定动机的片面性。同样,坏的动机产生好的结果时,就要联系动机分析效果,对这种效果作出公正的评价。进行护理道德评价时,离开效果的判断显得没有客观准绳;离开动机的判断,也必然会产生片面性,唯一正确的方法是坚持动机与效果的辩证统一分析。

(3)护理人员行为动机与效果的统一基础是实践。对主观动机的检验,不仅要注意效果,而且要坚持在护理实践中全面考察。好的动机产生坏的效果,可以在以后实践中总结经验,不断改进,最终达到动机与效果的统一;坏的动机产生好的效果,也可以在以后的实践中得到澄清与验证,从而使动机与效果统一起来。

2. 目的与手段

目的是指护理人员经过自己的努力期望达到的目标,手段是指为达到这一目标所采取的措施、方法和途径。两者之间既相互联系又相互制约,构成一个对立统一的整体。目的规定手段,手段服从目的。目的与手段的统一,构成了护理道德评价的又一标准。没有目的的手段将失去评价的意义,一定目的的实现总是要借助于一定的手段。进行护理道德行为评价时,要从目的与手段的统一出发,不仅要看是否有正确的目的,而且还要看是否选择了恰当的手段,避免目的与手段相背离而产生片面性的结论。

依据目的与手段的相互统一,在选择手段上应坚持3条基本原则。

(1)一致性原则。即选用的护理手段必须与治疗的目的相一致。在护理实践中,护理人员必须配合治疗的需要，尽力为病人创造适合治疗的环境和条件，并根据不同病人、不同病种和不同病情的不同需要采取不同的、行之有效的护理手段和措施，达到减轻痛苦、治愈疾病、恢复健康的目的。

（2）最佳性原则。即对于同一种疾病，在存在多种护理手段的情况下，应选择当时当地护理设备和技术条件允许情况下的最佳方案，即疗效最佳、毒副作用和生理功能损伤最小、痛苦最小、耗费最小、安全度最高的护理手段。

（3）社会性原则。即选择护理手段时必须考虑社会整体效果。一切护理手段的选择，在考虑对病人有利的同时，还要顾及整体社会效果。凡是可能给社会带来不良后果的护理手段，即使符合病人个人的利益，也要遵照集体主义原则，耐心对病人做解释工作，使病人个人利益服从社会整体利益。既不可随意迁就病人，又要使病人的损失降低到最低限度。坚持社会效益第一，又对病人负责任的护理手段，才是道德的。

三、护理道德评价的作用和方式

（一）护理道德评价的作用

护理道德评价对护理人员道德品质的培养、医德医风的建设及社会主义精神文明的建设均起着至关重要的作用。

1. 维护护理道德原则和规范的权威性作用

在护理实践中，护理道德评价将对护理人员的行为本身和行为结果进行道德价值判断，以确认其行为是否符合护理道德原则和规范。对符合护理道德原则、规范的行为，通过评价给予表扬和鼓励；对违背护理道德原则、规范甚至有玷污白衣天使圣洁的行为，给予批评和谴责。从而维护护理道德原则、规范的权威性，也促进了护理道德理论和实践的统一。

2. 价值导向作用

护理道德评价的价值导向作用体现在护理实践活动过程中，其护理行为是不确定性的，它的不确定性表现在护理活动主体差异性和客体差异性。作为护理道德实践活动中的主体——护理人员对客体——患者，采取什么样的护理行为具有选择性，这种选择性取决于护理道德评价，护理道德评价决定着护理道德的行为选择，它约束着护理人员只能选择合乎护理道德评价标准的护理行为，不能选择其他的不合乎护理道德评价标准的护理行为，在选择过程中，护理道德评价起着重要的导向作用。

3. 护理道德教育作用

护理道德评价是使护理道德原则和规范转化为护理道德行为的杠杆和桥梁。护理道德评价根据护理道德原则和规范，具体教育护理人员，哪些护理行为是道德的，因而是正当的、高尚的、美好的；哪些护理行为是不道德的，因而是不正当的、卑鄙的、丑恶的。这种对护理行为进行褒贬的裁判，不仅能使护理人员分清善恶界限，而且还能产生对道德行为的赞赏，对不道德行为的憎恨和厌恶，从而激发护理人员强烈的道德责任心和荣誉感，有效地提高护理人员的道德觉悟，促使他们积极地、自觉地按照护理道德原则和规范去选择道德行为，避免不道德行为。

同时，护理道德评价还有深刻的自我道德教育作用，它的自我教育作用是通过深刻的自我道德评价来进行的，这种道德评价更能作用于护理人员的道德情感，它不仅激励护理人员坚持好的，多做符合道德的事，而且当护理人员做了不道德的事的时候，能通过内心反省，来达到自我控制，产生光荣与耻辱、义与不义的护理道德情感，促使其调整自己的行为，逐步培养高尚的护理道德品质。

通过护理道德评价的教育作用，可以使护理道德责任更加明晰，使护理人员明辨善与恶、是与非，明确各种护理行为道德与不道德的界限，协调护理活动中的人际关系，形成良好的护理道德风尚。护理道德评价的过程本身就是一个护理道德教育过程。实践证明，一名护理人员护理道德品质的形成和完善，需要护理道德评价去造就；医疗卫生部门良好的护理道德和作风的形成需要护理道德评价去促进。

4. 对护理活动中人际关系的调节作用

护理道德作为护理活动中的行为规范，它的基本功能是指导和规范护理人员的行为，使其按照护理道德要求正确处理护理实践中的各种人际关系，从而顺利地进行护理实践活动。护理道德评价的这种调节作用主要是通过道德评价来实现的。在护理实践中，通过护理道德评价，对人与人之间，个人与集体、社会之间，集体与集体、社会之间的行为，做出善与恶、是与非、应该怎样做和不该怎样做的道德抉择，从而达到调节护理人员与患者和医生、与患者家属群体和医生群体、与其他科室群体和其他社会群体关系的目的，使护理活动中的人际关系更加和谐。护理人员要充分利用道德评价对人际关系的这种调节作用，为创造和谐的护患关系做出努力。

5. 对临床医疗护理重大道德纠纷的明辨作用

随着医学科学和社会科学的不断进步和发展，出现了诸多的“社会医学问题”，并因此而产生出一些重大的医学道德难题。为此，通过护理道德评价，可以明辨是非，并起到正确的导向作用。如对安乐死、“克隆人”的讨论等，只能在进步的医德观念指导下，作出符合人民利益的正确评价，方可促进医学科学和医疗事业的不断发展。

（二）护理道德评价的方式

根据护理道德评价主体的不同，可将护理道德评价方式分为社会评价和自我评价两种。社会评价主要是指社会舆论和传统习俗，是一种客观评价力量；自我评价主要是指内心信念，是一种主观评价力量。

1. 社会舆论

社会舆论是公众对护理行为发表的各种议论、意见和看法，表现倾向态度和褒贬情感。它是公众通过某种传播媒介对护理行为施加精神影响，从而达到调控和评价护理行为的目的的一种方式。社会舆论有正式和非正式两种。正式的即自上而下的社会舆论，是国家或社会团体对个人及小群体的舆论影响。非正式的即自下而上的社会舆论，是个人及小群体对国家或社会团体的舆论影响。正式的社会舆论是由一定的国家机关和社会团体通过各种方式，形成有明确目的的影响，是社会舆论的主体。主要有国家的报纸、电台、电视、网络，还有卫生部门内部组织的促进护理道德形成的各种活动等。它代表舆论的方向，是社会舆论的主流，对护理道德行为的影响最大。非正式的社会舆论是人们依据一定的道德观念、道德原则或传统习惯而自发形成的舆论。这类舆论具有一定的差异性，它可能是正确的也可能是错误的，可能是集中的也可能是分散的,有的起积极作用也有的起消极作用,这就要求我们对社会舆论要有识别能力,正确对待。

2. 传统习俗

传统习俗是人们在长期的社会生活过程中逐渐形成和沿袭下来的习以为常的行为倾向、行为规范和道德风尚,又称传统习惯。传统习俗在护理道德评价中的功能表现为:它是评价护理行为道德价值最初、最起码的标准,也是护理道德评价作出的价值判断和准则得以巩固和流行的外在形式。同时,传统习俗并不都是健康的,它既包括优秀的传统美德,也包含有一定的历史沉渣和惰性。因此,对传统习俗在护理道德评价中的作用,要作具体、客观的分析,要区别对待,有所扬弃,取其精华,去其糟粕。

3. 自我信念

内心信念是人们根据一定社会的道德原则、规范形成的对某种道德观念、道德理想的真挚信仰。内心信念是人们对自己的行为进行善恶评价的一种内在力量。个人的内心信念包括正义感、善恶感、责任感、义务感、荣誉感、尊严感等自我意识。内心信念既是指导护理人员行为的导向,又是进行自我道德评价的内在因素,它具有稳定性、深刻性和约束性三个显著特点,是护理道德评价的最基本方式。它表现为:一个人发自内心地对某种道德义务的真诚信服和强烈的责任感,是深刻的道德认识、强烈的道德情感和顽强的道德意志的有机统一,是人们据以进行道德行为选择的内在动机和道德品质形成的基本要素。内心信念在道德评价中的作用是通过良心来发挥的。在一定的内心信念影响下,会为自己履行了某种道德义务,而感到精神愉悦,心安理得或问心无愧;而当自己做了不符合道德的行为时,会感到内心的自我谴责,羞愧不安。由于内心信念是发自内心地自我评价的动力,它以理智为前提,不仅具有自觉性的特点,而且对自己的行为具有道德的内控作用。它可以激励人们按照自己的善恶观念去支配自己的行为,避免不道德行为的产生。

综上所述,护理道德评价无论是社会评价还是自我评价,都不是独立存在的,它们相互补充,相互制约,互为依据,相辅相成。社会舆论是现实的力量,具有广泛性;传统习俗是历史的力量,具有持久性;内心信念是自我的力量,具有深刻性。没有社会舆论和传统习俗的外部条件的长期影响,内心信念不可能形成;内心信念的形成与增强,对社会舆论和传统习俗又有着明显的促进作用。三种评价形式相互渗透、相互补充,共同发挥护理道德评价作用。

思考题

1. 简述护理道德教育的内容和方法。
2. 护理道德教育的原则主要有哪些?
3. 何谓护理道德修养?哪些方法可以加强护理道德修养?
4. 简述护理道德评价的标准和方式。
5. 试述护理道德评价的作用。

案例分析

案例1:第39届南丁格尔奖章获得者巴桑邓珠——雪域高原奉献人生

在四川省甘孜藏族自治州人民医院,有位全州唯一的藏族男护士,他从事护理工作30年,把整个身心都倾注在民族护理事业中,把爱心无私地奉献给了患者。他——就是甘孜州人民医院主管护理的副院长巴桑邓珠。

地处青藏高原的甘孜州人民医院,医务人员中90%以上是汉族人,不懂藏语,而边远地区前来就医的农牧民80%是藏民,不懂汉语。因此在诊疗过程中,医患之间常无法进行语言交流。从当普通护士起,巴桑邓珠就在工作之余承担起了翻译工作。而后,巴桑邓珠亲自担任藏语教师,在院内举办了三期藏语言培训班,使医护人员基本掌握了藏族的日常用语。他在担任义务导医服务中,还把平时节省下来的薪水捐赠给那些贫困的农牧民患者。全州18个县到人民医院来看病的农牧民患者都知道有一位对患者热情服务的藏族男护士。在一个寒冷的冬天,一位来自牧区的贫困患者因消化性溃疡大出血急诊转入州人民医院。利用休息时间为患者当导医和翻译的巴桑邓珠,看到患者衣着单薄,立即回家抱来了崭新的毛毯盖在被冻得瑟瑟发抖的患者身上。手术后的恢复期,巴桑邓珠对患者悉心照顾,时常从家里给患者送去糌粑、酥油等营养食物,患者治愈出院时,不顾巴桑邓珠的再三劝阻,执意要向巴桑邓珠叩头致谢。像这样的事情,不胜枚举。

在忘我工作之余,巴桑邓珠所想到的仍是怎样提高自己的业务理论水平。1978年,他在四川省人民医院进修胸外器械护士半年,同年任手术室护士长。1985年,回州人民医院护理部任副总护士长、总护士长等职。1993年到华西医大护理系读书,并以优异的成绩毕业。丰富的临床经验及先进的理论管理知识,使他对护理学有了更新、更深的理解与认识。他一面从事护理管理工作,一面撰写护理专业理论文章,他撰写的《关于手术室管理工作的认识》《影响导医行为因素及提高导医率的方法》等文章对全州的护理工作具有指导作用。巴桑邓珠从担任护理部主任开始,便以超常的胆识和魄力对医院的护理管理体制进行大刀阔斧的改革。十多年来,他协助院长管理全院的护理工作,拟订护理计划,制定护理规章制度,定期对护理人员进行护理业务考核,组织全院护理人员的业务学习,积极做好医德医风教育,建立健全了一整套管理体制,培养、培训见习或进修护士……

2003年,巴桑邓珠的名字赫然写在第39届南丁格尔奖章获得者名单上,他是迄今为止,我国获得南丁格尔奖的第一位男护士,也是中国获此殊荣的第一位藏族人。

案例2：英勇护士情洒火场

在黑河嫩江嘎拉山火场和大兴安岭火场上万扑火大军中，在浓烟的笼罩下，一个特殊而熟悉的身影深深地吸引了记者的眼睛，一位身穿迷彩服、面相清秀、身材纤瘦的女子穿梭于伤员之中，动作娴熟地给伤员们包扎伤口，喂战士吃药，还不时地轻声安慰着伤员，一刻也不得闲，汗水浸湿了她脸庞的一缕头发，都顾不上擦一下，只有袖口上那块纯白色印有红十字的布标，让人知道她是一名医务人员，这个人就是上万名扑火大军中唯一的女同志——武警黑龙江总队医院护士常玉蛟。

2006年5月，黑龙江省黑河、大兴安岭地区发生森林火灾，武警黑龙江总队医院接到抢救灭火卫勤保障命令后，领导决定女同志在家留守。“凭什么不让我上火线保障?”“我不需要特殊照顾!”住单身宿舍的常玉蛟，以自己尚未结婚，没什么牵挂为由找领导请缨。“火线官兵如果受伤，更需要得到女同志的安慰和护理!”向来都是沉稳、文秀的护士常玉蛟眼里含着泪花，软磨硬泡直到站在保障队伍中为止。面对森林烈火和烟熏灰呛，她不顾别人劝阻，背起药箱冲上火场，一面为手脚受伤的官兵包扎，一面为劳累过度的官兵按摩，手腕酸了，她双手交叉活动一下继续干；背部疼了，她直起身子站一站，又蹲了下去；在火场上去厕所不方便，她就少喝水或不喝水，口渴了只能含润喉片；睡觉是她最头疼的事，不是睡在车厢里，就是睡在椅子上。官兵奋战了10多天，她也跟着奔出忙碌了10多天，每当官兵从火场撤出休息时，她又拖着疲惫的双腿，开始为官兵逐一复诊。

6月1日夜晚，在嘎拉山火场忙碌寻诊任务的常玉蛟，刚要倒在用两个椅子简单拼起的“专用床”上休息，忽然碰到一名右脚严重水肿的战士前来就医。她见此情景，立即开始紧急救治。战士刘仁正的脚因长时间浸泡在潮湿和细菌较多的灰烬中，鞋里又不透风，脚趾肿得特别粗，血泡连成了片。常玉蛟小心翼翼地消毒擦药，清理。因脚趾已烂得看不清形状，烂肉中又裹着黑色泥水，散发着刺鼻臭味。看到这些，常玉蛟的眼泪刷地流了下来，但为了减轻小刘的痛苦，她还是一点一点清洗，一块一块地敷药、包扎，每一个动作都是那么轻柔，生怕哪一下不注意弄疼了战士。在进行溃烂部切除手术时，她用手把住小刘的脚指头，见小刘疼得满脸通红，两手到处胡乱抓，这时，常玉蛟就让小刘握住她的手，鼓励他、安慰他。“握住我的手，你就不疼了，再坚持一会儿，手术很快就成功了!”伴着常玉蛟甜润的声音，小刘的脚趾溃烂切除手术成功结束了。

在整个森林灭火战斗中，常玉蛟共周转1 600多公里，奔赴3个火场，转换3条火线，就医96人，护理简单外伤处置的病号13人，发放药品39种。

学习了巴桑邓珠和常玉蛟的事迹后，请运用本章的相关内容写一篇读后感。

案例3：在某医院里，有位小刘护士，在药物配制中，为了图省事，不管患者需要输注药物的种类和数量，将所需要配制药物一瓶接一瓶地几乎在同一时间内加入到要输的液体中；消毒时一支棉签多次使用，仅用一具针管多次抽吸多种药物，只管一瓶一瓶地将药物加好，不注意药物的先后次序，一大早将全天的药物全部配制完毕，使好多药物随着时间的延长而效价降低。

你对小刘护士的做法有何感想？请用“慎独”修养的观点给予剖析。

案例4：南丁格尔奖获得者王文珍

王文珍是海军总医院护理部总护士长，身边的“提灯女神”，第四十二届国际南丁格尔奖获得者。

33年，王文珍默默坚守在一线临床护理岗位，用她的追求，赢得了人们的尊敬。

患者面前，用亲情温暖生命

一个偶然的事件，让王文珍的内心深处，埋下了在护理岗位上默默奉献的种子。

那是她1978年刚刚考入海军总医院护士学校不久的一天。平时身体健康的父亲，突发心肌梗死，由于救治不得当，不幸去世。

父亲的离世，深深地触动了她。“患者把生命交给你，你就得对他们负责。作为一名护士，就要像对待自己的亲人一样，对待患者。”

1981年6月，王文珍毕业了。她说，从走进海军总医院消化内科做护士的那一天起，就默默地立下了誓言：要让每一名患者都得到最及时的救治。

刚做护士不久，王文珍看到一位不能自理的老人，没有亲属陪床，就主动承担了陪护老人的工作。帮老人翻身、洗尿布、擦洗身子……

“你一个大姑娘，做这些怪不好意思的。”有人劝阻王文珍。

王文珍说，不好意思也得做，这是工作。老人病愈出院了，没有因为长期卧床得过压疮。

1986年，医院成立了急诊科。王文珍第一个报名，这一干就是22年。

几年前，一名20多岁的小伙子知道自己得了艾滋病后，绝望地跳楼自杀，被送到海军总医院急诊室时，生命垂危。

王文珍在为他吸痰时，患者的呕吐物喷了她一脸。

因为恐惧艾滋病，很多医护人员不愿意承担护理工作。王文珍说，不论什么病，患者都有接受护理的权利。不能因为恐惧艾滋病，就区别对待患者。

在急诊观察室的20多天里，她为患者洗头洗脸、剪指甲、刮胡子，患者截瘫后排便功能出现障碍，她就戴上手套为他掏大便……

出院时,小伙子泣不成声:"自从得了艾滋病,许多亲友都躲着我,您却像亲姐姐一样照顾我!"

当王文珍被问到什么是让她最难忘的,"患者依然记得我",她简短地答道。

曾经护理过的一位患者,20 多年后,无意中碰上王文珍,依然记得她,让她感动不已。"看到这些熟悉却又陌生的面孔,聊起当年的往事,心里特温暖,特满足。"王文珍说。

灾难面前,用真情守护生命

"我是党员,我先上!"每一次面对危险和灾难,王文珍都这样说,这样做。

2003 年,非典(SARS)疫情异常严峻,人们"谈非色变"。"不管这种病有多么大的传染性,只要患者来了,我先上!"王文珍把危险留给了自己。

一天,医院收治了一位重症 SARS 女患者,这位女患者已传染了 3 个人,被隔离后不配合治疗,情绪非常低落,几次执意要轻生。

不管患者怎样发脾气、使性子,王文珍都不离不弃。每天,给患者喂水、喂饭、倒大小便,和患者拉家常。

"你最想谁?"王文珍问她。

"最想 9 岁的女儿。"患者说。

"我也有一个女儿,孩子怎么能没有母亲啊,你的病一定能治好,孩子在等你回家呢!"

患者康复出院时,紧紧拉着王文珍的手。"护士长,要是没有您,我肯定挺不到今天,也活不到出院。"

在 SARS 病房,122 个日夜,王文珍 3 次放弃轮换。她说:"除非我病倒,否则我决不离开。"

2008 年,汶川发生大地震。已经 46 岁的王文珍,再一次向党组织递交了请战书。那时候,她患有严重的腰椎间盘突出、膝关节积液。

5 月 14 日,王文珍和战友们背负沉重的医疗器械,把一个成建制的医疗队,搬进了北川县城。第二天,他们径直来到坍塌的北川县政法委大楼。当时,余震不断,在废墟中救援随时有生命危险。

王文珍一次次在废墟上、危楼中穿行,寻找幸存者。裸露的钢筋、铁丝和锋利的瓦片,把她手脚扎破,鲜血直流……

灾区天气特别冷,为了让药物发挥最大的作用,王文珍和其他护士在给孩子输液前,先用体温把液体焐热……

灾区条件简陋,伤员特别多,心细的王文珍就把抢救后的幸存者资料简单记录在手臂上,以便复查……

医疗设备不足，王文珍和战友们一起用床板、坐椅抬伤员，多次累得摔倒在台阶上……

时任医疗队队长的海军总医院院长钱阳明动情地说："60 多小时的生死大救援，王文珍没洗一次脸，没刷一次牙，饿了吃口饼干，渴了喝点矿泉水，和战友一起救治伤病员 109 名，解救出废墟下被困人员 10 名……"

70 多个日日夜夜里，王文珍和队友先后转战北川、绵阳、安县等重灾区。抗震救灾胜利后，她被表彰为"全国三八红旗手"。

使命面前，用激情燃烧生命

王文珍到了海军总医院之后，一直都没有放弃学习。

王文珍总是说，现在医疗技术发展这么快，我只是中专学历，不学习怎么能跟上时代呢？

那时候，王文珍住的房子很小，只有 9 m^2，放进吃饭的桌子和床，基本上就没什么空间了。晚上看书的时候，怕影响丈夫和女儿睡觉，她就自己躲到厕所里去，一看就到半夜。

到了要考试的时候，她就几乎不睡觉了，白天上班，晚上学习。

这样，王文珍自学考上了大专，后来又上了本科。

2009 年 10 月 27 日，在人民大会堂，当中共中央总书记、国家主席、中央军委主席胡锦涛亲自把第四十二届南丁格尔奖章挂到王文珍胸前的那一刻，她激动不已。

采访王文珍，王文珍谈得最多的是两个字：感恩。怀着一颗感恩的心，王文珍追求的脚步，一刻都没有停息。

2009 年夏天，我国自行研制的 866 医院船，进行 25 天的满负荷检验性训练。训练中，王文珍带领队友，大胆创新海上复杂条件下的护理模式，有效提升了战时护理工作的质量和安全。她撰写的多篇论文，填补了我军海上救援护理领域的空白。

2010 年 8 月，王文珍随"和平方舟"医院船赴亚丁湾和吉布提、肯尼亚、坦桑尼亚、塞舌尔、孟加拉国等亚非国家执行"和谐使命－2010"人道主义医疗服务。

出发前，王文珍详细了解所到国家的医学地理情况和基本医疗状况。航程中，她针对孤残智障儿童、普通平民和孤寡老人等不同对象，拟定了服务计划。

到了当地，她带领医疗队，与当地医护人员进行传染病、常见病、多发病诊治与防护知识交流，开展巡诊服务、健康宣传和文化联谊，推广展示针灸、按摩等传统中医技法。

历时 88 天，航程 3.3×10^4 km（17 800 海里），王文珍将"和谐世界、和谐海洋"的理念，播撒在亚非友谊的动人画卷中。

海军总医院政委杨明建说，王文珍用生命践行使命，把全部的精力、真诚的大爱献给了她钟爱的护理事业，却对家庭和亲人留下了太多的愧疚。

王文珍当了16年的急诊科护士长，16个春节都在急诊值班室度过。

女儿10岁前，王文珍上夜班，经常将女儿一个人反锁在家里；女儿中考时，王文珍又在SARS病房4个多月，无暇顾及……

丈夫为了照顾她和女儿，不得已放弃待遇优厚的工作，随军当起“家庭主夫”……

母亲病危时，王文珍因为执行紧急任务，未能见到最后一面。庆功那天，她独自一人，泪流满面……

王文珍说，在海军总医院，有很多很多像她这样的人，她只是这个集体的一分子，一名普普通通的军中白衣战士。[①]

学习了王文珍总护士长的事迹后，请结合本章的相关内容写一篇读后感。

① 摘自：http://www.wenming.cn

参考文献

[1] 卢启华,邹从清,阮丽萍.医学伦理学.2版.武汉:华中科技大学出版社,1999.

[2] 田荣云.护理伦理学.北京:人民卫生出版社,1999.

[3] 刘耀光,李润华.医学伦理学.长沙:中南大学出版社,2001.

[4] 杨韶刚,郭本禹.道德发展的理论.哈尔滨:黑龙江人民出版社,2003.

[5]马文元,王振方,郭明.医学伦理学.大连:大连出版社,2002.

[6] 王亚平.医患权益与保护.北京:人民军医出版社,2003.

[7] 唐凯麟.西方伦理学名著提要.南昌:江西人民出版社,2000.

[8] 张光兴.大学生思想道德修养.北京:科学出版社,2002.

[9] 丘祥兴.医学伦理学.2版.北京:人民卫生出版社,2003.

[10] 马文元,吕松,袁光荣.医学伦理学.长春:吉林人民出版社,1996.

[11] 王如兰.医学伦理学.济南:山东科学出版社,1996.

[12] 朱琼瑶,黄加海.护理伦理学.武汉:湖北人民出版社,1989.

[13] 赵同刚.卫生法.北京:人民卫生出版社,2001.

[14] 李树贞,赵曦光.康复护理学.北京:人民军医出版社,2001.

[15] 周郁秋.社区护理.北京:华夏出版社,2000.

[16] 严久元.当代医事伦理学.台北:橘井文化事业股份有限公司,1988.

[17] 成军,斯崇文.基因治疗.北京:学苑出版社,1993.

[18] 卢圣栋.现代分子生物学实验技术.北京:高等教育出版社,1993.

[19] 吴冠芸,王申五.基因诊断.北京:人民卫生出版社,1982.

[20] 吴冠芸,方福德.基因诊断技术及应用.北京:北京医科大学、中国协和医科大学联合出版社,1992.

[21] 伍欣星,聂广.医学分子生物学.武汉:武汉大学出版社,1996.

[22] 萨姆布鲁克,弗里奇,曼尼阿蒂.分子克隆实验指南.金冬雁,黎孟枫,译.北京:科学出版社,1992.

[23] 冯泽永.医学伦理学.北京:科学出版社,2002.

[24] 杜慧群,刘齐.护理伦理学.北京:北京医科大学、中国协和医科大学联合出版社,1997.

[25] 张晨.护理伦理学教程.上海:第二军医出版社,2002.

[26] 李本富.护理伦理学.北京:科学出版社,2000.

[27] 李本富.医学伦理学.北京:北京医科大学出版社,2000.

[28] 李本富等.临床案例伦理分析.北京:科学出版社,1998.

[29] 陈亚新等.当代医学伦理学.北京:科学出版社,2002.

[30] 姜冬九. 整体护理理论与实践. 北京:人民卫生出版社,1998.
[31] 白继容. 护理学基础. 北京:北京医科大学、中国协和医科大学联合出版社,1997.
[32] 王清红,王大军. 医学伦理学. 郑州:河南医科大学出版社,1998.
[33] 卢美秀. 护理伦理学. 北京:科学技术文献出版社,2002.
[34] 夏丰年,毛宗福. 医学科研设计基本方法. 武汉:湖北科学技术出版社,1999.
[35] 孙慕义. 医学伦理学. 北京:高等教育出版社,2004.
[36] 何宪平. 护理伦理学. 北京:高等教育出版社,2003.
[37] 曹志平. 护理伦理学. 北京:人民卫生出版社,2004.
[38] 温树田. 护理伦理. 北京:高等教育出版社,2005.
[39] 丛亚丽. 护理伦理学. 北京:北京大学医学出版社,2002.
[40] 秦敬民,王东杰. 医学伦理道德学. 上海: 上海科学技术出版社,2006.
[41] 李向东. 护理与临终关怀. 北京:北京医科大学、中国协和医科大学联合出版社,1999.
[42] 徐宗良,刘学礼,翟晓敏. 生命伦理学. 上海:上海人民出版社,2002.
[43] 李峰,李士雪. 社区护理. 济南:山东科学技术出版社,2006.
[44] 王卫红. 护理伦理学. 北京:清华大学出版社,2006.
[45] 曹开宾,邱世昌,樊民胜. 医学伦理学教程. 3 版. 上海:复旦大学出版社,2004.
[46] 高崇明,张爱琴. 生物伦理学. 北京:北京大学出版社,1999.
[47] 王彩霞,张军,张希晨. 医学伦理学教程. 北京:人民卫生出版社,2005.
[48] 张金钟,王晓燕. 医学伦理学. 北京:北京大学出版社,2005.
[49] 郑宗秀. 医学伦理学. 北京:人民军医出版社,1999.
[50] 李海燕. 医学伦理学. 武汉: 武汉大学出版社,2001.
[51] 曹文妹,瞿晓敏. 生命伦理与新健康. 济南:济南出版社,2005.
[52] 邱仁宗,翟晓敏. 生命伦理学概述. 北京:中国协和医科大学出版社,2003.
[53] 李玉珍,蔡金华. 医学与生命伦理. 北京:科学出版社,2003.
[54] 李润华,刘耀光. 医学伦理学. 长沙:中南大学出版社,2003.
[55] 王新明. 护理伦理学. 长沙:湖南科学技术出版社,2003.
[56] 杜慧群,刘奇. 护理伦理学. 北京:中国协和医科大学出版社,2004.
[57] 何宪平. 护理伦理学. 2 版. 北京:高等教育出版社,2007.
[58] 郑玉建,王家骥. 预防医学. 北京:科技出版社,2007.
[59] 丛亚丽. 护理伦理学. 北京:北京大学医学出版社,2010.
[60] 曹志平. 护理伦理学. 北京:人民卫生出版社,2011.
[61] 冯立天. 中国人口政策的过去、现在与未来. 人口研究,2000,24(4):23-34.
[62] 江雪莲. 关于我国人口伦理问题的思考. 学术研究,2002,(7):49-52.
[63] 唐之享,肖君华. 论生育控制中的“两权”问题. 求索,2003,(5):89-91.
[64] 郭熙保,尹娟. 对我国计划生育政策的反思. 理论月刊,2005,(11):68-74.
[65] 陆金国,邢远翔,陆铁林. 永远的白衣战士. 健康报,2003-04-16(1).

附录：国内外医学道德资料选

一、希波克拉底(Hippocrates)誓言

（希波克拉底，公元前460—前377，古希腊医学家，西方医学奠基人）

我对着医神阿波罗、阿斯克莱皮亚斯、健康之神、一切治疗之神以及所有的神明和女神宣誓：按照我的才能和决心，我必须遵守这一誓言和规约——敬爱我的业师如同亲生父母一样，同他们共同享受我的所有，救济他们的穷困；照料他们的后代如同我的兄弟，如果他们要向我学习医术，我不索报酬，不讲条件，传授给他们；我采用训导、讲解和其他方式，传授技艺给我的儿子和业师们的儿子，并按照医学法规及某种师徒公约来约束弟子们，其他人概不传授。我按照我的才能和决心，遵守被认为对病人有益的生活规范，严禁对病人的一切毒害和妄为。我不给毒药于要求我给的任何人，也不作任何这类建议；同样也不给妇女堕胎的药栓；我胸怀纯洁和圣洁以度日和操业。我不做结石手术，让操此业者做。不论进任何人家，我皆维护病人的利益，戒绝随心所欲的作为和贿赂；我断然拒绝，从男方或女方、自由民或奴隶那里来的诱惑。不管与我的职业有无关系，凡是我所耳闻目睹的关于人们的私生活，我决不到处宣扬，我决不泄露作为应该守密的一切细节。当我继续信守这一不可亵渎的誓言时，我将永远得到生活、技艺的快乐和所有人们的敬仰。若我一旦践踏和背离这一誓言，我的命运必将沉沦！

二、后希波克拉底誓言

一个医生所承诺的促进病人利益的义务：

我保证履行由于我的专业我自愿承担的治疗和帮助病人的义务，我的义务是基于病人所处的软弱不利的地位，以及他必然给予我和我的专业能力的完全信任。所以，我保证把病人多方面的利益作为我的专业伦理的第一原则。由于承认这种约束，我接受下列义务，只有病人或病人的合法代理人才能解除我这些义务：

1. 将病人的利益置于我专业实践的中心，并在情况需要时置于我自己的自我利益之上。
2. 拥有和保持我的专业要求的知识和技能的能力。
3. 承认我的能力的局限，只要我的病人病情需要，我将向我的各种卫生专业的同事求助。
4. 尊重其他卫生专业同事的价值和信念，并承认他们作为个人的道德责任。
5. 用同等的关切和献身精神关怀所有需要我帮助的人，不管他们有没有能力付酬。
6. 主要为了我的病人的最佳利益，而不是主要为了推进社会的、政治的或财政的政策或我自己的利益而行动。
7. 尊重我的病人的参与影响他(她)的决策的道德权利，明确地、清楚地、用病人理解的语

言说明他（她）的疾病的性质，以及我建议采用的治疗的好处和危险。

8. 帮助我的病人做出与他们的价值和信念一致的选择，不强迫，不欺骗，不口是心非。

9. 对我听到、知道和看到的保守秘密，作为我关怀病人的一个必要部分，除非对别人有明确的、严重的、直接伤害的危险。

10. 即使我不能治愈病人，也总要帮助他们，当死亡不可避免时，要帮助我的病人按照他（她）自己的打算死亡。

11. 决不参与直接地、主动地、有意识地杀死一个病人，即使因仁慈的理由，或应国家的要求，或任何其他的理由。

12. 为了履行我对社会的义务，参与影响国民健康的公共政策决定，提供领导以及专家客观的证言。

13. 将我所说的和所信的付诸实践，从而在我的专业生涯中体现上述原则。

三、《大医精诚》

（唐·孙思邈《千金方》）

学者必须博极医源，精勤不倦，不得道听途说，而言医道已了。深自误哉！凡大医治病，必当安神定志，无欲无求，先发大慈恻隐之心，誓愿普救含灵之苦。若有疾厄来求救者，不得问其贵贱贫富，长幼妍媸，怨亲善友，华夷愚智，普同一等，皆如至亲之想；亦不得瞻前顾后，自虑吉凶，护惜身命。见彼苦恼，若己有之，深心凄怆，勿避险恶、昼夜寒暑、饥渴疲劳，一心赴救，无作功夫形迹之心，如此可为苍生大医；反此则是含灵巨贼……其有患疮痍、下痢，臭秽不可瞻视，人所恶见者，但发惭愧凄怜忧恤之意，不得起一念芥蒂之心，是吾之志也。夫大医之体，欲得澄神内望，望之俨然；宽裕汪汪，不皎不昧。省病诊疾，至意深心；详察形候，纤毫勿失；处判针药，无得参差。虽曰病宜速救，要须临事不惑，唯当审谛覃思；不得于性命之上，率尔自逞俊快，邀射名誉，甚不仁矣！又到病家，纵绮罗满目，勿左右顾眄；丝竹凑耳，无得似有所娱；珍馐迭荐，食如无味……夫为医之法，不得多语调笑，谈谑喧哗，道说是非，议论人物，炫耀声名，訾毁诸医，自矜己德；偶然治瘥一病，则昂头戴面，而有自许之貌，谓天下无双。此医人之膏肓也……医人不得恃己所长，专心经略财物，但作救苦之心。

四、《医家五戒十要》

（明·陈实功《外科正宗》）

五戒

一戒：凡病家大小贫富人等，请观者便可往之，勿得迟延厌弃，欲往而不往，不为平易。药金毋论轻重有关，当尽力一例施与，自然阴骘日增，无伤方寸。

二戒：凡视妇女及孀妇尼僧人等，必候侍者在旁，然后入房诊视，倘旁无伴，不可自看。假有不便之患，更宜真诚窥睹，虽对内人不可谈，此因闺阃故也。

三戒：不得出脱病家珠珀珍贵等送家合药，以虚存假换，如果该用，令彼自制入之。倘服不效,自无疑谤,亦不得称赞彼家物色之好,凡此等非君子也。

四戒:凡救世者,不可行乐登山,携酒游玩,又不可非时离去家中。凡有抱病至者,必当亲视用意发药,又要依经写出药帖,必不可杜撰药方,受人驳问。

五戒:凡娼妓及私伙家请看,亦当正已视如良家子女,不可他意见戏,以取不正,视毕便回。贫窘者药金可璧,看回只可与药,不可再去,以希邪淫之报。

十要

一要:先知儒理,然后方知医理,或内或外,勤读先古明医确论之书,须旦夕手不释卷,一一参明融化机变,印之在心,慧之于目;凡临证时自无差谬矣。

二要:选买药品,必遵雷公炮炙,药有依方修合者,又有因病随时加减者,汤散宜近备,丸丹须预制,常药愈久愈灵,线药越陈越异,药不吝珍,终久必济。

三要:凡乡井同道之士,不可生轻侮傲慢之心,切要谦和谨慎,年尊者恭敬之,有学者师事之,骄傲者逊让之,不及者荐拔之,如此自无谤怨,信和为贵也。

四要:治家与治病同,人之不惜元气,斫丧太过,百病生焉,轻则支离身体,重则丧命。治家若不固根本而奢华,费用太过,轻则无积,重则贫窘。

五要:人之受命于天,不可负天之命。凡欲进取,当知彼心顺否,体认天道顺逆。凡顺取,人缘相庆。逆取,子孙不吉。为人何不轻利远害,以防还报之业也?

六要:里中亲友人情,除婚丧疾病庆贺外,其余家务,至于馈送往来之礼,不可求奇好胜,凡飧只可一鱼一菜,一则省费,二则惜禄,谓广求不如俭用。

七要:贫穷人家及游食僧道衙门差役人等,凡来看病,不可要他药钱,只当奉药。再遇贫难者,当量力微赠,方为仁术。不然有药而无伙食者,命亦难保也。

八要:凡有所蓄,随其大小,便当置买产业以为根本,不可收买玩器及不紧物件,浪费钱财。又不可做银会酒会,有妨生意,必当一例禁之,自绝谤怨。

九要:凡室中所用各样物具,俱要精备齐整,不得临时缺少。又古今前贤书籍,及近时明公新刊医理词说,必寻参看以资学问,此诚为医家之本务也。

十要:凡奉官衙所请,必要速去,无得怠缓,要诚意恭敬,告明病源,开具方药。病愈之后,不得图求扁礼,亦不得言说民情,至生罪戾。闲不近公,自当守法。

五、胡佛兰德(C. W. Hufeland)医德十二箴

(胡博兰德,1762—1836,德国柏林大学教授、医生)

1. 医生活着不是为了自己,而是为了别人,这是职业的性质所决定的。不要追求名誉和个人利益,而要用忘我的工作来救活别人,救死扶伤,治病救人,不应怀有别的个人目的。

2. 在病人面前,该考虑的仅仅是他的病情,而不是病人的地位和钱财。应该掂量一下有钱人的一撮金钱和穷人感激的泪水,你要的是哪一个?

3. 在医疗实践中应当时刻记住病人是你服务的靶子,并不是你所摆弄的弓和箭,绝不能去玩弄他们。思想里不要有偏见,医疗中切勿眼光狭窄地去考虑问题。

4. 把你那博学和时兴的东西搁在一边。学习如何通过你的言语和行动来赢得病人的信

任。而这些并不是表面的、偶然的或是虚伪的。切不可口若悬河,故弄玄虚。

5. 在晚上应当想一想白天所发生的一切事情,把你一天中所得的经验和观察到的东西记录下来,这样做有利于病人,有益于社会。

6. 一次慎重仔细的检查与查房比频繁而粗疏的检查好得多。不要怕降低你的威信而拒绝病人经常的邀请。

7. 即使病人膏肓无药救治时,你还应该维持他的生命,为解除当时的痛苦来尽你的义务。如果放弃就意味着不人道。当你不能救他时也应该去安慰他,要争取延长他的生命,哪怕是很短的时间,这是作为一个医生的应有表现。不要告诉病人他的病情已处于无望的情况。要通过你谨慎的言语和态度,来避免他对真实病情的猜测。

8. 应尽可能地减少病人的医疗费用。当你挽救他生命的同时,而又拿走了他维持生活的费用,那有什么意思呢?

9. 医生需要获得公众的好评。无论你有多大学问、多光彩的行为,除非你得到人民的信任,否则就不能获得大众有利的好评。你必须了解人和人们的心理状态,一个对生命感兴趣的你,就应当听取那朴质的真理。就应当承认丢面子的过失,这需要高贵的品质和善良的性格。避免闲扯,沉默更为好些。不需再告诉你了,你应该去反对热衷赌博、酗酒、纵欲和为名誉而焦虑。

10. 尊重和爱护你的同行。如不可能,最低限度也应该忍让,不要谈论别人,宣扬别人的不足是聪明人的耻辱。只言片语地谈论别人的缺点和小小的过失,可能使别人的名誉造成永久损害,应当考虑到这种后果。每个医生在医疗上都有他自己的特点和方法,不宜去作轻率的判断。要尊重比你年长的和爱护比你年轻的医生,要发扬他们的长处。当你还没有看过这个病人,你应当拒绝评论他们所采取的治疗。

11. 一次会诊不要请很多人,最多三名,要选合适的人参加,讨论中应该考虑的是病人的安全,不必作其他的争论。

12. 当一个病人离开他的经治医生和你商量时,你不要欺瞒他。应叫他听原来医生的话,只有发现那医生违背原则并确信在某方面的治疗有错误时,再去评论他,这才是公平的,特别在涉及对他的行为和素质的评论时更应如此。

六、迈蒙尼提斯(Maimonides)祷文

(迈蒙尼提斯,1135—1204,阿拉伯医学家)

永生之上天既命予善顾世人之生命与康健,惟愿予爱护医道之心策予前进,无时或已。毋令贪欲、吝念、虚荣、名利侵扰予怀,盖此种种胥属真理与慈善之敌,足以使予受其诱惑而忘却为人类谋幸福之高尚目标。

愿吾视病人如受难之同胞。

愿天赐予以精力、时间与机会,俾得学业日进、见闻日广,盖知也无涯,涓涓日积,方成江河,且世间医术日新,觉今是而昨非,至明日又悟今日之非矣。

神乎,汝既命予善视世人之生死,则予谨以此身许职。予今为予之职业祷告上天:

事功艰且巨,愿神全我功。
若无神佑助,人力每有穷。
启我亲医术,复爱世间人。
存心好名利,真理日沉沦。
愿绝名利心,服务一念诚。
神清求体健,尽力医病人。
无分爱与憎,不问富与贫。
凡诸疾病者,一视如同仁。

七、南丁格尔(Nightingale)誓约

本誓约是南丁格尔为护士所立的誓约。佛罗伦斯·南丁格尔(Florence Nightingale,1820—1910),世界著名护理专家,近代护理教育的创始人,护理学的奠基人。

余谨于上帝及公众前宣誓,愿吾一生纯洁忠诚服务,勿为有损无益之事,勿取服或故用有害之药,当尽予力以增高吾职业之程度,凡服务时所知所闻之个人私事及一切家务均当谨守秘密,予将以忠诚勉助医生行事,并专心致志以注意授予护理者之幸福。

八、纽伦堡法典

(1946 年)

这是审判纳粹战争罪犯的纽伦堡军事法庭决议中的一部分,这个牵涉人体试验的十点声明,被称为《纽伦堡法典》,它制定了关于人体试验的基本原则有二,一是必须有利社会,二是应该符合伦理道德和法律观点。这个文件的精神在某种程度上被赫尔辛基宣言所接受,成为人体试验的指导方针。

1. 受试者的自愿同意绝对必要。这意味着接受试验的人有同意的合法权利;应该处于有选择自由的地位,不受任何势力的干涉、欺满、蒙蔽、挟持、哄骗或者其他某种隐蔽形式的压制或强迫;对于试验的项目有充分的知识和理解,足以作出肯定决定之前,必须让他知道试验的性质、期限和目的,试验方法及采取的手段,可以预料得到的不便和危险,对其健康或可能参与试验的人的影响。确保同意的质量的义务和责任,落在每个发起、指导和从事这个试验的个人身上。这只是一种个人的义务和责任,并不是代表别人,自己却可以逍遥法外。

2. 试验应该收到对社会有利的富有成效的结果,用其他研究方法或手段是无法达到的,在性质上不是轻率和不必要的。

3. 试验应该立足于动物实验取得结果,对疾病的自然历史和别的问题有所了解的基础上,经过研究,参加试验的结果将证实原来的实验是正确的。

4. 试验进行必须力求避免在肉体和精神上的痛苦和创伤。

5. 事先就有理由相信会发生死亡或残废的试验一律不得进行,除了试验的医生自己也成为受试者的试验不在此限。

6. 试验的危险性,不能超过试验所解决问题的人道主义的重要性。

7. 必须做好充分准备和有足够能力保护受试者排除哪怕是微之又微的创伤、残废和死亡的可能性。

8. 试验只能由在科学上合格的人进行。进行试验的人员,在试验的每一阶段都需要有极高的技术和管理。

9. 当受试者在试验过程中,已经到达这样的肉体与精神的状态,即继续进行已经不可能的时候,完全有停止试验的自由。

10. 在试验过程中,主持试验的科学工作者,如果他有充分理由相信操作是诚心诚意的,技术也是高超的,判断是审慎的,但是试验继续进行,受试者照样还要出现创伤、残废和死亡的时候,必须随时中断试验。

九、医学伦理《日内瓦宣言》

(1948 年国际医学会制订的第一个医学伦理宣言)

我庄严地宣誓把我的一生献给为人道主义服务。

我给我的老师们以尊敬和感谢。这些都是他们应该赢得的。

我凭着良好和尊严行使我的职业。

我首先考虑的是我的病人的健康。

凡是信托于我的秘密我均予以尊重。

我将尽我的一切能力维护医务职业的荣誉和崇高传统。

我的同行都是我的兄弟。

在我的职责和我的病人之间,不允许把对宗教、国籍、种族、政党和社会党派的考虑掺杂进去。

即使受到威胁,我也将以最大的努力尊重从胎儿开始的人的生命,决不利用我的医学知识违背人道法规。

我庄严地、自主地并以我的名誉作出上述保证。

十、护士伦理国际法

(1953 年 7 月国际护士会议采纳,1965 年 8 月德国法兰克福大议会会议修订并采纳)

护士护理病人,担负着建立有助于康复的、物理的、社会的和精神的环境,并着重用教授和示范的方法预防疾病,促进健康。他们为个人、家庭居民提供保健服务并与其他保健行业协作。

为人类服务是护士的首要职能,也是护士职业存在的理由。护理服务的需要是全人类性的。职业性护理服务以人类的需要为基础,所以不受国籍、种族、信仰、肤色、政治和社会状况的限制。

本法典固有的基本概念是:护士相信人类的本质的自由和人类生命的保存。全体护士均应明了红十字原则及1949年日内瓦协议条款中的权利和义务。

本行业认为国际法规并不能包括护士活动和关系中的一切细节。有些人将受到个人哲学观和信仰的影响。

1. 护士的基本职责包括三方面:保存生命、减轻病痛和促进健康。

2. 护士应始终保持高标准的护理和职业实践。

3. 护士不仅应当有良好的操作,而且应把知识和技巧维持在恒定的高水平。

4. 病人的宗教信仰应受到尊重。

5. 护士应对信托给他们的个人情况保守秘密。

6. 护士不仅要认识到职责,而且要认识到他们职业功能的限制。若无医嘱,不予推荐或给予医疗处理,除非在紧急情况下并将这些行动尽快地报告给医生。

7. 护士有理智地、忠实地执行医嘱的义务,并应拒绝参与非道德的行为。

8. 护士受到保健小组中的医生和其他成员的信任,同事中的不适当的和不道德的行为应该向主管当局揭发。

9. 护士接受正当的薪金和接受例如契约中实际的或包含的供应补贴。

10. 护士不允许将他们的名字用于商品广告中或作其他形式的自我广告。

11. 护士与其他职业的成员和同行合作并维护和睦的关系。

12. 护士坚持个人道德标准。这反映了对职业的信誉。

13. 在个人行为方面,护士不应有意识地轻视在他(她)所居住的工作地区居民的风俗习惯和行为方式。

14. 护士应参与与其他卫生行业所分担的责任,以促进满足公共卫生需要的努力,无论是地区的、州的、国家的和国际的。

十一、赫尔辛基宣言

(于1964年芬兰赫尔辛基召开的第18届世界医学大会上正式通过,并于1975年在日本东京举行的第29届世界医学大会上作过修订)

引言

维护人们的健康是医药卫生人员的光荣使命。他或她的知识和道德心是为了实现这个使命的。

世界医学协会的日内瓦声明,对于医药卫生人员在道义上具有约束力。病人的健康必须是我们首先认真考虑的事。国际医学道德标准的规定接连宣称“任何有可能减弱人们身体上或精神上的抵抗的行为或意见,只有当它是为了受实验者本身的利益时,才可以使用”。包括以人作为受实验者的生物医学研究的目的,必须是旨在用以增进诊断、治疗和预防等方面的措施,以及为了针对疾病病因学与发病机制的了解。

在现行的医学习惯做法方面,大部分的诊断、治疗和预防性的过程含有偶然性因素在内,因此要把上述指导精神以果敢的行动应用到医药卫生的科学研究中去。

基于医药卫生方面研究工作的继续不断发展,在某种程度上最后必然会导致取决于以人作为受实验者的这种实验方法。

在实验研究工作的进行过程中,应该特别注意要使受实验者或受实验动物的外界环境和生活福利不受到影响,对此必须高度重视。

为了促进医院卫生科学知识和提高对患者治疗的水平,通过实验室试验所取得的可靠成果加以有选择的应用,是必不可少的步骤与手段。世界医学协会所制订的下述建议,对每个医药卫生工作人员从事包括以人作为受实验的生物医学科学研究工作,可当做一个指南。必须特别强调指出的是,协会所设计的这项标准草案,对世界各地的医药卫生工作者来说,也只是个手册。医药卫生工作人员,在他们自己国家有关的法令指导下,也不会减轻或解除他们出于刑事的、民事的以及合乎职业道德等方面所应负的责任。

基本原则

1. 包括以人作为受实验者的生物医学科学研究工作,必须符合普遍认可的科学原理,应该建立在足以胜任地履行实验任务和动物实验法的基础之上;并且,对于有关的科学文献,要有详尽的了解。

2. 包括以人作为受实验者的每个实验程序的设计和行动,应该在有实验根据的备忘录中明白地和系统地作出说明;为了取得尊重、评价和指导,这份备忘录应该送给一个特别委任而又不承担义务的专门委员会。

3. 包括以人作为受实验者的生物医学科学研究工作,只有通过曾受严格训练的有资格的人们和在临床上一个被认可的医生的监督下,才可进行。对受实验者应负的责任,即使他或她本人已经同意,也总应当委托于一个医务上胜任的工作者,而不能依据这项研究工作的进行是否有理由。

4. 除非研究目的的重要性与受实验者可能受到的内在风险相称,生物医学科学研究工作就不能合乎法理地进行到底。

5. 包括以人作为受实验者的生物医学研究工作进行之前,应细致比较可预测的风险与可预见到的利益。对于受实验者或其他人们利害关系的重要性,一定要始终压倒对科学研究和人类社会方面的影响。

6. 科学研究工作的正义性服从于保护他或她的完整,这个原则必须永远受到重视。一切预防措施应予采用,使受实验者的独处或秘密,不致受到干扰与妨碍,而且在研究工作进行过程中受实验者身体上与精神上的完整以及他或她的人格所可能受到的影响与冲击,要减少到最低限度。

7. 除非受实验者已被说服同意参加,对在实验工作进行过程中所遇风险或出现偶然性事故是可预报的情况有所了解,否则,参加这项研究计划的医药卫生工作者应弃权,无论哪项调查研究,如是确已查明或者发觉它有可能碰到风险,在重要性上或许会超过所达到的效果,从事这项科学研究的工作者应停止进行。

8. 在发表或公布他或她的科学研究结果时,医药卫生工作者对于保证研究成果的准确性负有极大的责任。和本宣言中所规定的基本原则不符合的实验报道,不被接受发表。

9. 在通过人们进行的无论哪项科学研究中,每个可能的被实验者,对于参加这项研究的目标、方法、预期好处、潜在的危险以及他或她可能承担的不舒适与困难等,都必须足够充分地被告知。他或她也应该了解除他们有权不参加这个研究,而且任何时候都可以撤销他或她的承诺。如仍需要他或她继续参加这项实验的话,医药卫生工作者到那时候就应该得到他们慷慨签订的承诺,更可取的是书面形式的承诺。

10. 对于这个科学研究计划在得到该项情报有所了解以后的承诺时,如果受实验者对他或她是处在一个从属的亲属关系之中,或者是在强迫情况下同意的,主持此项科学研究的工作人员应特别谨慎从事。处于上述情况时,一个不参加这项调查研究工作而且对于这个法定关系完全不受约束的医药卫生工作者,应该得到了解这项科学研究目的性的情报人员的承诺。

11. 万一作证人在法律上无资格时,法定的监护人应该根据国家法律取得书面承诺。受实验者如因身体上或精神上的缘故,或系尚未达到成年,依据国家法律的规定,可从他或她可信赖的亲属那里,得到许可参加实验的证明。

12. 本研究工作的备忘录,永远应该包含合乎职业道德方面所必须包括的一切需要考虑的事情,并应指出这个宣言中所宣布的基本原则均已遵守。

医学科学研究工作结合专业性的管理(临床性研究工作)

1. 在对病人治疗的过程中,医务工作者有使用新发现的诊断技术和治疗方法的自由,如果按照这个医生的判断认为这些措施能提供希望来挽救病人生命,恢复健康,或者能减轻痛苦的话。

2. 一个新发明的措施或方法所带来的可能的好处、风险以及使病人的不舒适感,应与现有最好的诊断技术与治疗方法加以对比权衡。

3. 在任何医学科学研究中,每个病人,包括对照组中的那些病人(若有的话),都应保证使他们得到最好的和被证实了的诊断技术和治疗方法。

4. 病人对某项科学研究工作拒绝参加时,绝对不能使医生和病人之间的关系受到影响或妨碍。

5. 假如医务工作者认为取得受实验者的书面同意书是不必要的,对于提出这项建议的具体理由,应在该实验备忘录中加以说明,以供专题委员会审批。

6. 医务工作者在医学科学研究工作中,可以结合业务服务进行,它的目的是为了获得新的医学科学知识;但是这种医学科学研究工作的进行应到达的程度,只能是使病人在诊断技术或(和)治疗方法方面所得到的益处,被证明是正当的。

以人作为受实验者的无疗效性生物医学科学研究工作(非临床性生物医学研究工作)

1. 在一个人身上进行医学科学研究工作这种纯科学上的应用方面,医生的责任在于当他或她被当做生物医学研究工作的对象时,他始终是受实验者的生命与健康的保护者。

2. 受实验者们,应是些自愿参加者,不论是健康人,还是病人。因为这个实验(或试验)设计,对于病人所患疾病是无关的。

3. 调查研究人员,或者是调查研究专题小组,根据他的(她的)或他们的判断,这项研究工作如果继续进行下去,会对受实验者产生不良影响,就应该立即停止。

4. 对于通过任何人进行的研究工作,它在科学方面与人类社会方面的重要性,永远也不应该在对受实验者的应有的尊重之上。

十二、悉尼宣言

(世界医学会第22次会议采纳于澳大利亚悉尼,1968年8月)

死亡的确定

1. 在大多数国家,死亡时间的确定将继续是医师的法律责任。通常,他可以用所有医师均知晓的经典的标准无需特别帮助地确定病人的死亡。

2. 近代的医学实践使得进一步研究死亡时间成为必要。① 有能力人工地维护含氧血液循环通过不可恢复性损伤的组织。② 尸体器官的应用,如作移植用的心或肾。

3. 问题的复杂性在于:死亡是在细胞水平上的逐渐的过程。组织对于氧供断绝的耐受能力是不同的。但在临床的兴趣并不在于维持孤立的细胞而在于病人的生命。这里,不同细胞或组织的死亡时刻不是那么重要的。因为不管采用什么复苏技术总归确定无疑地不可恢复了。

4. 死亡的确定应建立在临床判断和必要时的辅助诊断上。近来最有帮助的是脑电图。然而还没有一种技术性的标准完全满足目前医学的状况,也没有一种技术操作能取代医师的全面临床判断。若涉及器官移植,那么应由两名以上的医师作出死亡诊断,而且医生对死亡的决定不能与移植手术发生直接联系。

5. 人的死亡时刻的确定使得停止抢救在伦理上被许可。以及在法律允许的国家内从尸体中取出器官被许可,并得以满足法律同意的需要。

除抑制(如给巴比妥类药物)这种情况外,脑电图平直可以作为不可逆性脑损害的确切证据。

十三、苏联医师誓言

(1970年3月26日在最高苏维埃会上采纳了医生誓言。规定从1971年6月1日开始,对所有的医科大学的毕业生,在毕业典礼上,要对医生的誓言进行严肃的宣誓)

接受崇高的医师称号并从事医师职业,我庄严地宣誓:

把我的全部知识和权力贡献给保护和增进人类健康,治疗和预防疾病。在社会需要的地方自觉地工作。

随时准备投入工作,认真地、关心地治疗病人,保守医疗秘密。

不断改进自己的医学知识和技术,通过自己的工作发展医学和实践。

只要病人的利益需要,就向同事们征求建议,决不拒绝同行的建议和帮助。

继承和发扬祖国医学优良传统,用共产主义道德原则指导自己的一切行动,永远牢记苏联医师的崇高职责和对苏维埃祖国和人民的责任。

我宣誓终身忠于本誓言。

十四、东京宣言

(本宣言为第29届世界医学大会1975年10月日本东京会议所采纳)

关于对拘留犯和囚犯给予折磨、虐待、非人道的对待和惩罚时,医师的行为准则。

序言

实行人道主义而行医,一视同仁地保护和恢复躯体和精神的健康、祛除病人的痛苦是医师的特有权利,即使在受到威胁的情况下也对人的生命给予最大的尊重,并决不应用医学知识做相反于人道法律的事。

本宣言认为折磨应定义为经精心策划的、有系统的或肆意的给以躯体的或精神的刑罚。无论是个人或多人施行的或根据任何权势施行的强迫他人供出情报、坦白供认等行为。

宣言

1. 不论受害者受到什么嫌疑、指控或认什么罪,也不论受害者的信仰或动机如何,医师在任何情况下不赞助、容忍或参与折磨、虐待或非人道的行为,包括引起军事冲突和内战。

2. 医师决不提供允诺、器械、物资或知识帮助折磨行为或其他虐待、非人道的对待或降低受害者的能力去抵抗这些对待。

3. 医师决不参与任何折磨、虐待、非人道的对待的应用或威胁。

4. 医师对其医疗的病人有医疗的责任。在做治疗决定时是完全自主的。医师的基本任务是减轻他的病人的痛苦,并不得有任何个人的、集体的或政治的动机反对这一崇高的目的。

5. 当囚犯绝食时,医生认为可能形成伤害和作出后果的合理判断时,不得给予人工饲喂。囚犯能够作出决定的能力需要有至少两位医师作出独立的证实性的判断,医师应向囚犯作绝食后果的解释。

6. 世界医学会将支持、鼓励国际组织、各国医学会和医师,并当这些医师和其家属面临威胁或因拒绝容忍折磨或其他形式的虐待、非人道的对待而面临报复时支持他们。

十五、夏威夷宣言

(1977年在夏威夷召开的第6届世界精神病学大会上一致通过)

人类社会自有文化以来,道德一直是医疗技术的重要组成部分。在现实社会中,医生持有不同的观念,医生与病人间的关系很复杂。由于可能用精神病学知识、技术作出违反人道原则的事情,今天比以往更有必要为精神科医生订出一套高尚的道德标准。

精神科医生作为一个医务工作者和社会的成员,应探讨精神病学的特殊道德含义,提出对自己的道德要求,明确自己的社会责任。

为了制订本专业的道德内容,以指导和帮助各个精神科医生树立应有的道德标准,特作如下规定:

1. 精神病学的宗旨是促进精神健康,恢复病人自理生活的能力。精神科医生应遵循公认的科学、道德和社会公益原则,尽最大努力为病人的切身利益服务。为此目的,也需要对保健人员、病人及广大公众进行不断的宣传教育工作。

2. 每个病人应得到尽可能好的治疗，治疗中要尊重病人的人格，维护其对生命和健康的自主权利。精神科医生应对病人的医疗负责，并有责任对病人进行合乎标准的管理和教育。必要时，或病人提出的合理要求难以满足，精神科医生即应向更富有经验的医生征求意见或请会诊，以免贻误病情。

3. 病人与精神科医生的治疗关系应建立在彼此同意的基础上。这就要求做到相互信任，开诚布公，合作及彼此负责。病重者若不能建立这种关系，也应像给儿童进行治疗那样，同病人的亲属或为病人所能接受的人进行联系。如果病人和医生关系的建立并非出于治疗目的，例如在司法精神病业务中所遇到的，则应向所涉及的人员如实说明此种关系的性质。

4. 精神科医生应把病情的性质、拟作出的诊断、治疗措施，包括可能的变化以及预后告知病人。告知时应全面考虑，使病人有机会作出适当的选择。

5. 不能对病人进行违反其本人意愿的治疗，除非病人因病重不能表达自己的意愿，或对旁人构成严重威胁。在此情况下，可以也应该施以强迫治疗，但必须考虑病人的切身利益，且在一段适当的时间后，再取得其同意；只要可能，就应取得病人或亲属的同意。

6. 当上述促使强迫治疗势在必行的情况不再存在时，就应释放病人，除非病人自愿继续治疗。在执行强迫治疗和隔离期间，应由独立或中立的法律团体对病人经常过问，并将实行强迫治疗和隔离的病人情况告知上述团体。允许病人通过代理人向该团体提出申诉，不受医院工作人员或其他任何人的阻挠。

7. 精神科医生绝不能利用职权对任何个人或集体滥施治疗。也绝不允许以不适当的私人欲望、感情或偏见来影响治疗。精神科医生不应对没有精神病的人采用强迫的精神病治疗。如病人或第三者的要求违反科学或道德原则，精神科医生应拒绝合作。当病人的希望和个人利益不能达到时，不论理由如何，都应如实告知病人。

8. 精神科医生从病人那里获悉的谈话内容、在检查或治疗过程中得到的资料均予以保密，不得公布，要公布得征求病人同意，或因别的普遍理解的重要原因，公布后随即通知病人有关泄密内容。

9. 为了增长精神病知识和传授技术，有时需要病人参与其事。在病人服务于教学，将其病历公布时，应事先征得同意，并应采取措施，不公布姓名，保护病人的名誉。在临床研究和治疗中，每个病人都应得到尽可能好的照料，把治疗的目的、过程、危险性及不利之处全部告诉病人后，接受与否，应根据自愿，对治疗中的危险及不利之处与研究的可能收获，应作适度的估计。对儿童或其他不能表态的病人，应征得其亲属同意。

10. 每个病人或研究对象在自愿参加的任何治疗、教学和科研项目中，可因任何理由在任何时候自由退出。此种退出或拒绝，不应影响精神科医生继续对此病人进行帮助。

凡违反本宣言原则的治疗、教学或科研计划，精神科医生应拒绝执行。

十六、美国医师会医学伦理原则

1. 医师应抱着对人类尊严的同情和尊重进行精确的医疗，并献身于此事业。

2. 医师应对患者和共事医师正直相待，必须对人格或工作能力有缺陷的医师及有诈骗、欺瞒行为的医师进行揭发。

3. 医师在遵守法纪的同时,有责任要求对违反患者根本利益的各种重要条件作出变更。

4. 医师必须尊重患者的权利、共事医师和其他保健专业专家的权利,而且维护在法制限定范围内的患者秘密。

5. 医师必须不断学习、运用和促进科学知识,使一般人获得有关情报,根据需要必须充分发挥其他保健专业专家的力量。

6. 医师除了急救时对患者提供适当护理外,对其共事伙伴和医疗环境有自由选择的权利。

7. 医师有责任参与旨在更好地改善社区的各项活动。

十七、医院工作人员守则

(中华人民共和国卫生部 1981 年 10 月 8 日)

1. 热爱祖国,热爱共产党,热爱社会主义,坚持马列主义、毛泽东思想。
2. 努力学习政治,刻苦钻研业务,做到又红又专。
3. 发扬救死扶伤,实行革命的人道主义精神,同情和尊重病人,全心全意为病人服务。
4. 带头遵守国家法令,模范地执行各项卫生法规。
5. 服从组织,关心集体,团结友爱,勇于开展批评与自我批评。
6. 对工作极端负责,严格执行规章制度和操作常规。
7. 廉洁奉公,坚守岗位,尽职尽责,自觉抵制不正之风。
8. 讲究文明礼貌,积极参加爱国卫生运动,美化环境,保持医院整洁、肃静。

十八、医务人员医德规范及实施办法

(1988 年 12 月 15 日卫生部发布)

第一条 为加强卫生系统社会主义精神文明建设,提高医务人员的职业道德素质,改善和提高医疗服务质量,全心全意为人民服务,特制定医德规范及实施办法(以下简称“规范”)。

第二条 医德,即医务人员的职业道德,是医务人员应具备的思想品质,是医务人员与病人、社会以及医务人员之间关系的总和。医德规范是指导医务人员进行医疗活动的思想和行为的准则。

第三条 医德规范如下:

(一)救死扶伤,实行社会主义的人道主义。时刻为病人着想,千方百计为病人解除病痛。

(二)尊重病人的人格与权利,对待病人,不分民族、性别、职业、地位、财产状况,都应一视同仁。

(三)文明礼貌服务。举止端庄,语言文明,态度和蔼,同情、关心和体贴病人。

(四)廉洁奉公。自觉遵纪守法,不以医谋私。

(五)为病人保守医密,实行保护性医疗,不泄露病人隐私与秘密。

(六)互学互尊,团结协作。正确处理同行同事间的关系。

（七）严谨求实，奋发进取，钻研医术，精益求精。不断更新知识，提高技术水平。

第四条　为使本规范切实得到贯彻落实，必须坚持进行医德教育，加强医德医风建设，认真进行医德考核与评价。

第五条　各医疗单位都必须把医德教育和医德医风建设作为目标管理的重要内容，作为衡量和评价一个单位工作好坏的重要标准。

第六条　医德教育应以正面教育为主，理论联系实际，注重实效，长期坚持不懈。要实行医院新成员的上岗前教育，使之形成制度。未经上岗前培训不得上岗。

第七条　各医疗单位都应建立医德考核与评价制度，制定医德考核标准及考核办法，定期或者随时进行考核，并建立医德考核档案。

第八条　医德考核与评价方法可分为自我评价、社会评价、科室考核和上级考核。特别要注重社会评价，经常听取患者和社会各界的意见，接受人民群众的监督。

第九条　对医务人员医德考核结果，要作为应聘、提薪、晋升以及评选先进工作者的首要条件。

第十条　实行奖优罚劣。对严格遵守医德规范、医德高尚的个人，应予表彰和奖励。对于不认真遵守医德规范者，应进行批评教育。对于严重违反医德规范，经教育不改者，应分别情况给予处分。

第十一条　本规范适用于全国各级各类医院、诊所的医务人员，包括医生、护士、医技科室人员，管理人员和工勤人员也要参照本规范的精神执行。

第十二条　各省、自治区、直辖市卫生厅局和各医疗单位可遵照本规范精神和要求，制定医德规范实施细则及具体办法。

第十三条　本规范自公布之日起实行。

十九、中华人民共和国医学生誓词

（1991 年国家教委高教司颁布）

健康所系，性命相托。

当我步入神圣医学学府的时刻，谨庄严宣誓：

我志愿献身医学，热爱祖国，忠于人民，恪守医德，尊师守纪，刻苦钻研，孜孜不倦，精益求精，全面发展。

我决心竭尽全力除人类之病痛，助健康之完美，维护医术的圣洁和荣誉。救死扶伤，不辞艰辛，执著追求，为祖国医药卫生事业的发展和人类身心健康奋斗终生。

二十、医道纲领

（日本医学会于 1996 年 11 月 27 日通过）

随着人类文化的进展，医德由古更新。为适应社会体制的变革和科学技术的进步，医疗状况也发生各种变化。但只要人类的生命尊严和人类的爱不变，医道纲领也仍然不变。

1. 无论职务高低,身份贵贱,人类的生命最为宝贵。因病人寄希望于医生,对医生无所不谈,故给这些病人治疗疾患时,要竭诚全力解除其痛苦,尽量给予精神安慰。使之对生活充满希望,并为其保守秘密。

2. 尊重医学的传统,尊重和感谢良师益友,为努力培养下一代要经常地、勤奋地钻研医学。

3. 不利欲熏心,不屈服于任何胁迫,以自己的良心和名誉施诊。

4. 与医疗和健康保健有关的医师,切勿忘记社会的使命,为国民寻求更好的医疗体制,并为实现这一目标而努力。

既然医生也是人类社会的一个成员,那么,医道的实践就未必那么容易。面对这一问题,医生当然必须付出最大努力。与此同时,社会上也须相应地给予广泛的理解和强有力的支援。

二十一、南京宣言

——关于中国人文医学发展战略与学科建设的倡议

(2003 年 9 月 28 日中国第二次医学人文社会科学发展与教育战略研讨会全体)

世界正在经受考验,新的世纪始终处于反省和选择之中。恐怖、战争、暴力与自然灾害等带来的屠杀、伤害、饥饿、贫穷、疾病以及家庭暴力、受损害的妇女儿童、不公正与不人道仍然在这个经济发达的世界上横行。后工业社会、高科技以及文化变革所生发的危机,使我们感到,爱、和平与健康从来没有像今天这样宝贵。

医学正在寻找,企望摆脱失人性化、半人化的困境,一场医学人文复兴运动正在兴起,这场运动所表达的信仰与意志也同样可以影响人类,影响卫生经济生活,影响汉语文化生态;我们正在关注由于医学模式转变而引发的健康文化和精神文化的震荡。我们认为有必要呼吁高层决策人、文化界、教育界以及社会各界来关注与每个人息息相关的医学之命运,与我们一起,用人文拯救医学,用人文医学拯救人类生活方式和文化取向。今天,我们通过热烈讨论,发布有关医学人文社会科学(人文医学)学科发展与教育战略的南京宣言,并使其成为上述运动的一个重要构成部分。

人文医学一直处于科学和人文社会科学的边缘,它长期处于被冷落的非主流、非常规的教育与学术地位,一直被文化排斥在外。我们注意到价值论哲学对医学的影响,希望后现代文化能够用人道的、符合当代人意愿的方式实现现代化,同时又能保持与往昔传统的平衡。

我们肯定,人文医学即将发挥作用,它应以非凡的生命力和冲击力改变我们的医学生活,指导我们的进步。

我们呼吁,决策者与社会各界倾听我们的声音。

A 政 府

我们欣慰地感受到政府近期对公共卫生事业、伦理学、卫生经济、医学法学以及心理学等学科发展的重视,但教育决策人应针对人文医学的发展尽快修订专业目录,在医学教育的学科部类中,除应当列出人文医学总类(与基础医学、技术医学、应用医学并列)之外,还应明确列出人文医学的主要学科,如医学文化学、医学史学、医学哲学、医学伦理学、卫生经济学、医学社会学、医事法学等。政府及有关部门应在人才培养、专业设置、制度保证、组织管理以及经费投入等方面予以重视。

对医学人文学科的硕士、博士学位点(方向)的审批应予以政策倾斜。

应建立国家级的医学人文教师培训基地,吸引、选拔复合型、多学科背景的优秀人才,在提高他们的素质和学历之后,再充实到各高校的教师队伍之中。

有关部门应增设医学人文科学研究基金项目,拓展申报渠道,加强医学人文社会科学的研究。

国家执业医师考试中,除医学伦理学、卫生法学、医学心理学以外,应增考医学史、医学哲学与卫生经济学的内容;为全面培育医师的人文品格,鼓励各类学校积极开设医学人文社会科学课程,并与两课改革并举,积极推进医学人文素质教育。

B　学　　校

学校领导与主管部门应重视人文医学的教育与教学,并与当前医学双博士教学(医学博士加哲学博士)改革有机结合。在本校条件成熟时积极申报医学人文学科硕士、博士学位点(方向)以外,应积极培养各学校中青年骨干师资。在学科建设、教学计划、学时安排、教学条件和教研室设置上予以保证;应通过学校制度供给,鼓励医学生投入必要的精力,学习医学人文社会科学,并视其为从事医学工作和研究的重要资质部分。

C　教师责任

医学人文学的每位教师都应明确意识到自身所肩负的探索新学科、开创新局面的责任重大,并应刻苦学习,不断提高自己的理论与教学水平以及医学人文社会科学研究能力,除本专业、本学科的钻研外,还要熟悉医学知识的进展以及哲学社会科学的最新研究成果;学习西方但又不盲从于西方,挣脱西方医学人文话语权力的束缚,汲取与开发传统文化资源,建立与创造新的体系与机制,在中国后现代文化语境中,参与解决重大医学人文教育与实践问题。

D　教材建设

长期以来,医学人文社会学科的教材体系结构很不成熟,水平不一,总体质量堪忧;学术精品意识不浓,精品著作少。为此,我们提议,应停止这种低水平运作的局面,组织力量制造高水平、立体化系列教材,以适应医学人文社会科学的发展和教育的新形势需要。

要提倡使用高水平专著作为教材,也可尝试选用原版教材作为参考读本。

E　研究与研究队伍

要对当前国内人文医学研究落后的现实有一个清醒的认识,必须尽快扭转这种局面,努力制作学术精品,克服浮躁、急躁、聒噪的心理和作风,安于清贫,善于冷思,反对腐败,探索医学人文社会科学特有的研究方法,形成独立学术风格,利用一切现有的条件,积极申报项目;加强与医疗单位、医药企业、社会基金组织的横向联系与合作,争取资金与机遇。

在与国外广泛建立国际合作的同时,注意学习其有益的研究成果与经验,但必须与中国国情、医学人文社会科学实际和汉语文化特色相结合,反对毫无意义的模仿和语言游戏。

F　医院与医务人员

医务人员是医学人文社会科学的教育对象和主要学术伙伴,应注意倾听医务人员的声音和意见,他们在工作实践和现实医学生活中的感受正是我们的宝贵资源。我们应在对医务人员进行医学人文社会科学教育的同时,虚心向他们学习。

医院必须把医务人员和管理人员的医学人文社会科学继续教育纳入职工素质培训计划之中;医务人员也应该把生命伦理学、医学法学、卫生经济学、医学心理学等学习作为当代医务工作者技能训练和考核的一个重要内容。

G 社会与市场

我们认为,医学人文社会科学的发展能直接影响和指导社会生活,它的研究与工作人员应参与与医学相关的人文医学实践,它不仅带给医学以人文精神和人道主义,同时还教会人们掌握交流、沟通、宽容以及关爱的技术。人文医学可以调节和平衡各种紧张的关系,创造和谐、愉悦、友爱的环境。

医学人文社会科学各专业的毕业生,将成为医生的合作伙伴,将成为与经济、法律、保险事业、社会团体与组织、学校、企业的联系人与代理人,从而保证医生在一种稳定、平和的秩序中精力充沛地专注工作。

人文医学工作者,应给每一个家庭以健康与快乐,在人们需要医学时,每一个成员应在最短的时间内用最精良的技术对其进行保健和治疗,在其获得最佳卫生服务的同时,仅需交付最低的费用;如果不幸发生冲突与纠纷,由他们给予伦理或法律的援助,并在危机情况进行必要的心理安抚,还家庭和社会以安宁。

只有人文医学工作者直接参与面临绝症、临终以及要求放弃生命者的关怀运动,在关注安乐死、脑死亡、放弃治疗等重大问题的研究中,才能发挥我们的才智。

H 联　盟

我们一致认为,为更好、更有效率地持续建设与发展人文医学,有必要成立一个全国性的学术组织,它就是“中国人文医学工作者联盟”。联盟吸收所有关心医学人文社会科学的学者、教师、管理者、医务人员、干部及社会人士,联盟以致力于医学人文社会科学的学科建设为宗旨,从教育、教学、对外交流、科学研究、管理、参与决策和立法等各个角度关注这个发展中的事业。我们认为有必要在适当的时机,正式成立理事会,制定章程,并积极创造条件,早日创办《中国人文医学》杂志。

每一位盟员都有义务为这一事业而奋斗。

对于我们生活在已经变化了的历史时代的意识,也反映在这样一个事实中,即具有后医学教育特征的许多议题,已成为我们人文医学的关键词:

——医学,尚没有防止不规范研究和滥用的智慧;

——技术,尚没有控制高新生命科学课题和应用中引发风险的力量;

——医院,尚没有有效处理医疗纠纷和抑止由不断扩张的经济利益而引发的公民之不满的策略;

——人道主义,尚没有抵制不同的个人和团体对医学争夺的巨大兴趣的道德。

我们的讨论已经达到了一个高峰,我们已经圆满地迈出了第一步,我们表明了我们的明确思想、观点,以至于对未来的祈愿,我们愿意成为传播种子的使者,也希望政府、社会、媒体理解与支持这个事业,我们怀着善意,用一种无需释疑的语言宣传我们大人文医学的价值观。

我们相互依存,我们珍视我们的共同体,我们将以人文医学这一人道主义事业作为纽带,团结一切可以团结的人们,使每个人都运用自身的伦理传统和灵性资源,投身到艰苦的工作中去,我们今天的行动,将把我们带向未来。

二十二、护士和病人的权利与责任

(1972 年美国医院协会制订)

1972 年,美国医院协会为了进一步做好治疗工作和更好地满足病人、医生和医院三方面的需要,特制订“病人权利条例”。美国护士也根据此项条例作为工作总则。其内容为:

1. 病人有权利受到考虑周到、尊重有礼的治疗。
2. 病人有权利从经治医生处以其可以理解之字句获知有关的诊断、治疗和预后信息。有权利知道经治医生的姓名。
3. 病人有权利在同意治疗前,了解治疗和处理的详细情况。
4. 病人有权利拒绝治疗并了解其后果。
5. 病人有权利要求对其治疗保密,包括病例讨论、会诊、检查和治疗。
6. 病人有权利要求对其治疗的一切谈话、记录保密。
7. 病人有权利要求院方认真对待利用医院设施的请求。转科应向病人说明必要的情况。
8. 病人有权利知道,医院在涉及本人治疗时,是否与其他医院或教育机构合作。
9. 病人有权利拒绝作为人类实验研究项目的对象。
10. 病人有权利知道出院后使用医院设施的情况。
11. 病人有权利核查医疗费用并得到解释,不论是否支付上述费用。
12. 病人有权利了解有关的医院规章制度。

病人的权利,也就是护士的责任。那什么是病人的责任和护士的权利呢?有人认为,病人既然是“病人”,只要服从治疗,积极配合,就没有其他责任了。许多护士认为,病人的责任就是服从治疗。由于病人的依从满足了护士的某种心理需要,从而使护士感到工作不是一种责任,而是一种权利。但护士也体会到,此种依从情况,如不加约束,将增加或延长病人的依赖性。许多住院病人抱怨,力所能及的正常活动,也受到限制,护士对病人的讲话和治疗态度,简直把他们当成小孩。护士还可能这样认为,病人有责任合作,并应该对治疗表示感谢。

近年来护士工资虽有所提高,但病人很少认为,护士拿了工资就应当照料他们。相反,大多数病人认为,护士的贡献远远超过了给他们的工资。因此,护士和病人之间形成了有趣的关系,护士是给予一方,事实上病人送礼物给护士也是医院所不允许的。这样,在住院期间,给予和承受的双方总是不能平衡,有些病人是暂时性依赖,但慢性病、残疾或垂危病人就成了永久性依赖。因此,许多人认为对护理工作的盛情几乎是无法报酬的。

上述这种不平等的关系,使公众认为护理工作具有职业性的优越,使护士受到社会的尊敬,并具有使人尊敬的力量。据此,不难看出,护士虽有责任照料病人,但同时也能感到有权利接受病人的依赖、合作和感激之情。

但是护士和病人之间的关系也并非没有问题,护士把某些事情看做他们的“权利”,而病人却不认为这是他们的责任。反过来也是一样。这种情况就要产生矛盾,虽然不会太尖锐,也会造成病人意见纷纷和护士情绪低落。这种局面能不能避免呢?是应当能避免的。因此,既然明文规定病人有权利了解自己的病情和治疗，治疗的目的和设想就应当把病人包括在内。护士和病人之间也就可以开诚布公、推心置腹，互相了解彼此的需要、目的和希望。具有上述的共同理解，要比单纯的护士给予、病人接受，更能体现出护士的“权利”和病人的“责任”。

护士将会通过和病人的短暂交流，建立亲密的友谊，从而使双方在工作和精神上倍感愉快。

二十三、国际护士理事会（ICN）护士伦理法典（第二版）

（1973 年）

护士的基本任务有四个方面，增进健康、预防疾病、恢复健康和减轻痛苦。

人类对护理的需要是普遍的。护理从本质上说是尊重人的生命，尊重人的尊严和尊重人的权利。不受国籍、种族、信仰、肤色、年龄、性别、政治或社会地位的限制。护士亦与其他相关的群体合作，为个人、家庭和社区提供健康服务。

护士与人民

护士主要的职责是对那些需要护理的人负责。

护士在提供照护时，要促成一个尊重个人的价值观、风俗习惯和精神信仰的环境。

护士要保守病人的秘密，在决定是否将这些秘密提交出来时，需用自己的判断。

护士与实践

护士应对所进行的护理实践负起责任，并且通过不断的学习来维持自己胜任护理工作的能力。即便在特殊情况下，护士也要尽力保持最高标准的护理。

护士在接受或授权某些职责时，须对有关的个人能力作出判断。

护士在行使职业能力时，个人的行为规范应时刻保持在能反映职业尊严的标准上。

护士与社会

护士们与公民一起分担责任，发起和支持满足公众的健康和社会需要的行动。

护士和职业

护士在决定和执行护理实践和护理教育的理想的规范标准中，担任主要的角色。在发展专业知识之核心方面，护士是积极因素。

护士通过专业组织，参与建立和维持社会和经济方面平等的护理工作环境。

二十四、加拿大护理学会护理伦理法典

（1985 年）

当　事　人

1. 护士有义务采取尊重当事人的需要和价值观的方式对待当事人。

2. 基于对当事人的尊重和对当事人对所接受的照护能进行控制的观念的认同，对当事人的护理照护应反映出对当事人持有的选择权的尊重。

3. 护士有义务在对护理过程中得知的关于当事人的所有信息予以保密。

4. 护士有义务接受尊重当事人的人格尊严这一观念的指导。

5. 护士有义务为当事人提供合格的服务。

6. 护士有义务在同事和其他人面前践行护理伦理道德。

7. 护士有义务支持保护当事人的利益。

8. 在所有的专业活动中，包括教育、科研和管理等，护士负有为当事人的利益负责的义务。护士有义务采取这样的行动方式，以维护对护士和护理的信任。

健康小组

9. 对当事人的服务应是多方人员的合作，是护理和其他职业技能人员共同努力的结果。由于个人和职业的有限性，护士应认识到并接纳其他学科同事的观点和技能。

10. 作为健康小组的成员，护士有义务采取措施保证当事人能受到合格的和合伦理的照护。

护理的社会环境

11. 护理的工作环境和条件是对当事人的照护和为护士满意的专业工作目标而提供帮助的。护士有义务为确保和维持这样的工作环境而努力，以圆满地达到以上目标。

12. 护士专业组织有阐明、保证和保护护士的合伦理学行为的责任。要完成这些任务，要求专业组织对当事人的护士和权利、需要和合法权益保持敏感，并予以关注。

二十五、职业行为法典

（1992年6月，英国注册护士、助产士、访视护士中心委员会）

每个注册护士、助产士和健康访视者要一直做到如下方面。

1. 保护和促进病人和当事人个人的利益。

2. 为社会的利益服务。

3. 为公正的信任和信心辩护。

4. 维持和增进职业的良好的地位和声誉。

作为一名注册护士、助产士或健康访视者，你应为你个人的实践行为负责，为了实践你的职业义务，你必须做到以下几点。

1. 行为要永远以促进和保证病人和当事人的利益和完好状态的方式进行。

2. 保证不在自己身上和责任范围内出任何事故或疏忽，损伤病人和当事人的利益、状况或安全。

3. 维持和增进你的职业知识和胜任能力。

4. 除非你能安全和高技巧地实践护理行为，否则承认你知识和胜任能力上的任何局限，并降低你的职责和义务。

5. 与病人、当事人和他们的家庭要以公开和合作的方式工作，增进他们的独立性，承认并尊重他们在计划和护理实践中的参与性。

6. 与健康照护职业人员和其他参与到照护中的人员相互协助和合作，承认和尊重他们在健康照护小组中的独特贡献。

7. 承认和尊重病人和当事人的独特性和人格尊严,不论他们的种族、宗教信仰、个人贡献、健康问题的性质如何等因素,一律对他们的照护需要做出反应。

8. 如果有任何的类似因为宗教的原因拒服兵役的情况,只要与你的职业活动可能有关,都要尽可能早地向相应的人或机构报告。

9. 避免滥用与病人和当事人关系的优势,以及容易接近他们的人、财产、居住或工作地的优势。

10. 对在执业过程中获知的关于病人和当事人的所有的隐私的信息要予以保密,只要当他们同意,或法庭要求,或你能为之辩护的为了更广大的公众的利益的情况下,才能把此泄露出去。

11. 如果护理行为对病人和当事人有生理、心理和社会的影响,要向相应的人或机构报告照护将威胁到护理实践的行为规范和标准。

12. 如果对病人和当事人的安全和健康事宜的照护不能被提供,要向相应的人或机构报告其具体情况。

13. 当同事的健康和安全正受到威胁,要向相应的人或组织机构报告,因为这种情况将会损害护理实践和照护的规范和标准。

14. 为了提高其他健康小组的成员在职业上的胜任能力,包括非正式的照护者,使他们的行为在一定程度上符合他们的职业角色并能安全地为护理做贡献,你要在你自己的知识、经验和责任范围内,协助他们。

15. 拒绝任何你当前护理的病人或当事人热情善意的礼物,否则你的护理将可能被解释成为了寻求对病人施加影响而获得物质利益。

16. 确保你的注册地位不是用在促销、提升商品或服务,不是为了获取任何经济的或其他利益,确保你的职业判断不受任何商业的考虑所影响。

二十六、中华人民共和国护士管理办法

(1993 年 3 月 26 日,卫生部制定)

第一章　总　　则

第一条　为加强护士管理,提高护理质量,保障医疗和护理安全,保护护士的合法权益,制定本办法。

第二条　本办法所称护士系指按本办法规定取得《中华人民共和国护士执业证书》并经过注册的护理专业技术人员。

第三条　国家发展护理事业,促进护理学科的发展,加强护士队伍建设,重视和发挥护士在医疗、预防、保健和康复工作中的作用。

第四条　护士的执业权利受法律保护。护士的劳动受全社会的尊重。

第五条　各省、自治区、直辖市卫生行政部门负责护士的监督管理。

第二章　考　　试

第六条　凡申请护士执业者必须通过卫生部统一执业考试,取得《中华人民共和国护士执业证书》。

第七条　获得高等医学院校护理专业专科以上毕业文凭者，以及获得经省级以上卫生行政部门确认免考资格的普通中等卫生（护士）学校护理专业毕业文凭者，可免于护士执业考试。获得其他普通中等卫生（护士）学校护理专业毕业文凭者，可以申请护士执业考试。

第八条　护士执业考试每年举行一次。

第九条　护士执业考试的具体办法另行制定。

第十条　符合本办法第七条规定以及护士执业考试合格者，由省、自治区、直辖市卫生行政部门发给《中华人民共和国护士执业证书》。

第十一条　《中华人民共和国护士执业证书》由卫生部监制。

第三章　注　　册

第十二条　获得《中华人民共和国护士执业证书》者，方可申请护士执业注册。

第十三条　护士注册机关为执业所在地的县级卫生行政部门。

第十四条　申请首次护士注册必须填写《护士注册申请表》，缴纳注册费，并向注册机关缴验：

（一）《中华人民共和国护士执业证书》；

（二）身份证明；

（三）健康检查证明；

（四）省级卫生行政部门规定提交的其他证明。

第十五条　注册机关在受理注册申请后，应当在三十日内完成审核，审核合格的，予以注册；审核不合格的，应当书面通知申请者。

第十六条　护士注册的有效期为二年。

护士连续注册，在前一注册期满前六十日，对《中华人民共和国护士执业证书》进行个人或集体校验注册。

第十七条　中断注册五年以上者，必须按省、自治区、直辖市卫生行政部门的规定参加临床实践三个月，并向注册机关提交有关证明，方可办理再次注册。

第十八条　有下列情形之一的，不予注册：

（一）服刑期间；

（二）因健康原因不能或不宜执行护理业务；

（三）违反本办法被中止或取消注册；

（四）其他不宜从事护士工作的。

第四章　执　　业

第十九条　未经护士执业注册者不得从事护士工作。

护理专业在校生或毕业生进行专业实习，以及按本办法第十八条规定进行临床实践的，必须按照卫生部的有关规定在护士的指导下进行。

第二十条　护理员只能在护士的指导下从事临床生活护理工作。

第二十一条　护士在执业中应当正确执行医嘱，观察病人的身心状态，对病人进行科学的护理。遇紧急情况应及时通知医生并配合抢救，医生不在场时，护士应当采取力所能及的急救措施。

第二十二条　护士有承担预防保健工作、宣传防病治病知识、进行康复指导、开展健康教育、提供卫生咨询的义务。

第二十三条　护士执业必须遵守职业道德和医疗护理工作的规章制度及技术规范。

第二十四条　护士在执业中得悉就医者的隐私,不得泄露,但法律另有规定的除外。

第二十五条　遇有自然灾害、传染病流行、突发重大伤亡事故及其他严重威胁人群生命健康的紧急情况,护士必须服从卫生行政部门的调遣,参加医疗救护和预防保健工作。

第二十六条　护士依法履行职责的权利受法律保护,任何单位和个人不得侵犯。

第五章　罚　　则

第二十七条　违反本办法第十九条规定,未经护士执业注册从事护士工作的,由卫生行政部门予以取缔。

第二十八条　非法取得《中华人民共和国护士执业证书》的,由卫生行政部门予以缴销。

第二十九条　护士执业违反医疗护理规章制度及技术规范的,由卫生行政部门视情节予以警告、责令改正、中止注册直至取消其注册。

第三十条　违反本办法第二十六条规定,非法阻挠护士依法执业或侵犯护士人身权利的,由护士所在单位提请公安机关予以治安行政处罚;情节严重,触犯刑律的,提交司法机关依法追究刑事责任。

第三十一条　违反本办法其他规定的,由卫生行政部门视情节予以警告、责令改正、中止注册直至取消其注册。

第三十二条　当事人对行政处理决定不服的,可以依照国家法律、法规的规定申请行政复议或者提起行政诉讼。当事人对行政处理决定不履行又未在法定期限内申请复议或提起诉讼的,卫生行政部门可以申请人民法院强制执行。

第六章　附　　则

第三十三条　本办法实施前已经取得护士以上技术职称者,经省、自治区、直辖市卫生行政部门审核合格,发给《中华人民共和国护士执业证书》,并准许按本办法的规定办理护士执业注册。

本办法实施前从事护士工作但未取得护士职称者的执业证书颁发办法,由省、自治区、直辖市卫生行政部门根据本地区的实际情况和当事人实际水平作出具体规定。

第三十四条　境外人员申请在中华人民共和国境内从事护士工作的,必须依本办法的规定通过执业考试,取得《中华人民共和国护士执业证书》并办理注册。

第三十五条　护士申请开业及成立护理服务机构,由县级以上卫生行政部门比照医疗机构管理的有关规定审批。

第三十六条　本办法的解释权在卫生部。

第三十七条　本办法的实施细则由省、自治区、直辖市制定。

第三十八条　本办法自1994年1月1日起施行。

二十七、美国护理学会(ANA)护士伦理法典

(2001年6月30日)

1. 在所有的职业关系中,护士工作要以同情的心态,尊重病人的内在的人格尊严、价值和每个人的独特性,不受社会、经济状况、个人的贡献或健康问题等限制。

2. 护士的基本职责是为了病人,不论是个人、家庭、群体和社区。

3. 护士要促进、支持并努力保护病人的健康、安全和权利。

4. 护士对自己个人的护理活动要负责,而且要慎重决定任务的授权,任务要与护士提供的对病人的照护的义务相适应。

5. 护士对自己和对其他人也有同样的义务,包括维持正直和安全,保持胜任能力和继续个人和职业的发展的职责。

6. 通过参与集体的活动,护士要参与建立、维持和改善护士的工作条件和照护的环境氛围,以提供符合职业价值观的照护质量。

7. 通过对护理实践、教育、行政管理和知识发展的贡献,护士要参与到职业的发展提高中来。

8. 护士要与其他卫生领域的职业人员和公众合作,以促进社区、国家和国际上以满足健康需要的努力。

9. 为保持护理职业和护理实践的完整性,为形成社会决策,就像组织团队及其成员所(说明)代表的一样,护士这一职业有责任阐明护理的价值观。

二十八、护士条例

(2008 年 1 月 23 日国务院第 206 次常务会议通过。)

第一章 总 则

第一条 为了维护护士的合法权益,规范护理行为,促进护理事业的发展,保障医疗安全和人体健康,制定本条例。

第二条 条例所称护士,是指经执业注册取得护士执业证书,依照本条例规定从事护理活动,履行保护生命、减轻痛苦、增进健康职责的卫生技术人员。

第三条 护士人格尊严、人身安全不受侵犯。护士依法履行职责,受法律保护。全社会应当尊重护士。

第四条 国务院有关部门、县级以上地方人民政府及有关部门以及乡(镇)人民政府应当采取措施,改善护士的工作条件,保障护士待遇,加强护士队伍建设,促进护理事业健康发展。国务院有关部门和县级以上地方人民政府应当采取措施,鼓励护士到农村、基层医疗卫生机构工作。

第五条 国务院卫生主管部门负责全国的护士监督管理工作。县级以上地方人民政府卫生部门负责本行政区域的护士监督管理工作。

第六条 国务院有关部门对在护理工作中做出杰出贡献的护士,应当授予全国卫生系统先进工作者荣誉称号或者颁发白求恩奖章,受到表彰、奖励的护士享受省部级劳动模范、先进工作者待遇;对长期从事护理工作的护士应当颁发荣誉证书。具体办法由国务院有关部门制定。县级以上地方人民政府及其有关部门对本行政区域做出突出贡献的护士,按照省、自治区、直辖市人民政府的有关部门给予表彰、奖励。

第二章 执业注册

第七条 护士执业,应当经执业注册取得护士执业证书。

申请护士执业注册,应当具备下列条件:

(一)具有完全民事行为能力;

(二)在中等职业学校、高等学校完成国务院教育主管部门和国务院卫生主管部门规定的普通全日制3年以上的护理、助产专业课程学习,包括在教学、综合医院完成8个月以上护理临床实习,并取得相应学历证书;

(三)通过国务院卫生主管部门组织的护士执业资格考试;

(四)符合国务院卫生主管部门规定的健康标准。

护士执业注册申请,应当自通过护士执业资格考试之日起3年内提出;逾期提出申请的,除应当具备前款第(一)项、第(二)项和第(四)项规定条件外,还应当在符合国务院卫生主管部门规定条件的医疗卫生机构接受3个月临床护理培训并考核合格。

护士执业资格考试办法由国务院卫生主管部门会同国务院人事部制定。

第八条　申请护士执业注册的,应当向拟执业地省、自治区、直辖市人民政府卫生主管部门提出申请。收到申请的卫生主管部门应当自收到申请之日起20个工作日内做出决定,对具备本条例规定条件的,准予注册,并发给护士执业证书;对不具备本条例规定条件的,不予注册,并书面说明理由。

护士执业注册有效期为5年。

第九条　护士在其执业注册有效期内变更执业地点的,应当向拟执业地省、自治区、直辖市人民政府卫生主管部门报告。收到报告的卫生主管部门应当自收到报告之日起7个工作日内为其办理变更手续。护士跨省、自治区、直辖市变更地点的,收到报告的卫生主管部门还应当向其原执业地省、自治区、直辖市人民政府卫生主管部门通报。

第十条　护士执业注册有效期届满需要继续执业的,应当在护士执业注册有效期满前30日向执业地区、自治区、直辖市人民政府卫生主管部门申请延续注册。收到申请的卫生主管部门对具备本条例规定条件的,准予延续,延续执业注册有效期为5年;对不具备本条例规定条件的,不予延续,并书面说明理由。

护士有行政许可法规定的应当予以注销执业注册情形的,原注册部门应当依照行政许可法的规定注销其执业注册。

第十一条　县级以上地方人民政府卫生主管部门应当建立本行政区域的护士执业良好记录和不良记录,并将该记录计入护士执业信息系统。

护士执业良好记录包括护士受到的表彰、奖励以及完成政府指令性任务的情况等内容。护士执业不良记录包括护士因违背本条例以及其他卫生管理法律、法规、规章或者诊疗技术规范的规定受到行政处罚、处分的情况等内容。

第三章　权利和义务

第十二条　护士执业,有按照国家有关规定获得工资报酬、享受福利待遇、参加社会保险的权利。任何单位或者个人不得克扣护士工资,降低或者取消护士福利待遇。

第十三条　护士执业,有获得与其所从事的护理工作相适应的卫生防护、医疗保健服务的权利。从事直接接触有毒有害物质、有感染传染病危险工作的护士,有依照有关法律、行政法规的规定获得赔偿的权利。

第十四条　护士有按照国家有关规定获得本人业务能力和学术水平相应的专业技术职

务、职称的权利;有参加专业培训、从事学术研究和交流、参加行业协会和专业学术团体的权利。

第十五条 护士有获得疾病诊疗、护理相关信息的权利和其他与履行护理职责相关的权利,可以对医疗卫生机构和卫生主管部门的工作提出意见和建议。

第十六条 护士执业,应当遵守法律、法规、规章和诊疗技术规范的规定。

第十七条 护士在执业活动中,发现患者病情危急,应当立即通知医师;在紧急情况下为抢救垂危患者生命,应当先行实施必要的紧急救护。

护士发现医嘱违反法律、法规、规章或者诊疗技术规范规定的,应当及时向开具医嘱的医师提出;必要时,应当向该医师所在科室的负责人或者医疗卫生机构负责医疗服务管理的人员报告。

第十八条 护士应当尊重、关心、爱护患者,保护患者的隐私。

第十九条 护士有义务参与公共卫生和疾病预防控制工作。发生自然灾害、公共卫生事件等严重威胁公众生命健康的突发事件,护士应当服从县级以上人民政府卫生主管部门或者所在医疗卫生机构的安排,参加医疗救护。

第四章 医疗卫生机构的职责

第二十条 医疗卫生机构配备护士的数量不得低于国务院卫生主管部门规定的护士配备标准。

第二十一条 医疗卫生机构不得允许下列人员在本机构从事诊疗技术规范规定的护理活动:

(一)未取得护士执业证书的人员;

(二)未依照本条例第九条的规定办理执业地点变更手续的护士;

(三)护士执业注册有效期届满未延续执业注册的护士。

在教学、综合医院进行护理临床实习的人员应当在护士指导下开展有关工作。

第二十二条 医疗卫生机构应当为护士提供卫生防护用品,并采取有效的卫生防护措施和医疗保健措施。

第二十三条 医疗卫生机构应当执行国家有关工资、福利待遇等规定,按照国家有关规定为在本机构从事护理工作的护士足额缴纳社会保险费用,保障护士的合法权益。对在艰苦边远地区工作,或者从事直接接触有毒有害物质、有感染传染病危险工作的护士,所在医疗卫生机构应当按照国家有关规定给予津贴。

第二十四条 医疗卫生机构应当制定、实施本机构护士在职培训计划,并保证护士接受培训。护士培训应当注重新知识、新技术的应用;根据临床专科护理发展和专科护理岗位的需要,开展对护士的专科护理培训。

第二十五条 医疗卫生机构应当按照国务院卫生主管部门的规定,设置专门机构或者配备专(兼)职人员负责护理管理工作。

第二十六条 医疗卫生机构应当建立护士岗位责任制并进行监督检查。护士因不履行职责或者违反职业道德受到投诉的,其所在医疗卫生机构应当进行调查。经查证属实的,医疗卫生机构应当对护士做出处理,并将调查处理情况告知投诉人。

第五章　法律责任

第二十七条　卫生主管部门的工作人员未依照本条例规定履行职责,在护士监督管理工作中滥用职权,徇私舞弊,或者有其他失职、渎职行为的,依法给予处分;构成犯罪的,依法追究刑事责任。

第二十八条　医疗卫生机构有下列情形之一的,由县级以上地方人民政府卫生主管部门依据职责分工责令限期改正,给予警告:逾期不改正的,根据国务院卫生主管部门规定的护士配备标准和在医疗卫生机构合法执业的护士数量核减其诊疗科目,或者暂停其6个月以上1年以下执业活动;国家举办的医疗卫生机构有下列情形之一、情节严重的,还应当对负有责任的主管人员和其他直接责任人员依法给予处分:

(一)违反本条例规定,护士的配备数量低于国务院卫生主管部门规定的护士配备标准的;

(二)允许未取得执业证书的人员或者允许未依照本条例规定办理执业地点变更手续、延续执业注册有效期的护士在本机构从事诊疗技术规范规定的护理活动的。

第二十九条　医疗卫生机构有下列情形之一的,依照有关法律、行政法规的规定给予处罚;国家举办的医疗卫生机构有下列情形之一、情节严重的,还应当对负有责任的主管人员和其他直接责任人员依法给予处分:

(一)未执行国家有关工资、福利待遇等规定的;

(二)对在本机构从事护理工作的护士,未按照国家有关规定足额缴纳社会保险费用的;

(三)未为护士提供卫生防护用品,或者未采取有效的卫生防护措施、医疗保健措施的;

(四)对在艰苦边远地区工作,或者从事直接接触有毒有害物质、有感染传染病危险工作的护士,未按照国家有关规定给予津贴的。

第三十条　医疗卫生机构有下列情形之一的,由县级以上地方人民政府卫生主管部门依据职责分工责令限期改正,给予警告:

(一)未制定、实施本机构护士在职培训计划或者未保证护士接受培训的;

(二)未依照本条例规定履行护士管理职责的。

第三十一条　护士在执业活动中有下列情形之一的,由县级以上地方人民政府卫生主管部门依据职责分工责令改正,给予警告;情节严重的,暂停其6个月以上1年以下执业活动,直至由原发证部门吊销其护士执业证书:

(一)发现患者病情危急未立即通知医师的;

(二)发现医嘱违反法律、法规、规章或者诊疗技术规范的规定,未依照本条例第十七条的规定提出或者报告的;

(三)泄露患者隐私的;

(四)发生自然灾害、公共卫生事件等严重威胁公众生命健康的突发事件,不服从安排参加医疗救护的。

护士在执业活动中造成医疗事故的,依照医疗事故处理的有关规定承担法律责任。

第三十二条　护士被吊销执业证书的,自执业证书被吊销之日起2年内不得申请执业注册。

第三十三条　扰乱医疗秩序,阻碍护士依法开展执业活动,侮辱、威胁、殴打护士,或者有其他侵犯护士合法权益行为的,由公安机关依照治安管理处罚的规定给予处罚;构成犯罪的,依法追究刑事责任。

第六章　附　　则

第三十四条　本条例施行前按照国家有关规定已经取得护士执业证书或者护理专业技术职称、从事护理活动的人员,经执业地省、自治区、直辖市人民政府卫生主管部门审核合格,换领护士执业证书。

本条例施行前,尚未达到护士配备标准的医疗卫生机构,应当按照国务院卫生主管部门规定的实施步骤,自本条例施行之日起3年内达到护士配备标准。

第三十五条　本条例自2008年5月12日起施行。